U0281630

动脉粥样硬化的
力学生物学基础与前沿

MECHANOBIOLOGICAL
BASIS AND FRONTIERS OF ATHEROSCLEROSIS

王贵学 著

重庆大学出版社

内容提要

流行病学调查显示心脑血管疾病的发病率和致残率均居所有疾病之首并将持续增加。心脑血管疾病已成为中国同时也是全球居民死亡的首要原因,动脉粥样硬化是心脑血管疾病的最主要病因,它可导致冠心病、心肌梗死、脑卒中、主动脉瘤等致残、致死性后果。作者以动脉粥样硬化斑块形成及破裂局灶性的力学—生物学机制为研究主题,通过整体动物—细胞—分子水平的系统研究工作为学术界早期提出的"脂质浓度极化"理论提供直接证据,运用生物力学理论和方法通过体内外研究丰富和发展了"脂质浓度极化理论",从全新的角度阐释了动脉粥样硬化发生的局灶性;也首次提出了"血管新生是易损斑块发生在狭窄血管近心端"的科学假设,并通过细胞及分子生物学方法,从组织和细胞的力学生物学特性及力学信号传导等角度继续深入探索动脉粥样硬化斑块破裂局灶性的细胞分子机制。本书是基于作者及其课题组和合作者在动脉粥样硬化的生物力学与力生物学研究领域近30年来研究的结果。

本书适用于生物力学、血流动力学、力学生物学与动脉粥样硬化性疾病相关领域的科研人员、教师和学生阅读参考。

图书在版编目(CIP)数据

动脉粥样硬化的力学生物学基础与前沿 / 王贵学著
. --重庆:重庆大学出版社,2020.12
ISBN 978-7-5689-2532-7

Ⅰ.①动… Ⅱ.①王… Ⅲ.①动脉粥样硬化—生物力学 Ⅳ.①R543.5

中国版本图书馆CIP数据核字(2020)第267821号

动脉粥样硬化的力学生物学基础与前沿
DONGMAI ZHOUYANG YINGHUA DE LIXUE SHENGWUXUE JICHU YU QIANYAN
王贵学 著
策划编辑:杨粮菊

责任编辑:范 琪 版式设计:杨粮菊
责任校对:夏 宇 责任印制:张 策

*

重庆大学出版社出版发行
出版人:饶帮华
社址:重庆市沙坪坝区大学城西路21号
邮编:401331
电话:(023)88617190 88617185(中小学)
传真:(023)88617186 88617166
网址:http://www.cqup.com.cn
邮箱:fxk@cqup.com.cn(营销中心)
全国新华书店经销
重庆升光电力印务有限公司印刷

*

开本:787mm×1092mm 1/16 印张:14.25 字数:315千
2020年12月第1版 2020年12月第1次印刷
ISBN 978-7-5689-2532-7 定价:98.00元

动脉粥样硬化（atherosclerosis，AS）及其导致全身性病变严重危害着我国人民的健康。值得重视的是，近年来随着我国人均寿命的延长，心脑血管疾病已成为危害人民健康的新的重大疾病，是致死、致残的首要原因。随着现代基础医学研究的飞速发展，一些新兴的学科，包括基因组学、蛋白组学、代谢组学、生物信息学及单细胞基因组学等实现了突破性进展，促进了血管生理学和病理学的深入研究。如何全面地认识和掌握动脉粥样硬化发生发展的血流动力学规律和特点？如何有效地改善和修复动脉粥样硬化病变引发血管内膜和血管组织损伤？如何高效地设计和植入血管支架以解决动脉粥样硬化导致的血管狭窄或阻塞问题？要想回答这些问题，急需一部能够系统总结和详细介绍国际前沿和研究进展的专著。

《动脉粥样硬化的力学生物学基础与前沿》为上述问题的解答提供了科学依据。生物力学作为一门独立的学科，兴起于20世纪60年代。其内涵是"力学的原理和方法与生物科学的原理和方法相结合，认识生命过程的定量规律，并用以维持、改善人的健康"。半个多世纪以来，生物力学有了很大的发展，它已深入生命运动的各个层次，并拓展医学基础、临床和康复等多个领域。其中，力学生物学（Mechanobiology）是一个突出的前沿，其可阐释机体生长发育的生物力学机理、机体疾病的发病机理，并发展疾病诊断、治疗和修复/再生的新技术。本书从病因学、力学生物学、生物材料学和临床医学等诸多方面较系统地介绍和阐述动脉粥样硬化形成的血流动力学成因。值得称道的是，作者不仅介绍了动脉粥样硬化基础研究最新的力学生物学前沿，而且对血管支架植入的设计、血管修复机理及预后也有详细的表述。

全书分为8章，全面的汇总了最新研究成果，包括血液脂质分布与吸附、内皮细胞力学响应与血管损伤、血管发育与稳态维持、支架植入后血管再狭窄与药物涂层干预等内容，并系统梳理了动脉粥样硬化相关领域研究的力学生物学新进展、新观点和新成就。该书内容涵盖面较广，思路清晰，内容新颖，描述透彻、流畅，对于从事血管基础研究和相关领域临床工作的人员都有很高的参考价值。

本书凝聚了贵学教授近三十年来从事血管力学生物学研究的体悟、经验和成果。贵学教授是一位严谨踏实的生物医学工程领域专家，连续几次获该领域爱思唯尔中国高被引学者称号，他在动脉粥样硬化的血流动力学成因和血管植入支架修复的基础科研方面有突出的成绩。为了保证该书的质量，贵学教授本人与校审专家一起，逐字逐句进行了阅读、校对和修正，付出了艰辛的劳动。

相信该书的出版，必将能够给广大读者带来丰富的血管力学生物学新观点，并为推动我国这一领域的科学研究进程作出重要的贡献。

中国科学院院士

中华医学会心血管病学分会前任主任委员

复旦大学生物医学研究院院长、教授

2020 年 12 月

欣闻王贵学教授的专著《动脉粥样硬化的力学生物学基础与前沿》一书，即将由重庆大学出版社出版，深感欣慰。谨此恭表祝贺！

动脉粥样硬化性疾病是严重危害人类健康的一大类疾病。其引起我国心脑血管疾病死亡人数占总死亡人数的比例由 1957 年的 12.07% 升高到 2020 年的 44%。所以动脉粥样硬化性疾病的预防诊治研究未来很长一段时间都会是我国政府重点投入研究的领域。临床及尸检结果均表明，动脉粥样硬化病变好发于某些特定的部位，如腹主动脉、颈动脉、冠状动脉和外周动脉（例如股动脉）的分支和弯曲处，称为动脉粥样硬化病变的局灶性。而这些部位主要为血流低切应力或者流动分离区域。因此明确动脉粥样硬化的生物力学和力学生物学机制对进一步阐明心脑血管疾病的发病机制和改善心脑血管疾病治疗方法等均有至关重要的作用。

王贵学教授是全国动脉粥样硬化生物力学领域的学术带头人，在我主编的科学出版社出版的《动脉粥样硬化性心血管病·基础与临床》一书第一版、第二版中"血流动力学变化与动脉粥样硬化"均由其主笔完成。该专著涵盖动脉粥样硬化形成的脂蛋白浓度极化理论、动脉粥样硬化发生和发展的生物力学机制、内皮细胞损伤修复的力学生物学机制、力学信号传导，动脉粥样硬化的治疗和药物开发等领域。该书内容全面详尽，立足于心血管生物力学与力学生物学科技发展前沿，旨在总结和展示其课题组和国内外同行在该领域的杰出研究成果，为病理生理学、生物力学、生物医学工程以及医学等相关学科领域的研究生和青年科技工作者们提供动脉粥样硬化的力学生物学参考。

本书既有基础知识，又有前沿进展，既有熟知的内容，又有新知识，从作者对每章内容的凝炼无不体现其丰富的知识底蕴和研究心得。这本书有很高的参考价值，特别是给从事交叉学科研究的读者很多帮助。我也深信，本书的出版将会受到广大读者的青睐。

国际动脉粥样硬化学会中国分会原主席
中国病理生理学学会动脉粥样硬化专业委员会原主任委员
衡阳医学院原院长
2020 年 11 月

心血管疾病是当今威胁人类健康最严重的疾病，而其中动脉粥样硬化性疾病严重威胁着人类生命健康。心血管循环系统是一个典型的力学系统，其血流动力学异常与动脉粥样硬化、冠心病、高血压等多种心血管疾病的发生发展密切相关。近年来，生物力学的研究逐渐深入并延伸到细胞和分子水平，形成了一个新的研究领域——力学生物学。20世纪70年代末，在"生物力学之父"美籍华裔学者冯元桢（Y.C.Fung）院士的直接关心与大力推动下，我国开启了生物力学这一新兴交叉学科发展的序幕。特别是1979年，冯元桢先生在重庆大学举办了生物力学高级讲习班，亲自推动生物力学在重庆大学的起步与发展。40年来，重庆大学已经成为生物力学人才培养、科学研究及应用的重要基地，拥有生物流变科学与技术教育部重点实验室、生物力学与组织修复工程学科国家"111"计划创新引智基地、血管植入物开发国家地方联合工程实验室等创新平台。

从生物力学的视角探析力学因素如何调控和影响心血管系统的发育、功能以及重建，从组织、细胞与分子等多个层次阐明动脉粥样硬化疾病的力生物学机制，不仅有助于发现血管修复的新机制、新靶标，也有助于指导心血管介入器械的设计和改进。基于此，王贵学教授所著的《动脉粥样硬化的力学生物学基础与前沿》一书，展示了其研究团队和国内外同行在该领域的研究成果和最新前沿进展。王贵学教授作为生物流变科学与技术教育部重点实验与血管植入物开发国家地方联合工程实验室的主任，是生物力学与力生物学领域建树颇丰、具有较大影响力的知名学者，多次入选爱思唯尔"中国高被引学者"和"全球顶尖前10万科学家"榜单（生物医学工程领域）。我相信，该书的付梓出版不仅能为从事心血管生理和病理生理，尤其是动脉粥样硬化性疾病相关研究的生物医学工程、基础医学、临床医学的广大研究生和青年科技工作者们提供重要的参考，同时也将对心血管生物力学与力学生物学的研究和发展产生重要的推动作用。

生物力学与力学生物学教育部重点实验室主任
北京生物医学工程高精尖创新中心主任
北京航空航天大学、医工交叉创新研究院院长

2020年10月

众所周知，心血管疾病是 20 世纪初以来全球城乡居民主要的死亡原因。据世界卫生组织 2017 年的数据，冠状动脉疾病是全球近三分之一人口死亡的原因。目前我国心血管病死亡占城乡居民各种疾病总死因的首位，其中农村为 46.66%，城市为 43.81%，且患病率呈上升趋势，加强对心血管疾病发病机制及其防治的研究已成为当前生命科学以及医学研究领域中重大且迫切需要解决的课题。

好发于血管弯曲、分支、分叉处的动脉粥样硬化病变是心血管疾病的病理生理学基础，但动脉粥样硬化病变形成与发展的机制仍未完全阐明。尸检及临床研究的结果表明，血管内皮细胞的生物力学响应是动脉粥样硬化局灶性、动脉粥样硬化进展以及斑块稳定性的重要决定因素。并且多项临床研究表明，动脉支架置入术后局部生物力学环境的改变影响支架内内膜增生和再狭窄。因此，深入探讨并解码血管壁细胞的力学生物学响应机制将为动脉粥样硬化的有效防治提供新的策略和靶点，也将为降低支架内再狭窄相关风险、开发新的支架和植入物提供新的切入点和新的思路，进而有助于将该领域的基础研究成果转化为临床实践，推动新的诊断和治疗方法的发展。

本书基于本实验室的研究成果，并结合当前动脉粥样硬化的生物力学与力学生物学研究进展，将内容分为 8 章，从脂蛋白浓度极化、血管内皮细胞的应力响应、心脑血管发育的生物力学机制、动脉粥样硬化斑块形成的生物力学机制、血管内支架植入后支架内再狭窄和动脉粥样硬化的生物力学机制、药物调控细胞活力抑制血管再狭窄的力学生物学机制等方面较为系统地探讨了动脉粥样硬化及血管内支架再狭窄的力学生物学机制及其防治策略，并介绍了这些领域的相关前沿和进展。希望本书既可以为从事动脉粥样硬化研究的相关学者提供生物力学和力学生物学机制方面的参考，也可作为临床心血管医生以及血管支架开发者的参考用书。

本书的编写和出版得到了重庆大学生物工程学院生物流变科学与技术教育部重点实验室、血管植入物开发国家地方联合工程实验室、重庆国家生物产业基地公共实验中心和重庆大学出版社的热情关怀和大力支持。值本书出版之际，对所有提供过帮助的单位和人员致以崇高的敬意和衷心的感谢！尤其是在本书撰写过程中，著者的十多位已毕业博士生、在站博士后和在读博士硕士研究生对相关章节做出了许多出色贡献，在此对他们表示衷心感谢！同时，本书的完成也得益于国内外众多学者在此领域内卓有成效的工作，对本书所有被引用和参考的文献作者和出版商，对所有帮助过本书出版的朋友们一并致以崇高的敬意和衷心的感谢！还要特别感谢国家自然科学基金重点／面上项目（11332003，12032007，11572064，30970721，31370949，31971242）和科技部国际科技合作重点项目（2004DFA06400）、国家支撑计划重点项目（2012BAI18B02）、国家重点研发计划课题（2016YFC1102305）、对前期研究的资助。

　　由于作者水平有限，加之成稿时间仓促，难免存在错漏以及疏忽之处，恳请广大读者不吝赐教、批评指正。

2020 年 9 月

目录 / Contents /

第4章 心脑血管发育的力学生物学机制探索

第5章 动脉粥样硬化斑块形成的力学生物学机制

第 6 章　Id1 调控脂质吸收参与动脉粥样硬化斑块形成的力学生物学机制

名词术语汇总

第1章　脂蛋白浓度极化与动脉粥样硬化

动脉粥样硬化（atherosclerosis，AS）主要发生于大中型动脉，其特征是形成富含脂质的血管病变。AS 的发生、发展与血液中高浓度的低密度脂蛋白（low density lipoprotein，LDL）、低浓度的高密度脂蛋白（high density lipoprotein，HDL）、高血压、糖尿病、吸烟、性别、遗传易感性、压力、缺乏锻炼以及衰老等多种危险因素有关。其中 LDL 是血液中胆固醇的主要转运体，可穿过内膜并在内膜下蓄积，氧化为氧化型低密度脂蛋白（oxidized low density lipoprotein，Ox-LDL）。Ox-LDL 损伤血管内皮细胞，促进内皮细胞分泌趋化因子，招募血液中的单核细胞跨内膜迁移进入内皮下，分化为巨噬细胞，进而大量吞噬 Ox-LDL，形成巨噬细胞源性泡沫细胞。大量富含脂质的泡沫细胞积累形成早期 AS 病变。随着病变的发展，AS 病变凸出血管腔，导致严重的狭窄，降低血流速度并产生缺血症状（如心绞痛）。此外，当不稳定性 AS 斑块破裂时，血液与斑块或血管壁处促血栓形成物质直接接触，形成血栓，导致斑块破裂处以及下游的血管阻塞，引发心脏病（冠状动脉阻塞）和中风（脑动脉阻塞）等严重临床心血管事件。

临床及尸检表明，AS 病变在动脉系统中非随机发生，而是好发于某些特定的部位，如腹主动脉、颈动脉、冠状动脉和外周动脉（例如股动脉）的分支和弯曲处，即 AS 病变的局灶性。血流动力学分析表明，AS 好发区域血流发生急剧改变，容易发生流动分离和涡流。早在 1872 年 Rindfleisch 就指出，AS 病变形成于"血液的压力和血流变化"的部位，切应力与 AS 病变密切相关。后续研究认为，AS 病变的局灶性主要与两个因素密切相关：

①血流切应力。

②由于血流紊乱引起局部血流缓慢，致 AS 脂质如 LDL 在血管内皮细胞表面蓄积，跨内膜扩散增强。

在过去研究中，研究人员非常重视切应力因素，主要关注血流切应力对血管重塑、内皮细胞形态、细胞代谢以及血管系统的生理和病理过程、血管内皮细胞信号转导和基因表达以及生物活性物质和分子分泌的影响及其调控机制。但大量的证据表明，复杂而多尺度的动脉壁物质运输在 AS 病变的发生发展中起着重要作用。对早期 AS 病变的研究表明，内膜下有胆固醇等脂质的大量蓄积，这些脂质主要来源于血浆脂蛋白，特别是 LDL。Wiklund 等人研究发现 LDL 主要通过内皮细胞连接处的渗漏渗入动脉壁，以受体非依赖途径进入动脉内膜下。血管腔表面脂质直接与血管内皮细胞接触，脂质的跨内膜渗透取决于血液 / 动脉壁界面处脂质的浓度。

动脉壁是可渗透的，并有一定的渗透滤过速率。因此，我们认为动脉系统中存在致 AS 脂质的浓度极化现象（工程学中的传质现象）。理论预测表明，血液／壁界面处的脂质浓度在具有流动再循环以及流动停滞且壁切变速率低的血流区域高于血流层流区。血管腔内表面脂质浓度的差异可能是 AS 局灶性的关键因素，并且可能比血流切应力的作用更重要。

1.1　脂蛋白浓度极化概述

假定溶解有溶质的流体流过一层膜，如果该膜对溶质的抵抗力比对流体的抵抗力高，那么溶质将被膜排斥并积聚在膜的表面。当膜表面溶质浓度高于流体中的溶质浓度时，膜表面的溶质将向流体中扩散。当流体中的溶质向膜表面积蓄与膜表面的溶质向流体扩散以及溶质跨膜转运达到平衡时，便达到溶质稳态分布状态。在该稳态下，膜表面的溶质浓度保持高于流体本体溶液中的溶质浓度，该现象称为浓度极化，积累的溶质层被称为浓度极化层（图 1-1）。

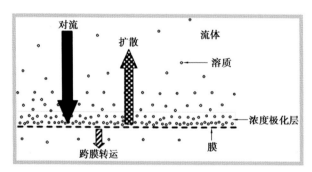

图 1-1　浓度极化发生的示意图。当朝着膜的对流（实心箭头）与从膜扩散（方格箭头）以及跨膜转运（条纹箭头）平衡时，达到了稳态。［引自：Vincent PE, et al. Flow-dependent concentration polarization and the endothelial glycocalyx layer: multi-scale aspects of arterial mass transport and their implications for atherosclerosis［J］. Biomech Model Mechan, 2014, 13（2）: 313-326.］

Figure 1-1　Schematic diagram of the occurrence of concentration polarization. When the convection towards the membrane（solid arrow）, the diffusion from the membrane （grid arrow）and the transmembrane transport are balanced, the homeostasis is reached（stripe arrow）.［Adapted from: Vincent PE, et al. Flow-dependent concentration polarization and the endothelial glycocalyx layer: multi-scale aspects of arterial mass transport and their implications for atherosclerosis［J］. Biomech Model Mechan, 2014, 13（2）: 313-326.］

浓度极化现象多见于科学和工程学的领域，特别是涉及过滤过程。由于血液中 LDL 朝向内膜腔表面的对流速率远大于从血管内表面向内膜下转运的速率，因此将在血管内膜表面附近形成富含 LDL 的浓度极化层。紧靠血管内膜 LDL 浓度取决于浓度极化层的厚度以及 LDL 跨内膜转运的速率。浓度极化层的厚度取决于局部血流模式，尤其是局部壁面切应力。而内膜转运的速率取决于内膜的水力渗透率，这与血管壁表面切应力的大小和方向密切相关。因此，血流模式以及血流切应力与 LDL 浓度极化及血管内膜表面 LDL 浓度密切相关。

1.2　血管内膜表面脂质浓度极化的体外测定

为了证实脂质浓度极化假设，在稳态和脉动流动条件下，通过数值模拟分析了 LDL 在动脉直段中的运输，并采用实验验证。

1.2.1　数值模拟和实测方法

为了简化分析，作以下假设：

①流体（血液）是均质的，不可压缩的，并且是牛顿流体，其黏度（v）为 0.035 g/cm·s，质量密度（ρ）为 1.05 g/cm^3。

②血管是内径均匀的直圆柱管。

③血管壁可渗透血浆，渗透速度为 10^{-6} cm/s。

④LDL 进入血管壁的对流和扩散通量很小，对血管内膜表面 LDL 浓度的影响可以忽略不计。

对于给定的变量，对流和扩散引起的流量和质量传递可以用以下公式进行描述：

$$\frac{\partial^2 \psi}{\partial x^2} - \frac{1}{y}\frac{\partial \psi}{\partial y} + \frac{\partial^2 \psi}{\partial y^2} = y\eta \tag{1-1}$$

$$\frac{\partial \eta}{\partial t} + \frac{\partial u\eta}{\partial x} + \frac{\partial v\eta}{\partial y} = \frac{2}{Re}\left(\frac{\partial^2 \eta}{\partial x^2} + \frac{1}{y}\frac{\partial \eta}{\partial y} + \frac{\partial^2 \eta}{\partial y^2} - \frac{\eta}{y^2}\right) \tag{1-2}$$

$$\frac{\partial c}{\partial t} + \frac{\partial uc}{\partial x} + \frac{1}{y}\frac{\partial yvc}{\partial y} = \frac{2}{Re\,Sc}\left[\frac{\partial^2 c}{\partial x^2} + \frac{1}{y}\frac{\partial}{\partial y}\left(y\frac{\partial c}{\partial y}\right)\right] \tag{1-3}$$

在流量模拟中使用流函数和涡度函数形式的纳维—斯托克斯（Navier-Stokes）方程（1-1）和（1-2）。其中 ψ 为无量纲流函数，x 为无量纲轴向坐标，y 为无量纲径向坐标，η 为无量纲涡函数，t 为无量纲时间，v 为无量纲径向速度分量，c 为无量纲 LDL 浓度，u 为无量纲轴向速度分量，Re 为雷诺数，Sc 为 Schmidt 数（v/D），D 为扩散系数。涡函数 $\eta(x, y, t)$ ［方程（1-1）］和流函数 $\psi(x, y, t)$ ［方程（1-2）］定义为：

$$\eta = \frac{\partial v}{\partial x} - \frac{\partial u}{\partial y}, \ v = \frac{1}{y}\frac{\partial \psi}{\partial x}, \ u = -\frac{1}{y}\frac{\partial \psi}{\partial y} \tag{1-4}$$

由于 n，r 以及 D 为常数，则方程（1-1）和方程（1-2）与质量传递方程（1-3）是不耦合的；因此，它们可以分开求解。

边界条件如下：

$$u(x,1,t) = 0, \ v(x,1,t) = V_w/\bar{u}_0, \ u(0,y,t) = u_{wm}, \ v(0,y,t) = 0, \ c(0,y,t) = 1 \tag{1-5}$$

在数值模拟中，动脉为具有 V_w 过滤率的半透膜。基于假设方程（1-4），传质方程（1-3）的边界条件可以写为：

$$V_w C_w = \frac{2\bar{u}_0 C_0}{Re\ Sc}\left(\frac{\partial c}{\partial y}\right)_w \tag{1-6}$$

在本章中, 为获得血液 / 壁界面 C_w 的 LDL 浓度。采用有限差分方法求解方程(1-1)和方程(1-3),在求解过程中使用非均匀网格,在网格保持足够精度的情况下,最大程度减少了节点数。在最接近血管内膜的区域中, 网格间距减小。在计算中使用的血流波形如图 1-2 所示。

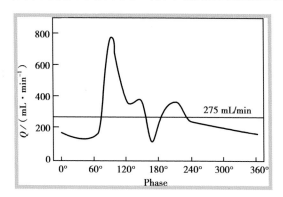

图 1-2　数值模拟中的脉搏流速。该波形来自人的颈总动脉 [引自: Deng X, et al. Concentration polarization of atherogenic lipids in the arterial system. Sci China C Life Sci, 2003;46 (2):153-164.]

Figure 1-2　Pulse flow rate in numerical simulation. The waveform is from the human common carotid artery [Adapted from: Deng X, et al. Concentration polarization of atherogenic lipids in the arterial system. Sci China C Life Sci, 2003;46 (2) :153-164.]

在实测中使用牛血清白蛋白, 实测体系如图 1-3 所示。10 ~ 15 cm 长的颈总动脉来自成年杂交犬, 灌注溶液为含 1.0 mg/mL 牛血清白蛋白的 Krebs 溶液。Krebs 溶液配制如下（终浓度）: NaCl: 118 mmol/L; KCl: 4.7 mmol/L; NaHCO$_3$: 25 mmol/L; KH$_2$PO$_4$: 1.2 mmol/L; MgSO$_4$: 1.2 mmol/L; CaCl$_2$: 2.5 mmol/L; 葡萄糖: 11 mmol/L, 将溶液的 pH 值调至 7.4。调节储液灌的高度和出口管的阻力, 获得通过血管的流速, 将容器内的压力设为 100 mmHg（常压）或 200 mmHg（高血压）两种压力环境。

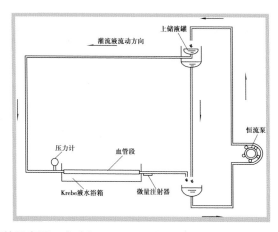

图 1-3　实验性灌注系统示意图。[引自: Deng X, et al. Concentration polarization of atherogenic lipids in the arterial system [J] . Sci China C Life Sci, 2003, 46 (2) : 153-164.]

Figure 1-3　Schematic diagram of the experimental perfusion system. [Adapted from: Deng X, et al. Concentration polarization of atherogenic lipids in the arterial system [J] . Sci China C Life Sci, 2003, 46 (2) : 153-164.]

当流速稳定后（开始后约 20 min），使用微量注射器的取样针抽取溶液 / 动脉壁边界处的液体样品。微量注射器取样针的直径为 0.28 mm，长度为 50 mm，取样的总体积为 10 μL，精度为 ±0.2 μL。通过特殊设计的远端套管将采样针插入测试动脉的内腔，小心将针水平放置在动脉腔的内表面上。在实验过程中，不断搅动溢流顶部水箱中的灌注液，以防止白蛋白沉淀，在每种流速下取样 10 次。

采用改良的 McKnight 比色法测定取样液中白蛋白的浓度，该方法非常灵敏，可用于检测低至 0.1 mg 的蛋白质。将样品中测得的白蛋白浓度作为测试动脉中内膜表面白蛋白浓度 C_w，将通过灌注溶液的总浓度 C_0 标准化，并表示为壁切应力 G_w 的函数。

1.2.2　数值模拟和实测结果

（1）数值模拟结果

在数值模拟中，参数采用人颈总动脉的参数，内径为 7.0 mm，平均流速为 275 mL/min，心率为 70/min，Re 为 250，Womersley 数为 5.2。LDL 过滤速率为 10^{-6} ~ 10^{-5} cm/s 和 Sc 为 1.67×10^5 ~ 6.67×10^5，对应 LDL 扩散系数为 5.0×10^{-8} ~ 2.0×10^{-7} cm²/s。

结果表明，在稳态和脉动流动条件下，由于动脉壁的过滤作用，在血管内膜表面形成一个脂质积蓄的边界层，其 LDL 浓度明显高于管腔 LDL 浓度。在脉动流动条件下，血管内膜表面的 LDL 浓度随时间周期性变化。如图 1-4 所示，一个心动周期内平均值略高于稳态血流条件下的平均值。Sc 值（脂质的扩散系数 D）对 C_w/C_0 具有明显的影响。当 Sc 为 1.67×10^5 时，C_w/C_0（C_w：腔表面 LDL 浓度的时间平均值）仅约为 1.054。但是，当 Sc 值为 6.6×10^5 时，C_w/C_0 增加到 1.38。

在生理流动条件下（平均 Re=250），不同的 Sc 以及过滤速率影响血管内膜表面 LDL 浓度。随着过滤速度 V_w 的增加，血管内膜表面 LDL 浓度 C_w/C_0 的时间平均值呈线性增加。在正常的动脉中（生理滤过率为 4.0×10^{-6} cm/s），血管内膜表面 LDL 浓度比管腔中高 5% ~ 14%（图 1-5）。

在低壁剪切速率下，C_w/C_0 随着壁面剪切速率的增加而急剧下降，表明在低壁面剪切速率下，血管内膜表面的 LDL 浓度对流动条件的变化更为敏感（图 1-6）。

（2）实测实验结果

稳态流动条件下进行血管内膜表面白蛋白浓度的实验测量。实验结果表明，血管内膜表面白蛋白浓度 C_w 始终高于管腔中的浓度 C_0，表明犬颈动脉中出现浓度极化。与数值模拟相似，在低壁剪切速率下，与血管腔的相对浓度 C_w/C_0 急剧下降。通过比较两个不同压力水平下的数据，可以看出过滤速率 V_w 对血管内膜表面白蛋白浓度的影响非常明显。在 C_w=0 和 185 s⁻¹ 时，当 V_w=8.9 ± 1.7×10⁻⁶ cm/s，C_w 分别比 C_0 高 65% 和 15%。当 V_w=4.8 ± 0.6×10⁻⁶ cm/s 时，C_w 仅比 C_0 高 42% 和 5%（图 1-7）。

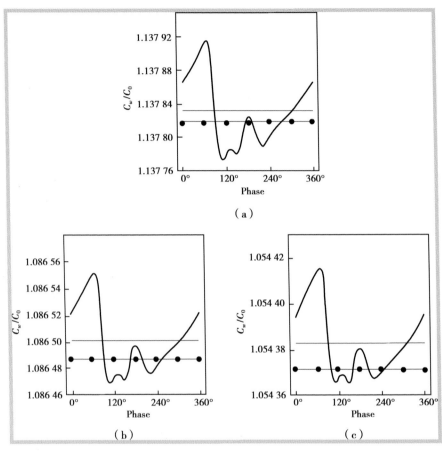

（a）

（b）　　　　　　　　　　　（c）

图 1-4　一个心动周期中血管内膜表面 LDL 浓度值。实心水平线表示一个心动周期中血管腔内表面 LDL 浓度的时间平均值，有黑圆点的线是稳态流量条件下的值。V_w=4.0×10^{-6} cm/s。（a）Sc=6.6×10^5；（b）Sc=3.3×10^5；（c）Sc=1.6×10^5。[引自：Deng X, et al. Concentration polarization of atherogenic lipids in the arterial system. Sci China C Life Sci, 2003, 46（2）: 153-164.]

Figure 1-4　LDL concentration on the surface of the vascular intima during a cardiac cycle. The solid horizontal lines represents the time average value of the surface LDL concentration in a cardiac cycle, and the dotted lines with black dots are the value under the condition of steady flow. V_w=4.0×10^{-6} cm/s. （a）Sc=6.6×10^5；（b）Sc=3.3×10^5；（c）Sc=1.6×10^5. [Adapted from: Deng X, et al. Concentration polarization of atherogenic lipids in the arterial system. Sci China C Life Sci, 2003, 46（2）: 153-164.]

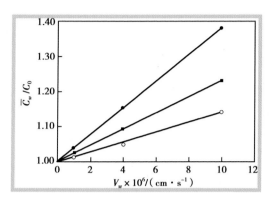

图 1-5　血管内膜表面 LDL 浓度与血管壁过滤速率的关系。$Re=250$；○：$Sc=6.6\times10^5$；·：$Sc=3.3\times10^5$；■：$Sc=1.6\times10^5$。〔引自：Deng X, et al. Concentration polarization of atherogenic lipids in the arterial system〔J〕. Sci China C Life Sci, 2003, 46（2）：153-64.〕

Figure 1-5　The relationship between the concentration of LDL on the surface of vascular intima and the filtration rate of vascular wall. $Re=250$；○：$Sc=6.6\times10^5$；·：$Sc=3.3\times10^5$；■：$Sc=1.6\times10^5$. 〔Adapted from: Deng X, et al. Concentration polarization of atherogenic lipids in the arterial system〔J〕. Sci China C Life Sci. 2003, 46（2）：153-64.〕

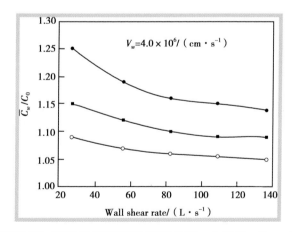

图 1-6　血管内膜表面 LDL 浓度与壁剪切速率的关系。〔引自：Deng X, et al. Concentration polarization of atherogenic lipids in the arterial system〔J〕. Sci China C Life Sci, 2003, 46（2）：153-64.〕

Figure 1-6　The relationship between the LDL concentration on the surface of vascular intima and the wall shear rate. 〔Adapted from: Deng X, et al. Concentration polarization of atherogenic lipids in the arterial system〔J〕. Sci China C Life Sci, 2003, 46（2）：153-64.〕

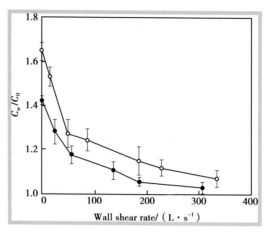

图 1-7　犬颈动脉内膜表面白蛋白浓度相对于壁剪切速率。·：压力 =100 mmHg（V_w=4.8 ± 0.6 × 10^{-6} cm/s）；○：压力 =200 mmHg（V_w=8.9±1.7×10^{-6} cm/s）。[引自：Deng X, et al. Concentration polarization of atherogenic lipids in the arterial system[J]. Sci China C Life Sci, 2003, 46（2）: 153-164.]

Figure 1-7　**Intima surface albumin concentration versus wall shear rate in canine carotid artery.** ·: pressure=100 mmHg（V_w=4.8 ± 0.6 × 10^{-6} cm/s）; ○: pressure=200 mmHg（V_w=8.9 ± 1.7 × 10^{-6} cm/s）. [Adapted from: Deng X, et al. Concentration polarization of atherogenic lipids in the arterial system[J]. Sci China C Life Sci, 2003, 46（2）: 153-164.]

　　为了验证数值模拟，在 200 mmHg（V_w=8.9 ± 1.7 × 10^{-6} cm/s）的压力下，用与实验相应的流量参数进行了理论计算，并对实验结果和计算结果进行比较，结果表明，理论结果与实验非常吻合，这表明在动脉系统中确实发生浓度极化，并且数值模拟可以准确地分析该传质现象（图 1-8）。

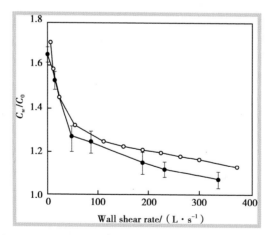

图 1-8　**200 mmHg（V_w=8.9 ± 1.7 × 10^{-6} cm/s）的实验（·）和理论（○）结果的比较。** 在数值模拟中，牛血清白蛋白的扩散系数 D 为 8.7 × 10^{-8} cm²/s[引自：Deng X, et al. Concentration polarization of atherogenic lipids in the arterial system[J]. Sci China C Life Sci, 2003, 46（2）: 153-164.]

Figure 1-8　**Comparison of experimental（·）and theoretical（○）results of 200 mmHg（V_w=8.9 ± 1.7 × 10^{-6} cm/s）.** In the numerical simulation, the diffusion coefficient D of BSA is 8.7 × 10^{-8} cm²/s[Adapted from: Deng X, et al. Concentration polarization of atherogenic lipids in the arterial system[J]. Sci China C Life Sci, 2003, 46（2）: 153-164.]

　　在另一组实验中，将采样针的尺寸从 31 号更改为 27 号（外径 =0.43 mm）进行采样，结果表明取样针的大小可能影响所取回液体样品的白蛋白浓度。如图 1-9 所示，取样针越小

（即取样针越靠近动脉内膜），则抽取液体样品的白蛋白浓度越高。透壁压力为 100 mmHg 时（图 1-9（a））比透壁压力为 200 mmHg 时（图 1-9（b））更为明显，这表明浓度极化发生在非常接近动脉内膜的薄层中。当针头较粗时，抽取的部分液体样品可能来自浓缩蛋白层的外部。

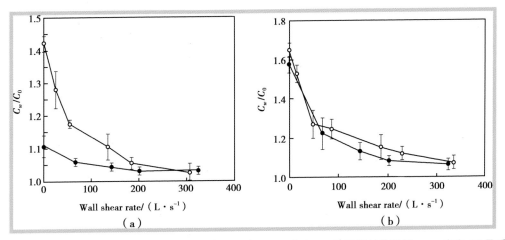

图 1-9　进样针尺寸对取样液体白蛋白浓度的影响。 ·：来自 31 号采样针的数据；○：来自 27 号采样针的结果。（a）压力 =100 mmHg。（b）压力 =200 mmHg。动脉内膜表面浓缩蛋白层的厚度取决于过滤速率。过滤速率越高，蛋白浓缩层越厚。当该层足够厚时［在图 1-9（b）的情况下］，27 号与 31 号采样针所取液体样品间的白蛋白浓度差异减小。［引自：Deng X, et al. Concentration polarization of atherogenic lipids in the arterial system［J］. Sci China C Life Sci, 2003, 46（2）: 153-164.］

Figure 1-9　The effect of the size of the injection needle on the albumin concentration of the recovered liquid sample. ·: data from gauge 31;○: results from gauge 27.（a）Pressure=100 mmHg;（b）pressure=200 mmHg. The thickness of the concentrated protein layer on the arterial intima surface depends on the filtration rate. The higher the filtration rate, the thicker the protein concentrate layer. When the layer is thick enough［in the case of Fig. 1-9（b）］, the difference in albumin concentration between the liquid samples taken with needles 27 and 31 decreases. ［Adapted from: Deng X, et al. Concentration polarization of atherogenic lipids in the arterial system［J］. Sci China C Life Sci, 2003, 46（2）: 153-164.］

近年来，研究人员越来越关注循环系统中的物质传输以及血细胞与血管壁之间的相互作用，提出了致 AS 物在血管壁的"停留时间"以及"沉积"的概念，认为致 AS 物在血管壁的"停留时间"和"沉积"与 AS 病变和血栓形成有关。显然，在动脉系统中大分子的浓度极化将影响致 AS 物在血管壁的"停留时间"和"沉积"。

浓度极化是一种众所周知的工程现象。由于动脉壁为半透膜，水可发生渗透，因此我们认为动脉系统中会发生致 AS 脂质的浓度极化。采用 19 nm 荧光微球作为示踪剂粒子，Naiki 和 Karino 在培养的内皮细胞单层表面观察到了浓度极化现象。Tan 和 Wei 等也通过数值模拟的方式表明主动脉弯曲段发生浓度极化现象。

利用数值模拟的方法分析了 LDL 在血管内膜表面的分布，结果表明在脉动流动条件下，血管内膜表面 LDL 浓度比动脉管腔中 LDL 浓度高 5% ~ 14%。血管内膜表面的 LDL 浓度与壁面剪切速率以及过滤速率密切相关，但血流的脉动对血管内膜表面 LDL 浓度影响很小。

尽管血管内膜表面 LDL 浓度在心动周期中随时间变化，但其时间平均值与稳态流量条件下几乎相同。

为了验证数值分析结果，使用牛血清白蛋白作为示踪大分子直接在体外测量了犬颈动脉内膜表面蛋白的浓度。该实验清楚地表明，血管内膜表面白蛋白浓度大于管腔中的浓度，表明大分子脂质的浓度极化确实于动脉系统。在低剪切速率下，血管内膜表面白蛋白相对浓度 C_w/C_0 随着剪切速率的增加而急剧下降，与数值模拟的结果相一致。实验表明过滤速率 V_w 对血管内膜表面白蛋白浓度有明显的影响，V_w 越大，血管内膜表面白蛋白浓度越高，表明血管内膜表面白蛋白浓度的增加不是由于内皮细胞吸收白蛋白引起的，而是由浓度极化现象引起的。最有趣的是，取样针的大小会显著影响抽取液体样品中白蛋白的浓度。这一结果表明，浓度极化发生在非常靠近动脉内膜表面的薄层中。大分子极化层的厚度取决于过滤速率，过滤速率越高，致 AS 物质极化层的厚度越厚。

目前的理论和实验研究表明，血液／血管壁界面的脂质浓度受局部流场的影响。在低壁面剪切速率的流动再循环和停滞区域比在高壁面剪切速率层流区域中高。在正常生理滤过率范围内（V_w=4.8 ± 0.6 × 10^{-6} cm/s），在 G_w=185 s^{-1} 时，C_w 仅比 C_0 高 5%。但是，当 G_w=0 s^{-1} 时，C_w 比 C_0 高 42%。考虑到 AS 是一种慢性、进行性疾病，这种血管内膜表面致 AS 脂质浓度的局部变化对 AS 的发生发展非常重要。如果这种物质转运现象确实存在于人类循环中，那么它可能在 AS 的局部化中起重要作用，并且其对 AS 的影响至少与切应力的作用同等重要，甚至还可能大于切应力的作用。

临床观察表明 AS 仅发生在动脉系统中，而不发生在静脉系统中。仅考虑壁面切应力的作用很难解释这种现象。静脉系统的切应力远低于动脉系统的切应力，静脉系统也有许多分支和分叉，其中血液流动受到明显干扰，并形成了缓慢的再循环。然而，从大分子物质传输的角度就很容易解释。首先，与静脉相比，动脉是高压系统，在这种高压下，脂质可以更容易地渗入动脉壁。其次，动脉壁比静脉壁厚得多，因此渗入的脂质几乎不能透过动脉壁，而是通过外膜内的淋巴系统排泄出来（动脉壁中的淋巴系统仅位于动脉壁的外膜层内，充当了血管的引流通道）。因此，脂质可能在动脉壁内积聚。静脉是一个低压系统。更重要的是，其壁非常薄，因此渗入的脂质很容易穿过壁，并通过淋巴系统排泄。因此，脂质几乎不会在静脉系统中积累。有趣的是，如果将静脉段植入到动脉系统中（动脉旁路手术），则在植入的静脉段中也会发生 AS，这个过程甚至更快，从大分子传输的角度就能很好地解释这一现象。

在此必须提及的是，流动引起的切应力会影响动脉壁的通透性，这是 AS 形成的重要因素之一。尽管在正常的动脉通透性下，血流本身可能导致血液／血管壁界面处脂质浓度的局部升高，但仍需进一步研究以解决升高的脂质浓度是否会导致 AS。尽管大多数科学家都致力于研究切应力的影响，但我们认为有必要弄清动脉系统中物质传输与 AS 之间的相关性。众所周知，在搭桥手术后，移植静脉发生内膜增生，并加速 AS 的发生，导致动脉移植失败。临床研究表明，植入动脉系统的静脉段发生动脉化，即静脉段的血管壁会变厚，从而重新构建了对动脉压的适应性反应。结果，渗入的致 AS 脂质将在静脉壁内异常堆积，从而加速 AS 病变进程。吻合口假性动脉瘤是动脉重建和旁路手术中的另一个问题，这与人造血管假壁内脂质的蓄积有关。血管假体壁内积聚的脂质会导致钙化，并加速材料的氧化降解而影响材料的整体机械性能。因此，对动脉系统脂质传输的研究不仅有助于更好地了解血流动力学因素在 AS 中的作用，而且对临床血管性疾病的有效防治也有重要的指导作用。

1.3　血管内膜表面脂质浓度极化的在体观察——斑马鱼模型

斑马鱼由于其饲养维护成本相对较低，增殖迅速且易于进行基因操作而常被用作动物模型。此外，斑马鱼胚胎的光学透明性结合先进的成像技术，使得在整个生物体水平上直接观察复杂的生命现象成为可能。斑马鱼已经成为心血管领域和脂蛋白生物学体内研究的有力工具。在这里，采用激光扫描共聚焦显微镜（laser scanning confocal microscope，LSCM）观察斑马鱼体内 LDL 浓度极化现象。

1.3.1　斑马鱼模型

Flk1: 绿色荧光蛋白斑马鱼（Flk1: GFP），内皮细胞表达 GFP（由清华大学发育生物学实验室提供）。通过显微注射，将 10- 二十八烷基 -3, 3, 30, 30- 四甲基 - 吲哚羰花青素 -LDL（DiI-LDL，200 mg·ml^{-1}，美国 Biome dical Technologies Inc.）注射到受精后（h.p.f.）后 48 h Flk1: GFP 胚胎的循环血液中。对照组注射磷酸盐缓冲液（phosphate buffer saline，PBS），注射和成像部位如图 1-10 所示。麻醉斑马鱼胚胎［短时间暴露于 0.02% Tricaine（三卡因）］，用淡水唤醒，然后放入到鱼缸中。通过长时间暴露于 0.02% 的 Tricaine 使斑马鱼安乐死。

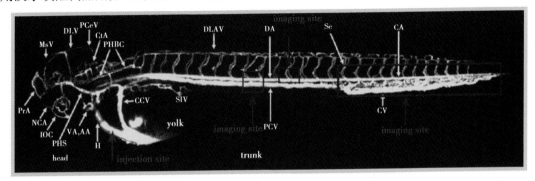

图 1-10　注射和成像部位图。［引自：Xie X, et al. In vitro and in vivo investigations on the effects of low-density lipoprotein concentration polarization and haemodynamics on atherosclerotic localization in rabbit and zebrafish［J］. J R Soc Interface, 2013, 10（82）: 20121053.］

Figure 1-10　The map of injection and imaging site. ［Adapted from: Xie X, et al. In vitro and in vivo investigations on the effects of low-density lipoprotein concentration polarization and haemodynamics on atherosclerotic localization in rabbit and zebrafish［J］. J R Soc Interface, 2013, 10（82）: 20121053.］

斑马鱼的胚胎用 1.5% 的低熔点琼脂糖固定，以维持正常的血液循环。使用徕卡 LSCM（SP5）筛选直段和分叉血管段中的 LDL 迁移率。绿色荧光的激发波长为 488 nm，红色荧光的激发波长为 561 nm。使用 10 倍物镜记录，每次扫描 512 像素 ×512 像素的焦平面。

1.3.2 荧光强度分析

从血管腔内表面到血管中心的五个不同位置（区分不同的颜色）收集样本（图 1-11）。使用 IMAGE-PRO PLUS v.6.0 软件分析血管腔不同位置的红色荧光强度。

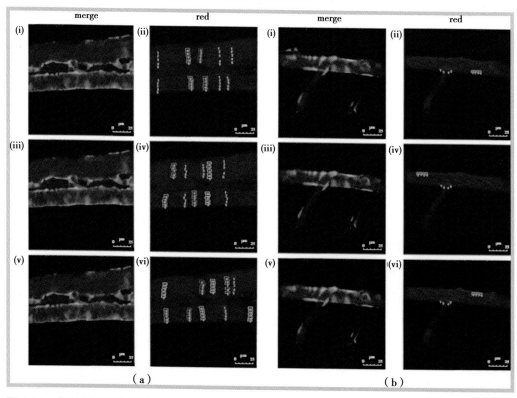

图 1-11　红色荧光强度分析。 Flk1：52 h.p.f. 的 GFP 胚胎；在 48 h.p.f. 注射 Dil-LDL 的胚胎。内皮细胞为绿色，Dil-LDL 为红色。（a）直血管段的红色荧光强度分析。（i，iii，v）来自三个时间点 [（i）t=0 s，（iii）t=2.22 s 和（v）t=8.88 s]。（ii，iv，vi）荧光强度分析图；小格子标记三个时间点采集的样品。（b）血管分叉区的红色荧光强度分析。（i，iii，v）三个时间点 [（i）t=1.674 s，（iii）t=2.511 s 和（v）t=13.671 s]。（ii，iv，vi）荧光强度分析图；小格子标记三个时间点采集的样品。[引自：Xie X, et al. In vitro and in vivo investigations on the effects of low-density lipoprotein concentration polarization and haemodynamics on atherosclerotic localization in rabbit and zebrafish. J R Soc Interface, 2013, 10（82）：20121053.]

Figure 1-11　Red fluorescence intensity analysis. Flk1: GFP embryos at 52 h.p.f. and Dil-LDL embryos at 48 h.p.f. The endothelial cells were green and Dil LDL was red.（a）Red fluorescence intensity analysis of straight vessel segment. Fluorescence intensity analysis diagram from three time points [（i）t=0 s，（iii）t=2.22 s and（v）t=8.88 s].（ii, iv, vi）; the samples collected at three time points were marked with a small grid.（b）The red fluorescence intensity of the bifurcation region was analyzed. [（i）t=1.674 s，（iii）t=2.511 s and（v）t=13.671 s]. The samples collected at three time points were marked with a small grid and fluorescence intensity was analyzed（ii, iv, vi）. [Adapted from: Xie X, et al. In vitro and in vivo investigations on the effects of low-density lipoprotein concentration polarization and haemodynamics on atherosclerotic localization in rabbit and zebrafish. J R Soc Interface, 2013, 10（82）：20121053.]

1.3.3　低密度脂蛋白浓度直管段分布

通过将 DiI-LDL 注入 Flk1：GFP 胚胎血液，在 48 h.p.f 循环，使用 LSCM 在 52 h.p.f 观察到荧光分布。红色荧光强度的定量测量表明，LDL 浓度在动脉［图 12（a）和（c）］和静脉［图 1-12（a）和（b）］中均显示从血管壁到轴的梯度分布，这些结果表明在血管系统中存在 LDL 浓度极化。

1.3.4　血管分叉处的低密度脂蛋白浓度分布

血管几何形状变化引起的流场变化会显著影响 LDL 浓度分布。先前的研究表明，流场扰动发生在分叉血管段。为了支持这一假设，将 DiI-LDL 注射到 Flk1：GFP 胚胎中，血液在 48 h.p.f 循环，LSCM 在 52 h.p.f 观察到 LDL 荧光分布。红色荧光强度的定量测量表明，分叉腔表面的 LDL 浓度明显高于平直表面的 LDL 浓度（图 1-13）。

在 72 h.p.f，在尾静脉中观察到明显的脂质沉积（图 1-14）。在同一部位，LDL 渗入内皮下（图 1-14，箭头）。

我们的实验表明斑马鱼胚胎尾静脉中发生脂质沉积，并且 LDL 渗透到尾静脉的内皮下层。在斑马鱼的胚胎阶段，大动脉和静脉直接连接，而不是通过毛细管网络间接连接，静脉中脂质沉积与血管几何形状的急剧改变密切相关。在成年斑马鱼中，仅在背主动脉中发现病变，而在尾静脉中未发现病变。为什么 AS 性病变仅发生在动脉？我们认为，动脉是高压系统，因此脂质可以更容易地穿透血管壁。其次，由于动脉壁很厚，脂质很容易在动脉壁中被阻滞，不容易从壁中渗透出来，也不容易被淋巴系统排出。而静脉壁是很薄的低压系统，脂质很容易从静脉壁渗出，并容易被淋巴系统排出。

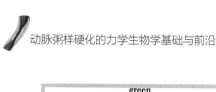

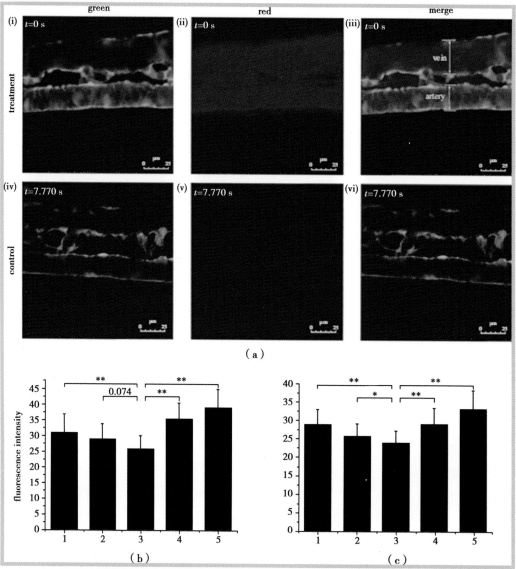

图1-12 血管系统中的 LDL 浓度极化。（a）Flk1：52 h.p.f. 的 GFP 胚胎；（i—iii）在 48 h.p.f 注射 DiI-LDL 的胚胎。血管内皮细胞为绿色，DiI-LDL 为红色。（b）静脉和（c）动脉的红色荧光强度。编号 1 至 5 表示样品在血管中的位置［图 1-12（a）中的 ii、iv、vi］：1 和 5 是血管的内膜表面；从 2 到 4 表示血管内膜到血管中心。3 是血管中心（*p<0.05; **p<0.01）。［引自：Xie X, et al. In vitro and in vivo investigations on the effects of low-density lipoprotein concentration polarization and haemodynamics on atherosclerotic localization in rabbit and zebrafish［J］. J R Soc Interface, 2013, 10（82）: 20121053. ］

Figure 1-12 LDL concentration polarization in the vascular system. （a）Flk1: 52 h.p.f. GFP embryos；（i—iii）48 h.p.f. DiI-LDL embryos. The endothelial cells were green and DiI-LDL was red. Red fluorescence intensity of vein（b）and artery（c）. Numbers 1 to 5 indicated the position of the sample in the vessel［Fig. 1-12（a）ii、iv、v］: 1 and 5 presented the lumen surface of the vessel; 2 to 4 presented from the lumen surface to the vessel center. 3 presented the vascular center（*p<0.05; **p<0.01）. ［Adapted from: Xie X, et al. In vitro and in vivo investigations on the effects of low-density lipoprotein concentration polarization and haemodynamics on atherosclerotic localization in rabbit and zebrafish［J］. J R Soc Interface, 2013, 10（82）: 20121053. ］

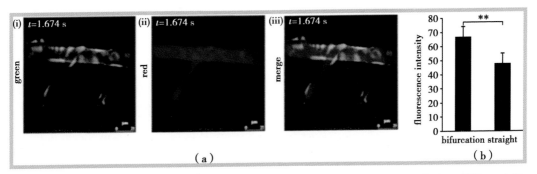

图 1-13　**分叉处血管腔表面的 LDL 浓度显著高于直段。**（a）Flk1：52 h.p.f. 的 GFP 胚胎；内皮细胞为绿色，DiI-LDL 为红色。（b）红色荧光强度的统计分析。**$p<0.01$。[引自：Xie X, et al. In vitro and in vivo investigations on the effects of low-density lipoprotein concentration polarization and haemodynamics on atherosclerotic localization in rabbit and zebrafish [J]. J R Soc Interface, 2013, 10（82）: 20121053.]

Figure 1-13　The concentration of LDL on the surface of the vessel lumen at the bifurcation point is significantly higher than that in the straight section. (a) Flk1: 52 h.p.f. GFP embryo; endothelial cells were green, DiI-LDL was red. (b) Statistical analysis of red fluorescence intensity. **$p<0.01$. [Adapted from: Xie X, et al. In vitro and in vivo investigations on the effects of low-density lipoprotein concentration polarization and haemodynamics on atherosclerotic localization in rabbit and zebrafish [J]. J R Soc Interface, 2013, 10（82）: 20121053.]

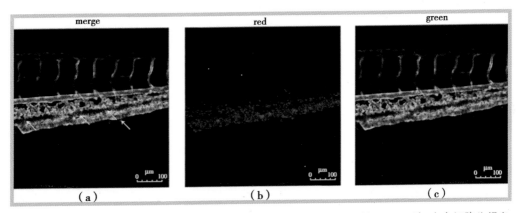

图 1-14　**LDL 在血管系统中的积累和渗透。**（a）—（c）Flk1：72 h.p.f. 的 GFP 胚胎，内皮细胞为绿色，DiI-LDL 为红色。箭头表示 LDL 渗透的位置。[引自：Xie X, et al. In vitro and in vivo investigations on the effects of low-density lipoprotein concentration polarization and haemodynamics on atherosclerotic localization in rabbit and zebrafish [J]. J R Soc Interface, 2013, 10（82）: 20121053.]

Figure 1-14　The accumulation and penetration of LDL in the vascular system. (a)—(c) Flk1: GFP embryos at 72 h.p.f.; The endothelial cells were green and DiI-LDL was red. The arrow indicates the location of LDL penetration. [Adapted from: Xie X, et al. In vitro and in vivo investigations on the effects of low-density lipoprotein concentration polarization and haemodynamics on atherosclerotic localization in rabbit and zebrafish [J]. J R Soc Interface, 2013, 10（82）: 20121053.]

1.4 脂蛋白浓度极化促动脉粥样硬化——兔颈动脉套环模型

1.4.1 兔颈动脉套环模型

采用新西兰大白兔颈动脉进行硅胶管环手术获得局部血管狭窄模型。咪达唑仑（0.2 ~ 0.4 mL/kg）麻醉后，固定，沿甲状腺和胸骨之间的颈部中线切开 4 cm 长的切口，逐层剥离皮下组织和颈部肌肉，暴露气管，将左颈总动脉（left common carotid artery，LCCA）的中段与左颈鞘分开约 2 cm。用 8 mm 长的医用硅胶管建立 LCCA 局部狭窄（狭窄度为 40%），外科手术丝线进行结扎，右颈总动脉为假手术对照。

术后 24~48 h 每 8 h 给予一次镇痛药（浓度为 0.3 mg/kg 的丁丙诺啡），同时配以广谱抗生素，术后高脂组予以含 1% 胆固醇的高脂饮食。

1.4.2 局部狭窄流场数值模拟

建立局部狭窄动脉的几何模型（图 1-15）。假定血管壁是刚性的，并且血液是不可压缩的牛顿流体，其黏度为：$\mu = 3.5$ mPa/s，血液密度：$\rho = 1.05 \times 10^3$ kg/m³，稳流的 Navier-Stokes 方程为：

$$\nabla u = 0 \qquad (1-7)$$

以及

$$\rho(\nabla u)u = -\nabla p + \mu\nabla^2 u \qquad (1-8)$$

其中 ∇P 为血压梯度，∇u 为速度散度，$\nabla^2 u$ 为 u 拉普拉斯方程向量。

边界条件

$$u = 2u_0\left[1 - \left(\frac{r}{R}\right)^2\right]，当 x = 0，v = 0，w = 0 \qquad (1-9)$$

其中 u，v，w 分别为 x，y 和 z 方向的速度矢量，u_0 为进入速度，r 为狭窄血管截面的半径，R 为平直血管截面的半径。

然后，采用 GAMBIT 软件建立狭窄血管的三维模型（狭窄度为 40%）。血管入口的直径为 0.25 cm，与兔颈动脉的直径相同（图 1-15（a）），GAMBIT 软件划分三维模型网格（图 1-15（b））。

1.4.3 局部狭窄血管低密度脂蛋白浓度分布的数值模拟

数值模拟结果表明由于透过动脉管壁渗流的存在，LDL 将在狭窄远心端血管壁内表面积聚，在狭窄血管远心端形成一浓度急剧增加的区域，并且存在一 LDL 峰值，该峰值随入口流速的增加而减少，并且随着狭窄程度的增加该变化更为明显。但在入口流速一定的情况下，该峰值随狭窄程度的改变而改变，在 Re 为 250 时，40% 狭窄血管远心端 LDL 浓度峰值为本体浓度的 153%，高于 30% 狭窄（129%）以及 50% 狭窄（141%）（图 1-16）。

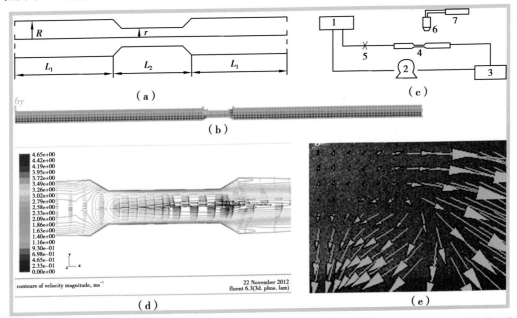

图 1-15　血管狭窄区域的流场分析。（a）局部狭窄动脉的几何模型。狭窄血管段为轴对称管。狭窄血管段半径 r=0.075 cm，平直血管段直径 R=0.125 cm。$(R-r)/R$ 表示狭窄的程度（40%），L_1=5 cm 和 L_2=0.8 cm。（b）狭窄血管的三维模型和网格划分。（c）粒子图像测速技术（PIV）系统示意图。数值模拟（d）和 PIV 测定（e）确定血管狭窄区域中流场的分布。[引自：Xie X, et al. In vitro and in vivo investigations on the effects of low-density lipoprotein concentration polarization and haemodynamics on atherosclerotic localization in rabbit and zebrafish [J]. J R Soc Interface, 2013, 10（82）: 20121053.]

Figure 1-15　Flow field analysis of local stenotic artery.（a）The geometric model of the local stenotic artery. The stenotic vessels were axisymmetric. The radius of the stenotic part r was 0.075 cm, and the diameter of the straight part R was 0.125 cm.（$R-r$）/R is the degree of stenosis （40%）, L_1=5 cm and L_2=0.8 cm.（b）Three dimensional model and mesh generation of stenotic vessels.（c）Particle image velocimetry （PIV） system schematic diagram.The distribution of flow field in the stenosis area was determined by simulation （d） and PIV measurement （e）. [Adapted from: Xie X, et al. In vitro and in vivo investigations on the effects of low-density lipoprotein concentration polarization and haemodynamics on atherosclerotic localization in rabbit and zebrafish [J]. J R Soc Interface, 2013, 10（82）: 20121053.]

1.4.4　局部狭窄血管低密度脂蛋白浓度分布的实验测量

　　在数值模拟证明了脂蛋白浓度极化的基础上，LSCM 体外测量新西兰大白兔颈动脉 z 轴 LDL 浓度分布。实验测试在定常流条件下进行，LSCM 从血管内壁表面到血管中轴平面沿纵轴方向进行扫描，通过对狭窄血管远心端内壁表面和血管中心平面的荧光强度比值可以看出：在狭窄血管远心端血管内壁表面浓度高于本体浓度，而且随着入口流速的增加壁面浓度降低；在狭窄度为 40% 时狭窄血管远心端壁面浓度为管腔浓度的（147±17）%，而当 Re=500 时狭窄血管远心端 LDL 壁面浓度为管腔浓度的（132±10）%，并且壁面浓度与狭窄程度相关。在同样的入口流速条件下，虽然不同狭窄程度管壁浓度也发生改变，但 LDL 的腔表面浓度始终高于流体本体 LDL 浓度，与数值模拟结果基本一致（图 1-17）。

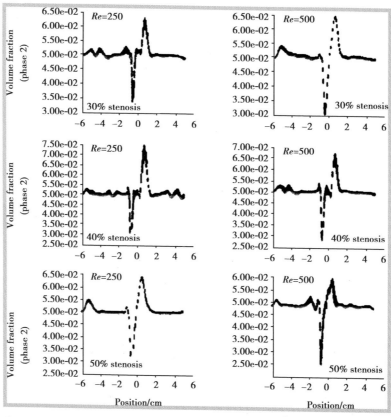

图 1-16　局部狭窄血管 LDL 浓度分布的数值模拟。[引自：危当恒等. 狭窄血管远心端低密度脂蛋白浓度极化促进动脉粥样硬化形成 [J]. 生理学报, 2007, 59 (6)：831-839.]

Figure 1-16　Numerical simulation of LDL concentration distribution in local stenotic vessels. [Adapted from: Wei DH, et al. Concentration plarization of low density lipoprotein at the distal end of carotid stenosis promotes atherosclerosis [J]. Acta Physiologica Sinica, 2007, 59 (6)：831-839.]

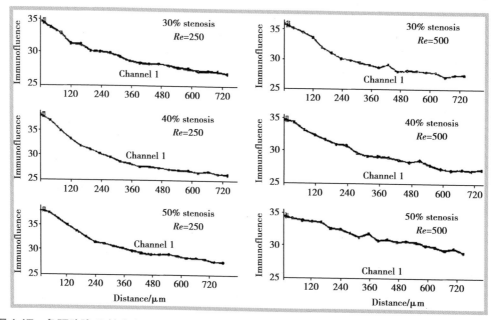

图 1-17　兔颈动脉 Z 轴方向 LDL 的分布。[引自：危当恒, 等. 狭窄血管远心端低密度脂蛋白浓度极化促进动脉粥样硬化形成 [J]. 生理学报, 2007, 59 (6)：831-839.]

Figure 1-17　The distribution of LDL in the z-axis direction of the rabbit carotid artery. [Adapted from: Wei DH, et al. Concentration polarization of low density lipoprotein at the distal end of carotid stenosis promotes atherosclerosis [J]. Acta Physiologica Sinica, 2007, 59 (6)：831-839.]

1.4.5　低密度脂蛋白浓度极化对局部狭窄血管 AS 病变的影响

对高脂饮食颈总动脉局部狭窄的新西兰大白兔 LDL 浓度检测的结果表明，其血清 LDL 浓度明显高于正常饮食对照组（图 1-18（a））。在正常饮食以及高脂饮食的狭窄模型组中均发现大量脂质积聚（图 1-18（c）（iii）和（iv）），高脂饮食的狭窄模型组更为明显（图 1-18（c）（iv）），而在对照组中未观察到明显的脂质蓄积（图 1-18（c）（i）和（ii））。且狭窄模型组中总胆固醇含量显著高于对照组，高脂饮食组总胆固醇含量也高于正常饮食组（图 1-18（b））。

在兔颈动脉直段上套环硅胶管，产生颈总动脉局部狭窄模型。通过计算机模拟以及 PIV 测定，结果表明狭窄血管远心端的再循环区中存在 LDL 浓度极化，表明在血管几何形状变化引起的流场扰动（涡流或者流动停滞），导致血流携带的 LDL 沉积。并且尽管高脂饮食组的血清 LDL 和胆固醇明显高于正常饮食组，但在 8 周时只有狭窄模型组才形成 AS 斑块。另外，在狭窄模型组中观察到明显的内膜增厚，脂质沉积。这可能是由于血管内皮细胞直接与高浓度的 LDL 浓度极化层接触，损伤血管内皮细胞，从而促 AS 病变的发生和发展。

虽然有大量的研究表明 LDL 浓度极化存在于动脉系统，并且与 AS 的发生、发展相关，但 LDL 浓度极化与 AS 的发生、发展、斑块稳定性以及临床事件间的关系尚缺乏强有力的直接证据。且目前缺乏有效手段来干预 LDL 浓度极化，进而干预 AS 病变的发生及其进展。因此，发展新的研究手段和新的研究方法深入探讨 LDL 浓度极化与 AS 发生发展间的关系及其调控机制，将有可能为 AS 的有效防治提供新的思路和策略。

1.5　研究进展与展望

1.5.1　靶向低密度脂蛋白的治疗进展

全基因组关联研究（genome-wide association study，GWAS）表明 AS 病变与脂质相关蛋白编码的基因或其附近基因单核苷酸多态性相关，这些结果表明血浆脂质水平与 AS 的发生、发展密切相关。对小鼠模型的研究表明：LDL 受体（low density lipoprotein receptor，LDLR）或载脂蛋白 E（apolipoprotein E，ApoE）基因敲除导致血浆胆固醇水平升高，最终导致 AS 不敏感的 C57BL/6 小鼠易发 AS，表明脂质在 AS 的发病过程中起着关键作用。

研究认为血浆脂蛋白损伤血管内皮细胞并在功能障碍的内皮下蓄积是 AS 发生、发展的始动环节，其中 LDL 在内膜下蓄积与 AS 的发生发展密切相关。内膜下积蓄的 LDL 一方面通过巨噬细胞的微胞吞作用或吞噬作用将 LDL 以胆固醇复合物或晶体形式摄取；另一方面，

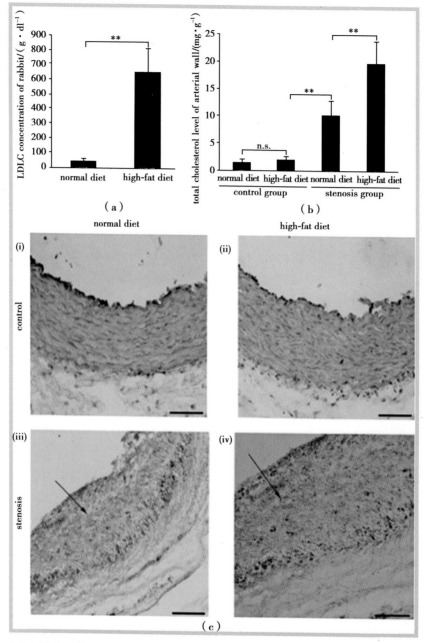

图 1-18　LDL 浓度极化促兔颈总动脉 AS 病变。手术产生局部血管狭窄模型，正常饮食或高脂饮食喂养 8 周。(a) 血清 LDL 浓度，**p<0.01。(b) 总胆固醇水平，**p<0.01。(c) 油红 O 染色。对照组正常饮食 (i) 和高脂饮食 (ii)。颈总动脉局部狭窄 (iii) 正常饮食组和 (iv) 高脂饮食组。[引自：Xie X, et al. In vitro and in vivo investigations on the effects of low-density lipoprotein concentration polarization and haemodynamics on atherosclerotic localization in rabbit and zebrafish [J]. J R Soc Interface, 2013, 10 (82): 20121053.]

Figure 1-18　LDL concentration polarization promoted atherosclerosis of rabbit common carotid artery. The local stenosis mode l was established by operation. Rabbits were fed with normal diet or high-fat diet for 8 weeks. (a) Serum LDL concentration, *p<0.01. (b) Total cholesterol level **p<0.01. (c) Oil red O staining. Rabbits without local stenosis were fed with normal diet (i) or high-fat diet (ii). Rabbits with local stenosis were fed with normal diet (iii) or high fat diet (iv). [Adapted from: Xie X, et al. In vitro and in vivo investigations on the effects of low-density lipoprotein concentration polarization and haemodynamics on atherosclerotic localization in rabbit and zebrafish [J]. J R Soc Interface, 2013, 10 (82): 20121053.]

LDL 被活性氧（reactive oxygen species，ROS）以及 Fe^{2+} 氧化修饰，形成 Ox-LDL，Ox-LDL 通过 Toll 样受体途径或清道夫途径被巨噬细胞摄取。持续的胆固醇流入最终超过了巨噬细胞的代谢能力，形成胞内脂质小滴以及胆固醇微晶，激活炎症小体，引发炎症反应。减少胆固醇在巨噬细胞内的蓄积以及增加胆固醇的外排有助于抑制 AS 斑块炎症反应，甚至促进斑块消退。因此，降低 LDL 水平和抑制炎症反应代表了当前抗 AS 的基本治疗策略，其中 HMG-CoA 还原酶（他汀类药物）抑制内源性胆固醇合成，降低 LDL 胆固醇并具有多效抗炎作用，可以预防、延缓甚至逆转 AS 病变。但需要注意的是，即使接受大剂量他汀类药物治疗，仍有超过 20% 的患者在急性冠状动脉综合征 30 个月内会复发。

近来的研究发现，LDL 作为相关自身抗原，可驱动 AS 斑块中的自身免疫反应。人 AS 斑块中 $CD4^+T$ 细胞通过结合 ApoB-100 的主要组织相容性复合体（major histocompatibility complex，MHC）呈递肽表位识别 Ox-LDL。在患有 AS 的人或动物的血清中检测到由 B 细胞源性浆细胞产生的抗 Ox-LDL 抗体。因此，LDL 促 AS 的免疫机制值得深入探讨和研究。与细胞因子抗体不同，免疫疗法和疫苗接种具有抗原特异性，可以防止宿主防御，LDL 疫苗抗 AS 作用也是一个值得探讨的领域和策略。

1.5.2 低密度脂蛋白浓度极化研究的数值模拟

LDL 是 AS 中最重要的生化因素之一，并且一直是与 AS 相关研究领域重点的关注分子。动脉壁可以看作是由细胞组成的多孔介质，血管内皮细胞间隙的数量和分布决定了数值模拟中多孔模型的物质传输条件。目前动脉壁中 LDL 传质的数值模拟模型分为三种，即无壁模型、均质壁模型和多层壁模型，不同模型其流体及溶质的边界条件不同。在无壁模型中，血管腔中血流与壁内的物质传递机制无关，因此仅需考虑必要的边界条件。该模型仅定义了入口处的血流速度以及管壁恒定的过滤速率，较为简单，常用来探讨整个管腔中的 LDL 浓度及其分布，但不能分析壁内的溶质浓度分布问题。均质壁模型认为血管壁为单层均质多孔介质，溶质对流扩散相对恒定，在管腔的入口和出口处以及中膜 - 外膜间的浓度也相对恒定。多层壁模型是一个非常全面的模型，考虑了每个动脉层作为膜或多孔介质的不同特性，因此考虑了血管壁的异质性，可以更好地分析 LDL 在血管壁内的分布。其中四层壁模型将内皮、内膜、内弹力板和中膜定义为均匀多孔介质，忽略了不同多孔层的边界效应，在管腔—内膜—内弹力板—中膜界面处过滤速率是连续的。

达西定律（Darcy law），达西—福希海默模型（Darcy-Forchheimer model），布林克曼（Brinkman）模型，Vafai 和 Tien 以及布林曼—福希海默—达西方程已用来描述生物现象的物质传输模型中。达西定律认为通过多孔介质的通量与压力梯度之间是线性关系。达西—福希海默模型是经过改良的模型，基于液体雷诺数—通透性探讨 LDL 与血管壁间的相互关系。布林克曼模型考虑了多孔介质并且表面为非光滑边界条件。所有上述数学模型都简化了与 AS 病变形成和进展有关的生化过程。但在实际情况下，LDL 在内皮下被氧自由基氧化成 Ox-LDL，引起氧化应激：一方面诱导内皮细胞表达黏附分子如血管细胞黏附分子 -1（vascular cell adhesion molecule-1，VCAM-1）、细胞间黏附分子 -1（intercellular cell adhesion molecule-1，ICAM-1）和 P- 选择素；另一方面，Ox-LDL 刺激 EC 和平滑肌细胞分泌单核细胞趋化蛋白 -1（monocyte chemotactic protein-1，MCP-1）和单核细胞集落刺激因子（macrophage colony stimulating factor，M-CSF），随后引起循环血液中的白细胞（主要是单核细胞和 T 细胞）黏附和跨内膜迁移。因此，未来需要构建更为复杂的模型模拟 LDL，单核细胞和 MCP-1 的近壁运输，并探讨其他脂质成分、细胞类型、生化信号间的相互作用。单核细胞与 LDL 在形成 AS 斑块中起着至关重要的作用，已有研究使用离散拉格朗日模型以及聚合连续体模型探讨单核细胞的跨内膜迁移及其机制。

研究认为血液流动，血管壁变形和滤过率相互影响并影响血管壁面 LDL 浓度，由于 LDL 浓度与动脉几何形状密切相关，因此对质量传输的分析，必须准确表征动脉几何形状。引入更实际的几何形状将有利于评估血流动力学、炎症等生物学过程的相互关联及对 AS 病变发生发展的作用。

动脉壁是黏弹性的可变形组织，并且动脉壁的变形和血流的切应力彼此紧密地相互作用。血流动力学因素，影响血液中 LDL 的过滤速率，并且还影响血管壁的动力学特性，血流和血管壁变形的这些相互作用在 LDL 浓度极化以及 AS 形成中起作用。多孔高弹模型适用于表征动脉壁的黏弹性以及壁中的压力梯度和过滤流，因此多孔高弹动脉壁模型将是分析血管壁中的物质传输重要模型。

尽管到目前为止已经付出了巨大的努力，但数值模拟尚不可能全面地预测 LDL 浓度极化以及其对 AS 发生、发展的影响和调控机制。更复杂的预测工具的开发取决于物质传输中涉及的更准确的参数，例如渗透率、孔隙率和扩散率。医学、工程、物理和化学等领域的紧密合作将获得参与动脉壁内物质传输更为准确的参数，从而提高动脉特性、血流动力学、生化过程和边界条件方面建模精度，这将是未来努力的方向。

参考文献

邓小燕，王贵学. 动脉系统中致动脉粥样性脂质的浓度极化现象［J］. 中国科学（C 辑），2002, 32（6）：559-567.

邓小燕，王贵学，杨杨. 扰动流条件下模拟血小板在半透膜壁上的黏附实验［J］. 中国科学通报，2003, 48（20）：2137-2140.

危当恒，王贵学，唐朝君，等. 狭窄血管远心端低密度脂蛋白浓度极化促进动脉粥样硬化形成［J］. 生理学报，2007, 59（6）：831-839.

危当恒. 低密度脂蛋白浓度极化对动脉粥样硬化形成的影响及其机制［D］. 重庆：重庆大学，2006.

王贵学, 罗诗遂, 邓小燕. 脂质浓度极化现象与动脉粥样硬化血流动力学成因探讨［J］. 中国动脉硬化杂志, 2002, 10（39）: 49-52.

Avgerinos N A, Neofytou P. Mathematical modelling and simulation of atherosclerosis formation and progress: a review ［J］. Ann Biomed Eng, 2019, 47（8）: 1764-1785.

Baeyens N, Bandyopadhyay C, Coon B G, Yun S, Schwartz M A. Endothelial fluid shear stress sensing in vascular health and disease ［J］. J Clin Invest, 2016, 126（3）: 821-828.

Catapano A L, Pirillo A, Norata G D. New pharmacological approaches to target PCSK9 ［J］. Curr Atheroscler Rep, 2020, 22（7）: 24.

Davies P F. Hemodynamic shear stress and the endothelium in cardiovascular pathophysiology ［J］. Nat Clin Pract Cardiovasc Med, 2009, 6（1）: 16-26.

Deng X, Wang G. Concentration polarization of atherogenic lipids in the arterial system ［J］. Sci China C Life Sci, 2003, 46（2）: 153-164.

Fang L, Liu C, Miller Y I. Zebrafish models of dyslipidemia: relevance to atherosclerosis and angiogenesis ［J］. Transl Res, 2014, 163（2）: 99-108.

Fan Z, Liu X, Zhang P, Gu J, et al. Transfer of low-density lipoproteins in coronary artery bifurcation lesions with stenosed side branch: numerical study ［J］. Comput Math Methods Med, 2019, 2019: 5297284.

Fatouraee N, Deng X, Champlain A, et al. Concentration polarization of low density lipoproteins（LDL）in the arterial system ［J］. Ann N Y Acad Sci, 1998, 858: 137-146.

Ference B A, Ginsberg H N, Graham I, et al. Low-density lipoproteins cause atherosclerotic cardiovascular disease. 1. Evidence from genetic, epidemiologic, and clinical studies. A consensus statement from the European Atherosclerosis Society Consensus Panel ［J］. Eur Heart J, 2017, 38（32）: 2459-2472.

Fernández-Friera L, Fuster V, López-Melgar B, et al. Normal LDL-cholesterol levels are associated with subclinical atherosclerosis in the absence of risk factors ［J］. J Am Coll Cardiol, 2017, 70（24）: 2979-2991.

Getz G S, Reardon C A. Animal models of atherosclerosis ［J］. Arterioscler Thromb Vasc Biol, 2012, 32（5）: 1104.

Libby P, Ridker P M, Hansson G K. Progress and challenges in translating the biology of atherosclerosis ［J］. Nature, 2011, 473（7347）: 317-325.

Mahmoudi M, Farghadan A, McConnell D R, et al. The story of wall shear stress in coronary artery atherosclerosis: biochemical transport and mechanotransduction ［J］. J Biomech Eng, 2021, 143（4）: 041002.

Naiki T, Karino T. Visualization of flow-dependent concentration polarization of macromolecules at the surface of a cultured endothelial cell monolayer by means of fluorescence microscopy ［J］. Biorheology, 2000, 37（5-6）: 371-384.

Naiki T, Sugiyama H, Tashiro R, et al. Flow-dependent concentration polarization of plasma proteins at the luminal surface of a cultured endothelial cell monolayer ［J］. Biorheology, 1999, 36（3）: 225-241.

Roustaei M, Nikmaneshi M R, Firoozabadi B. Simulation of Low Density Lipoprotein（LDL）permeation into multilayer coronary arterial wall: interactive effects of wall shear stress and fluid-structure interaction in hypertension [J]. J Biomech, 2018, 67: 114-122.

Sabatine M S. PCSK9 inhibitors: clinical evidence and implementation [J]. Nat Rev Cardiol, 2019, 16（3）: 155-165.

Schlegel A. Zebrafish models for dyslipidemia and atherosclerosis research [J]. Front Endocrinol（Lausanne）, 2016（7）: 159.

Souilhol C, Serbanovic-Canic J, Fragiadaki M, et al. Endothelial responses to shear stress in atherosclerosis: a novel role for developmental genes [J]. Nat Rev Cardiol, 2020, 17（1）: 52-63.

Stoletov K, Fang L, Choi S H, et al. Vascular lipid accumulation, lipoprotein oxidation, and macrophage lipid uptake in hypercholesterolemic zebrafish [J]. Circ Res, 2009, 104（8）: 952-960.

Vedder V L, Aherrahrou Z, Erdmann J. Dare to compare. Development of atherosclerotic lesions in human, mouse, and zebrafish [J]. Front Cardiovasc Med, 2020, 7: 109.

Vincent P E, Weinberg P D. Flow-dependent concentration polarization and the endothelial glycocalyx layer: multi-scale aspects of arterial mass transport and their implications for atherosclerosis [J]. Biomech Model Mechan, 2014, 13（2）: 313-326.

Wang G X, Deng X Y, Guidoin R. Concentration polarization of macromolecules in canine carotid arteries and its implication for the localization of atherogenesis [J]. J Biomech, 2003, 36（1）: 45-51.

Winkel L C, Hoogendoorn A, Xing R, et al. Animal models of surgically manipulated flow velocities to study shear stress-induced atherosclerosis [J]. Atherosclerosis, 2015, 241（1）: 100-110.

Wolf D, Ley K. Immunity and inflammation in atherosclerosis [J]. Circ Res, 2019, 124（2）: 315-327.

Xie X, Tan j, Wei D H, et al. In vitro and in vivo investigations on the effects of low−density lipoprotein concentration polarization and haemodynamics on atherosclerotic localization in rabbit and zebrafish [J]. J R Soc Interface, 2013, 10（82）: 20121053.

第 2 章　低切应力调节血管内皮细胞生物学行为促动脉粥样硬化

心血管疾病严重危害人类健康，目前，我国心血管疾病死亡居全民总死因的首位。AS 是心血管疾病的主要病理生理学基础。AS 病变首先表现为血管内皮细胞受损，血管内膜通透性增加，血液中的脂质跨内膜进入内膜下氧化修饰和蓄积，诱导血管平滑肌细胞表型改变以及巨噬细胞泡沫化，引发 AS 斑块的形成和发展。

大量的研究表明，虽然 AS 病变的形成和发展与高胆固醇血症、衰老、吸烟等系统性危险因素相关，但 AS 病变却表现为病变部位的局灶性（location）。即 AS 病变部位好发于动脉系统血管几何形状急剧改变的区域，如血管的弯曲、分支等区域。这些几何形状急剧改变的区域血流流场发生明显改变，由层流变为紊流，血流切应力由生理层流切应力（laminar shear stress）变为低切应力（low shear stress）或振荡切应力（oscillatory shear stress）。

血管内皮细胞为血管内腔面与血液直接接触的单层上皮细胞，这些细胞感知血流的速度和方向变化，将生物力学信号整合并转化为生物化学信号，从而触发一系列生理和病理反应。

2.1　血管内皮细胞损伤是动脉粥样硬化病变进程的关键环节

血管内皮细胞位于血管内表面，直接与血液接触，感受血流流场的改变。血管内膜是由内皮细胞组成的选择性渗透界面，通过跨细胞囊泡和细胞间连接复合体系统来调节血液与血管壁间液体和大分子的运输和交换。当这种选择性屏障功能丧失，将促进循环血液中单核细胞的黏附和迁移。正常功能的血管内皮细胞具有抗凝血和纤溶特性，可以有效抑制凝血级联反应和血小板黏附、抗血栓形成。

众所周知，血流引起的切应力在血管稳态中起重要作用。血管内皮细胞对力学环境敏感，并且通过多种力学传感器参与切应力和 / 或拉伸诱导的血管内皮细胞生物力学响应。从生物工程学的角度来看，构成心血管系统各部分衬里的单个内皮细胞是局部生物力学的换能器，可感受血流所产生的各种作用力并转化为生物反应。例如整联蛋白，血小板内皮细胞黏附分子 -1（platelet—endothelial cell adhesion molecule-1, PECAM-1），VE- 钙黏附蛋白和血管内皮生长因子受体是可以被切应力和拉伸激活的力学传感器，介导多种生物学行为。切应力诱导 PECAM-1 磷酸化，从而激活 Src、Rho 和 PI3K，介导细胞骨架重塑以及整联蛋白激活，最终导致内皮细胞排列改变（长轴沿血流方向排列）和核适应；PECAM-1 通过转录调控因子（如 NF-κB）的作用调节血管内皮细胞表型（促 AS 表型或抗 AS 表型）。拉伸应变可引起细胞骨架和细胞外基质中肌动蛋白发生聚合反应以及 NF-κB 活化。与病理学低拉伸（2%）或无拉伸相比，正常水平（8%）的多向拉伸可显著降低血管内皮细胞中 NF-κB 活化。此外，研究表明，生理切应力只是瞬时激活 NF-κB，而病理性低切应力可导致血管内皮细胞 NF-κB 的持续活化。

在血管的平直段，血流为层流，这有助于维持内皮的抗炎和抗血栓特性。血管几何形状的改变（例如分叉、弯曲）或疾病状况（例如 AS），会极大地影响血管内皮细胞的生物学功能。生理血流和切应力使其细胞骨架蛋白与血流方向一致，从而降低血流阻力。病理性血流和切应力可活化血管内皮细胞，从抗血栓表型转变为促血栓表型，促进血小板黏附。此外，低切应力可引起血管内皮细胞炎症因子的大量释放，减少一氧化氮生成，导致 LDL 的氧化以及血管内皮细胞的凋亡。

内皮细胞功能障碍是 AS 病变的关键环节，这也是 AS 病变进程中最早可检测到的病理变化。功能损伤的血管内皮细胞募集循环血液中的单核细胞进入内膜下，这些单核细胞分化为巨噬细胞并大量摄取氧化修饰的脂蛋白成为巨噬细胞源性泡沫细胞（早期 AS 病变的标志）；活化的内皮细胞和巨噬细胞分泌多种趋化因子和生长因子并作用于邻近的平滑肌细胞，促使中膜的平滑肌细胞从收缩型转变为合成型并在内膜下增殖和合成细胞外基质，产生纤维斑块。病变进程中的 AS 斑块发生结构重塑形成纤维帽，覆盖由氧化脂蛋白、胆固醇晶体和细胞碎片组成的坏死核心，形成粥样斑块。粥样斑块内的炎症细胞（活化的巨噬细胞和 T 细胞、自然杀伤性 T 细胞、树突状细胞）进一步促进血管内皮细胞的炎症表型，并发展为不稳定性斑块或易损斑块。不稳定或易损斑块的破裂释放坏死核心中的高度致血栓形成成分，从而引发 AS 性栓塞，引发严重的临床事件。即使稳定斑块（特征是厚的纤维帽、较少的脂质和炎性细胞含量）通常不会引起 AS 事件，但亦逐渐侵蚀血管腔，导致血管腔逐渐狭窄，从而引起缺血症状。

2.2 切应力调控血管内皮细胞生物学特性的体外模型

在动脉系统中，血管内皮细胞持续不断地受到血流引起的切应力作用，切应力强烈影响血管内皮细胞的形态和功能。对血管内皮细胞如何响应切应力的深入研究有助于更好地认识力学环境的变化如何影响血管内皮细胞形态、结构、功能，以及血管内皮细胞力学传导障碍与心血管疾病发生、发展间的关系。

平行平板流动装置（parallel plated flow chamber）为常用的探讨切应力影响血管内皮细胞生物学特性的体外循环装置，该系统通过调节循环液的流速来控制血管内皮细胞表面的切应力，通过加载显微镜可以对流场中的血管内皮细胞进行实时动态的观察并记录内皮细胞对切应力形态上的响应以及流场下单核细胞与血管内皮细胞黏附行为的变化。由于该系统较为简单且易操作，具有很高的实用性。在常用的平行平板流动腔的基础上，根据实际需要，可对该系统进行了改装和改良。本装置（图 2-1）在 Frangos 等的切应力装置基础上改良而来，由三大模块所组成：

（1）灌流模块

灌流模块由贮液罐、微型流量计以及蠕动泵组成，中间由聚四氟乙烯管连接。蠕动泵驱动灌流液从贮液下槽进入贮液上槽内小杯中，上槽内小杯中的灌流液通过连接系统、流动腔和流量计进入下槽，该系统中流动腔内血管内皮细胞表面的流场为定常层流。

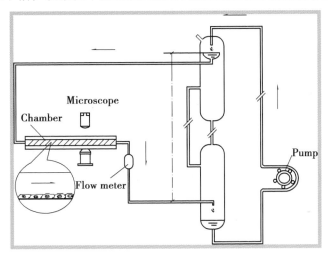

图 2-1　改良的平行平板流动腔系统。［引自：Wang G, et al. Secretory response of endothelin-1 in cultured human glomerular microvascular endothelial cells to shear stress［J］. Biorheology, 2000, 37（4）: 291-299.］

Fig 2-1　Improved parallel plate flow chamber system.［Adapted from: Wang G, et al. Secretory response of endothelin-1 in cultured human glomerular microvascular endothelial cells to shear stress［J］. Biorheology, 2000, 37（4）: 291-299.］

（2）流动腔模块

由两块有机玻璃、垫片、不锈钢架和细胞载片组成。在有机玻璃两端开孔，其中入口处孔径（0.15 ~ 0.20 cm）稍大于出口处孔径（0.10 ~ 0.15 cm），垫片的厚度为 0.02 cm。使用前将有机玻璃和垫片用自来水洗净，然后蒸馏水反复冲洗，再经 75% 酒精浸泡除菌、无菌生理盐水清洗、晾干。细胞载片采用紫外线照射灭菌。其余部件（贮液槽和聚四氟乙烯管等）蒸馏水洗净，烘干、高压灭菌消毒。实验中将覆盖细胞的载片放置于流动腔中，固定流动腔系统并防止漏液，通过蠕动泵驱动循环液在覆盖有细胞的载片表面流动。灌流期间，将流动腔以及聚四氟乙烯管置于 37 ℃的培养箱，通过贮液上槽接头与气瓶连接，使循环液体保持湿度为 95% 和 CO_2 的含量为 5%。

（3）记录模块

由相差显微镜、摄像头、监视器和录像机组成。

采用相差显微镜观察流动条件下细胞载片上内皮细胞的黏附以及形态变化等，图像由监视器以及录像机摄取并保存。

①流动腔内细胞载片表面内皮细胞所受的切应力 τ（N/cm^2）由式（2-1）计算：

$$\tau = \frac{6\mu Q}{wh^2} \tag{2-1}$$

其中 μ 为液体黏度（N·s/cm^2），Q 为流量（cm^3/s），h 为流动腔高度（cm），w 为腔宽度（cm）。

②流动腔内流动的雷诺数（Re）用下式计算：

$$Re = \frac{hv\rho}{\mu} \tag{2-2}$$

其中 v 为平均速度（cm/s），ρ 为循环液密度（g/cm^3），μ 和 h 同式（2-1）。平均速度 v 有：

$$v = \frac{Q}{wh} \tag{2-3}$$

2.3　切应力调控血管内皮细胞生物学特性的动物模型

2.3.1　颈总动脉局部狭窄血流动力学模型

Caro 等在尸检中发现 AS 好发于人体动脉系统血管的分叉处、弯曲处及血管狭窄处这样一些血管几何形状发生急剧变化的部位，特别是动脉分支的外壁、弯曲内壁、颈动脉窦及腹主动脉（而不是升主动脉），这些部位均为低切应力区域。

为了模拟低切应力对 AS 病变形成、发展的影响及其作用机制，采用颈总动脉硅胶管局部套环的方法，建立颈总动脉局部狭窄的低切应力模型，并采用数模模拟以及 PIV 的方法模拟和实测了其血流动力学特性。

所用模型为轴对称圆管，其内管径为 0.15 cm，与兔颈总动脉直径相当。以 $(R-r)/R$ 控制狭窄程度，其中 r 为狭窄段血管内径，R 为平直段血管内径（图 2-2）。假定血管壁为刚性，血液为不可压缩的牛顿流体，黏度 μ 为 3.5 mPa/s，血液密度 $\rho = 1.05 \times 10^3$ kg/m^3。

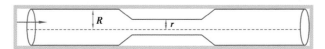

图 2-2　**颈总动脉局部狭窄的低切应力模型。** R 为平直段血管内径，r 为狭窄段血管内径。
Figure 2-2　Low shear stress model of local stenosis of the common carotid artery.
R: The diameter of straight blood vessel, r: the diameter of vessel in stenosis segment.

对狭窄后段流场数值模拟的结果表明，在狭窄后段流体的流场变得紊乱，狭窄后端有涡流形成，其涡流强度随入口流速的增大而增大，并且流场也更为复杂。在同样的流速时，下游的涡流强度与狭窄程度正相关。

对狭窄后段壁面切应力数值模拟的结果表明，狭窄后段切应力发生急剧改变。表现为：在紧靠狭窄的后段，壁面切应力首先迅速降低，直至降低到零值（形成局部低切应力区域），然后随着又缓慢上升，在距离狭窄一定长度后壁面切应力回复至无扰动条件下的正常值。

实验研究、理论分析和数值模拟为研究流体运动特性的 3 种基本方法，为了进一步确认狭窄血管后段的流场特性，采用 PIV 的方法测定了狭窄血管后段的流场。PIV 技术为非接触式瞬态全流场测试技术，动态响应快，空间分辨率高，通过对流速数据进行后处理就能获得血流动力学中一些重要的参数，如剪切力，涡量等，能很好地应用于定常流及非定常流的流场分析。同时，PIV 技术原理简单，就是通过在流场中加入示踪粒子来对光产生散射作用，用光学的方法记录下粒子在不同时刻在流场中位置，从而得到粒子的位移，进而计算出粒子的运动速度，基于粒子对流场的跟随性，以粒子速度代表其所在流场内相应位置处流体的运动速度。在国外，PIV 流场测试技术已成功地应用于包括血管分岔模型在内的不同心血管模型流场研究。

PIV 测试的结果表明，狭窄管的平直段流场流线层次分明，为层流；狭窄管后段流场发生急剧改变，速度矢量场和流线变化很大，为紊流；在设定入口流速时，狭窄程度越高，后段的流场越复杂，越易产生滞流和回流。在 $Re=250$ 时，30% 狭窄的后段流场改变不明显，而 50% 狭窄后段流场明显紊乱，有涡流和二次流等形成。在设定狭窄程度时，入口流速影响狭窄后段流场的分布和特征，对于 30% 狭窄的圆管，$Re=500$ 较 $Re=250$ 其后端流场复杂，形成明显的涡流和二次流（图 2-3）。

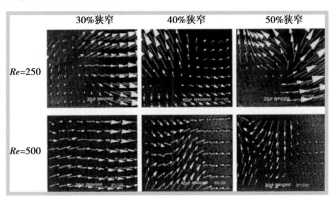

图 2-3　不同狭窄度、不同 *Re* 时狭窄远端流场分布。［引自：危当恒，等．局部狭窄血管远心端流场数值模拟和 PIV 测定［J］．南华大学学报：医学版，2010，38（1）：24-26.］

Figure 2-3　Flow field distribution at the distal end of the stenosis with different degrees of stenosis and different *Re*. ［Adapted from: Wei D, et al. Numerical simulation and PIV assay of flow field at distal stenosis vascular［J］. Journal of University of South China（Medical Edition），2010，38（1）：24-26.］

2.3.2 低振荡切应力动物模型（颈总动脉局部结扎模型）

参考 Nam 等的方法建立低振荡切应力动物模型。在该模型中，腹腔注射 8%（wt/vol）水合氯醛麻醉 ApoE$^{-/-}$ 小鼠（8 周龄），仰卧固定，75% 的酒精或碘酒消毒颈部表面皮肤；除毛后，仔细分离左颈动脉，然后分别结扎颈外动脉（external carotid artery，ECA）、颈内动脉（internal carotid artery，ICA）和枕动脉（occipital artery，OA），仅保留甲状腺上动脉（superior thyroid artery，STA）畅通。右侧颈动脉为假手术对照，即分离右侧颈动脉，但不实施结扎术（图 2-4）。Vevo 2100 高分辨率小型动物超声仪器检测颈动脉血流速度，采用超声频率为 24 ~ 30 MHz。结果表明，局部结扎的前段为低切应力区域。

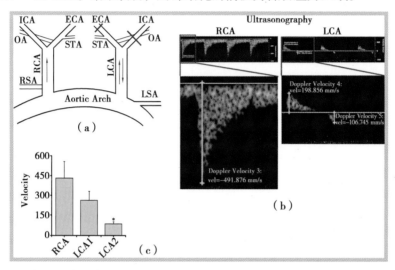

图 2-4　颈总动脉局部结扎产生低振荡切应力。（a）颈总动脉局部结扎示意图。（b）局部结扎颈总动脉 24 h 后，超声检查检测颈动脉血流速度。（c）速度的定量分析，LCA1 和 LCA2 分别为 LCA 中的最大正和负速度（$n=3$）。与 RCA 对照相比，$*p < 0.05$。［引自：Zhang K, et al. A novel role of Id1 in regulating oscillatory shear stress-mediated lipid uptake in endothelial cells [J]. Ann Biomed Eng, 2018, 46（6）：849-863.］

Figure 2-4　Local ligation of the common carotid artery produces low oscillatory shear stress.（a）Schematic illustration of local ligation of carotid artery.（b）After 24 h of local ligation of the carotid artery, the velocity of blood flow was detected by ultrasound.（c）The quantitative analysis of velocity, LCA1 and LCA2 are the maximum positive and negative velocities, respectively（$n=3$）. Compared with RCA, $*p < 0.05$.［Adapted from: Zhang K, et al. A novel role of Id1 in regulating oscillatory shear stress-mediated lipid uptake in endothelial cells [J]. Ann Biomed Eng, 2018, 46（6）：849-863.］

2.3.3 可控切应力动物模型

给兔左颈总动脉施以硅胶管缩窄环扎手术（图 2-5），形成局部狭窄血管模型，血流流场将发生明显改变，从而形成局切应力降低的区域。

兔耳缘静脉注射 3% 戊巴比妥钠溶液（30 mg/kg）麻醉，至睫毛反射消失，仰卧位固定。沿颈部正中线自甲状软骨与胸骨之间切长约 4 cm 切口，逐层钝性分离皮下组织、颈部肌群，暴露气管。找到左侧颈动脉鞘，分离左侧颈总动脉中段长约 2 cm，将灭菌的刻度尺与分离出的血管垂直放置于同一水平面，用数码相机照相，并迅速将照片输入电脑。在 Windows 画图软件中根据照片中血管旁刻度尺上刻度与血管直径所占距离比，很快能精确测量出血管直径，从而计算出预置某一狭窄度所需的硅胶管周径。选用内径为 2 mm 纵向剖开的医用硅胶管，根据需要裁剪出符合要求的周径，长度约 8 mm，碘伏消毒 3 次，无菌生理盐水冲洗后套于左颈总动脉，4 号手术丝线三重结扎固定。同法分离出右侧颈总动脉，不套硅胶管作为假手术对照，逐层缝合切口（图 2-6）。根据术中测量的左颈总动脉直径大小分别施以 30%、40%、50% 3 个狭窄度的硅胶管环扎手术，从而形成局部血管不同的流场环境，使内皮细胞承受不同的切应力。

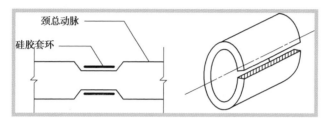

图 2-5 兔颈总动脉狭窄模型示意图。[引自：刘华，等 . 一种可控的切应力及 LDL 浓度极化动物模型的建立及对动脉粥样硬化的影响[J]. 第三军医大学学报，2009, 31 (12)：1981-1985.]

Figure 2-5 Schematic diagram of rabbit common carotid artery stenosis model. [Adapted from: Liu H, et al. Establishment of controllable wall shear stress and LDL concentration polarization model in rabbits and their effect on atherosclerosis [J]. Acta Acad Med Mil Tert, 2009, 31 (12)：1981-1985.]

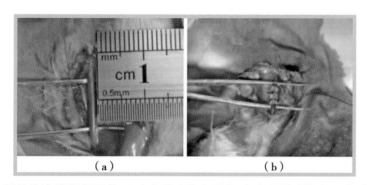

图 2-6 兔左颈总动脉缩窄套环术。（a）左颈动脉套环前。（b）左颈动脉套环后。[引自：Liu H, et al. Establishment of controllable wall shear stress and LDL concentration polarization model in rabbits and their effect on atherosclerosis [J]. Acta Acad Med Mil Tert, 2009, 31 (12)：1981-1985.]

Figure 2-6 Rabbit left common carotid artery coarctation loop. (a) Before the left carotid artery loop. (b) After the left carotid artery loop. [Adapted from: Liu H, et al. Establishment of controllable wall shear stress and LDL concentration polarization model in rabbits and their effect on atherosclerosis [J]. Acta Acad Med Mil Tert, 2009, 31 (12)：1981-1985.]

术后给予青霉素 40 万 U/d 肌内注射 3 ~ 5 d 预防感染。每天定量饲喂饲料 150 g，饲养 8 周。根据试验分组分别饲以 4 种饲料：0% 胆固醇饲料（普通饲料）、0.5% 胆固醇饲料（0.5% 胆固醇 +5% 猪油 + 基础饲料）、1% 胆固醇饲料（1% 胆固醇 +5% 猪油 + 基础饲料）、1.5% 胆固醇饲料（1.5% 胆固醇 +5% 猪油 + 基础饲料）。通过饲喂含不同浓度胆固醇的饲料从而形成血流系统中不同的 LDL 浓度极化程度。

采用美国 GE 公司的 LOGIQ400 彩色多普勒超声血流显像仪（color Doppler flow imaging，CDFI）测量饲喂 8 周后兔的各项血流动力学参数。先行二维彩色血流分布特征检测颈动脉，确定血管走行方向，然后测定舒张末期血管内径 D_r、收缩末期血流速度（V_{SP}）、舒张末血流速度（V_{ED}）、平均血流速度（V_m），阻力指数（R_I）、搏动指数（P_I）。左侧颈总动脉为狭窄侧，右侧作为对照。每侧血管相关参数测定 10 次，最后取平均值。术前及术后 4、8 周兔耳缘静脉采血，Sapphire 600 型全自动生化分析仪测量血清总胆固醇（total cholesterol，TC）、甘油三酯（triglyceride）、高密度脂蛋白、低密度脂蛋白。FASCO-2050A 型全自动血液流变快测仪测定术后 8 周各组动物全血黏度值。

根据公式

$$\tau_m = \frac{4 \cdot \eta \cdot V_m}{D_r} \tag{2-4}$$

计算血管壁面切应力（wall shear stress，WSS），τ_m 为血流平均切应力，η 为血液黏度值，V_m 为平均血流速度，D_r 为舒张末期血管内径。同一狭窄度的左颈总动脉（left common carotid artery，LCCA），随饲喂胆固醇浓度的增加，血液黏度增加，切应力随之增加；对于饲喂含同一胆固醇浓度饲料的组别而言，LCCA 血液平均流速在 40% 狭窄度组较低，切应力在该狭窄度也最低；LCCA 因行硅胶管缩窄手术且有内膜增厚等 AS 病变，血管内径显著变小，切应力较对照侧右颈总动脉（right common carotid artery，RCCA）显著高（$p<0.01$）（表 2-1）。

表 2-1　各组动物左右颈总动脉切应力值 /（dyn・cm^{-2}）

Table 2-1　The shear stress value of the left and right common carotid arteries of each group of animals/（dyn・cm^{-2}）

饲料含胆固醇浓度	30% 狭窄		40% 狭窄		50% 狭窄	
	LCCA	RCCA	LCCA	RCCA	LCCA	RCCA
0% 胆固醇	13.33 ± 1.32[a]	7.76 ± 1.89	12.16 ± 1.12[a]	7.49 ± 0.78	14.14 ± 1.43[a]	7.29 ± 1.08
0.5% 胆固醇	14.82 ± 2.54[a]	8.28 ± 1.06	12.88 ± 1.47[a]	7.63 ± 1.17	15.60 ± 2.44[a]	8.25 ± 1.07
1% 胆固醇	17.47 ± 2.03[a]	10.06 ± 0.96	15.71 ± 1.26[a]	8.87 ± 1.88	19.93 ± 2.12[a]	11.06 ± 1.47
1.5% 胆固醇	20.64 ± 2.18[a]	12.02+2.23	19.08 ± 2.03[a]	11.17 ± 1.82	23.47 ± 2.68[a]	13.89 ± 2.43

注：a：与同一狭窄度 RCCA 比较，$p<0.01$。

对各组实验动物双侧颈总动脉标本行扫描电镜检测发现，各组动物 LCCA 均出现不同程度的 AS 病变，表现为内膜增生，斑块形成，局部内皮细胞排列紊乱、脱落、斑块表面纤维组织增生等病变，对照侧 RCCA 内皮细胞排列整齐，未见明显斑块形成。各组动物中，以 40% 狭窄组病变尤为显著（图 2-7）。

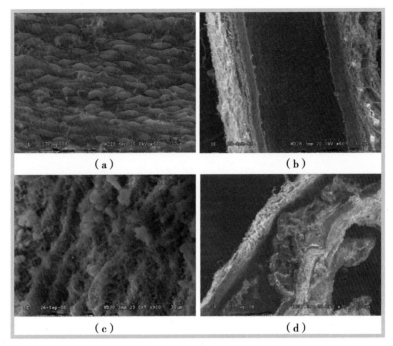

图 2-7　扫描电子显微镜观察各组动物双侧颈总动脉病变情况。（a）30% 狭窄 +0% 胆固醇组 RCCA 内皮细胞排列整齐，无斑块形成。（b）40% 狭窄 +1% 胆固醇组 RCCA 管腔光滑无斑块增生。（c）40% 狭窄 +0.5% 胆固醇组 LCCA 斑块表面纤维增生，未见明显内皮细胞。（d）40% 狭窄 +1% 胆固醇组 LCCA 血管腔内见显著增生斑块，管腔狭窄。[引自：Liu H, et al. Establishment of controllable wall shear stress and LDL concentration polarization model in rabbits and their effect on atherosclerosis [J]. Acta Acad Med Mil Tert. 2009, 31（12）: 1981-1985.]

Figure 2-7　Scanning electron microscope observation of bilateral common carotid artery lesions. (a) endothelial cells of RCCA arrange neatly, and no plaque formed in the group of 30% stenosis +0% cholesterol. (b) Smooth lumen of RCCA and without plaque hyperplasia in the group of 40% stenosis +1% cholesterol. (c) Fibrous proliferation on the surface of LCCA plaque and no obvious endothelial cells in the group of 40% stenosis +0.5% cholesterol. (d) Significant proliferative plaques and lumen stenosis were seen in the lumen of LCCA vessels in the 40% stenosis +1% cholesterol group. [Adapted from: Liu H, et al. Establishment of controllable wall shear stress and LDL concentration polarization model in rabbits and their effect on atherosclerosis [J]. Acta Acad Med Mil Tert. 2009, 31 (12): 1981-1985.]

　　病理切片光学显微镜下观察，发现各组动物 LCCA 均有不同程度的 AS 病变形成，局部血管壁出现大量泡沫细胞、黏液变性、脂质聚集、弹力纤维和血管壁平滑肌细胞排列紊乱、血管内膜变性坏死、血栓形成、斑块形成等病变；而对照侧 RCCA 内膜光滑完整，无斑块形成，仅有个别血管局部有灶性泡沫细胞出现。各组动物中，均以 40% 狭窄组病变尤为显著（图 2-8）。

　　建立稳定可靠的动物模型是动物实验的基础和开展相关研究的重要环节，目前颈动脉狭窄模型的制作方法有外科手术丝线结扎法，球囊损伤法干燥空气损伤法，化学物质烧灼内膜法等，但以上方法均会造成血管内膜或血管壁的损伤。而对于狭窄度的确定，大多都是应用术后数字减影血管造影（digital subtraction angiography，DSA）或者血管内超声（intravascular ultrasound，IVUS）等检测方法，能够较好地确定狭窄血管的狭窄度，但存在程序多，操作复杂，不能随意设定狭窄度等缺点。我们在本章实验中使用硅胶管套扎左颈总动脉，具有生物相容性好，不损伤血管内膜的优点。另外在模型中采用手术期间数码照相结合计算机软件测量的方法，可以精确测量血管直径，根据颈总动脉直径的大小现场制作符合要求的硅胶管，使得狭窄度的确定简单快速且较为精确，从而使预设的狭窄度可以精确调控。该方法稳定可靠，简单易行，狭窄血管的长度和狭窄度可自由设定和调控，可以快速地制作 AS 动物模型对切应力变化与 AS 病变的关系进行在体研究。

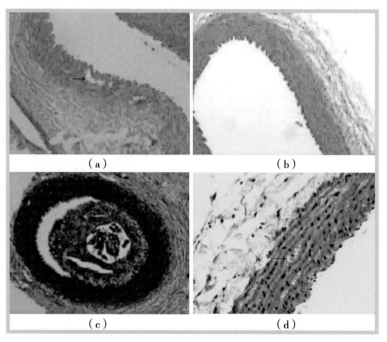

图 2-8 颈动脉病理学观察。(a) 40% 狭窄 +0.5% 胆固醇组 LCCA (HE×100) 管腔斑块形成，↑：内膜下见脂质聚集及胆固醇结晶。(b) 40% 狭窄 +0.5% 胆固醇组 RCCA (HE×100)。(c) 50% 狭窄 +1.5% 胆固醇组 LCCA (HE×100) 管腔血栓形成并机化后再通。(d) 30% 狭窄 +1.5% 胆固醇组 RCCA (HE×200)，↑：平滑肌细胞间见散在泡沫细胞。[引自：Liu H, et al. Establishment of controllable wall shear stress and LDL concentration polarization model in rabbits and their effect on atherosclerosis [J]. Acta Acad Med Mil Tert, 2009, 31 (12) :1981-1985.]

Figure 2-8 Pathological observation of carotid artery. (a) plaque formation in LCCA lumen of 40% stenosis +0.5% cholesterol (HE×100)，↑: Lipid aggregation and cholesterol crystals in the intima. (b) The RCCA in the group of 40% stenosis +0.5% cholesterol (HE×100). (c) The thrombosis was formed and recanalized after mechanization in the group of 50% stenosis +1.5% cholesterol. (d) The RCCA in the group of 30% stenosis +1.5% cholesterol (HE×100)，↑: Foam cells scattered among the smooth muscle cells. [Adapted from: Liu H, et al. Establishment of controllable wall shear stress and LDL concentration polarization model in rabbits and their effect on atherosclerosis [J]. Acta Acad Med Mil Tert, 2009, 31 (12) :1981-1985.]

我们在本章实验中利用兔左颈总动脉硅胶管环扎术及术后高脂饮食快速制作 AS 动物模型，通过施以 3 种狭窄度的硅胶管套环术，形成局部狭窄血管不同的流场环境，使血管壁承受不同的切应力，从而使局部血管切应力成为可调控的因素。实验结果表明不论哪种饲料喂养的动物，相同饲料的组别中，都是 40% 狭窄度组的切应力最低，而病理形态学检测以及扫描电镜的结果也证实了 40% 狭窄度组 AS 病变最为显著（图 2-7、图 2-8），由此说明低切应力诱导和促进了 AS 的形成和发展。

2.4　细胞膜张应力累加效应影响大血管内皮细胞 ET-1 的分泌

血管内皮代谢与血管内皮细胞功能状态密切相关。内皮的各种代谢功能变化包括血管活性物质的生物合成和降解，清除活性氧酶系统的合成，脂蛋白的运输和代谢，细胞外基质成分的分泌和重塑，各种生长因子，细胞因子和类激素物质以及前列腺素和其他强效类胡萝卜素的生物合成等。

流动引起的切应力作用于内皮细胞膜，切应力与血管内皮细胞的功能密切相关。研究认为，内皮细胞的内应力或膜张力与内皮细胞代谢和超微结构的改变直接相关。理论分析表明细胞膜张力或拉伸应力可能会由于流动引起的切应力而累积，当细胞与血液之间的渗透压或静压差为零或更大时（体内环境），细胞膜张力会沿着逆着血流的方向积累，即膜张力将在上游累积。在某些条件下，细胞膜中的拉应力能够沿与血流相反的方向增长，累积到很高的水平，甚至比膜表面的流动切应力高三个或更多个数量级，这种现象称为细胞膜张力累积（cell membrane tension accumulation，CMTA）。

有学者采用干涉显微镜测量流动切应力条件下人血管内皮细胞的三维几何形状，结果表明内皮细胞膜中确实存在拉应力在细胞膜张力累积现象，其大小取决于血液 - 内皮界面，并且可能对整合素或离子通道产生深远影响，对代谢和生物学功能具有重要意义。因此，在研究内皮细胞的力学行为时应考虑细胞膜张力累积现象。

由于直接测量细胞膜张力非常困难，我们认为，如果拉力或拉应力确实累积并逆着血流而增加，则在相同的切应力环境下血管的平均内皮细胞膜拉应力与血管长度相关，内皮细胞生物活性物质的代谢和分泌速率也可能与血管长度相关。在本研究中，设计了一个配对实验，通过测量暴露于稳定层流切应力的内皮细胞单层的内皮素 -1（endothelin-1，ET-1）的分泌来验证该假说。

获得婴儿分娩后 4 h 内的脐静脉，并用无菌生理盐水将血液冲洗干净。在无菌条件下，将一根脐静脉分为三个静脉段（A、B 和 C）。静脉段的长度分别为 10 cm（A）、15 cm（B）和 15 cm（C）。灌注采用前述平行平板流动腔系统，将静脉段与灌流系统连接后，流量监测器测定流量，整个系统保持在 37 ℃和 pH 7.4。A 和 B 段的切应力为 0.48 N/m²，C 段的切应力为 0.73 N/m²。在 24 h 的灌注过程中，每 2 h 从底部储液器抽取 1 mL 液体样品，在抽取样品后立即补充等量的新培养基，保持整个系统的灌流液总量不变。放射免疫法测定 ET-1 的含量。通过 Marquart 非线性回归分析和统计软件包 DATA PROCESS SYSTEM（DPS）将测得的 ET-1 的累积分泌与非线性回归方程拟合，配对 t 检验进行统计学分析。0.48 N/m² 的切应力下持续 24 h，15 cm 长的静脉（B）ET-1 的平均分泌率显著高于 10 cm 长静脉段的平均分泌率（$p<0.01$）（表 2-2）。

在相同水平的切应力（0.48 N/m²）下，两个静脉段的 ET-1 分泌率均随时间线性下降（图 2-9）。

表 2-2　静脉段 ET-1 的平均分泌率

Table 2-2　The average secretion rate of ET-1 in the vein

Segment	Length/cm	Shear stress/ ($N \cdot m^{-2}$)	ET-1 secretion rate [average ± S.E.M./ ($pg \cdot cm^{-2} \cdot h^{-1}$)]
A	10	0.48	30.627 4 ± 0.491 2
B	15	0.48	34.915 4 ± 0.983 0
C	15	0.73	46.289 2 ± 0.118 0

Flow shear time=24 h.

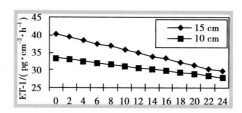

图 2-9　ET-1 的分泌率与静脉长度时间的关系。［引自：Wang G X, et al. The phenomenon of cell membrane tensile stress accumulation and its effect on endothelin-1 secretion by vascular endothelial cells［J］. Colloid Surface B, 2003,（28）: 273-278.］

Figure 2-9　The relationship between the secretion rate of ET-1 and the length of the vein. ［Adapted from: Wang G X, et al. The phenomenon of cell membrane tensile stress accumulation and its effect on endothelin-1 secretion by vascular endothelial cells［J］. Colloid Surface B, 2003,（28）: 273-278.］

当受到不同的切应力水平时，长度具有相同的静脉段（B 和 C）分泌 ET-1 的速率明显不同。在 24 h 内，0.73 N/m^2 切应力下 C 段 ET-1 的平均分泌率为 46.289 29 ± 0.118 0 pg/（cm^2h），在 0.48 N/m^2 切应力下 B 段 ET-1 的平均分泌率为 34.915 49 ± 0.983 0 pg/（cm^2h），前者比后者高出近 30%（$p<0.01$）。

在 0.73 N/m^2 的条件下，C 段的 ET-1 分泌率在整个 24 h 内保持稳定，这与 B 段在 0.48 N/m^2 的切应力作用下明显不同（图 2-10）。

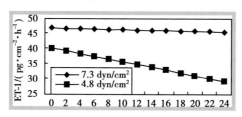

图 2-10　ET-1 的分泌率与流动剪切时间的关系。［引自：Wang G X, et al. The phenomenon of cell membrane tensile stress accumulation and its effect on endothelin-1 secretion by vascular endothelial cells［J］. Colloid Surface B, 2003（28）: 273-278.］

Figure 2-10　The relationship between the secretion rate of ET-1 and the flow shear time. ［Adapted from: Wang G X, et al. The phenomenon of cell membrane tensile stress accumulation and its effect on endothelin-1 secretion by vascular endothelial cells［J］. Colloid Surface B, 2003（28）: 273-278.］

因为直接测量拉应力非常困难，因此利用生物活性物质的释放与内皮细胞单层长度之间的相关性来推测细胞膜张力累积的假设。测量不同长度（分别为 10 cm 和 15 cm）的人脐静脉血管段的 ET-1 分泌。将两个静脉段置于相同的流场中，给予相同的剪应力（0.48 N/m^2）

作用 24 h。结果表明，在相同的剪应力水平（0.48 N/m²）下，10 cm 长的静脉段（A）和 15 cm 长的静脉段（B）之间 ET-1 的分泌速率差异显著。

在 0.48 N/m² 的切应力下暴露 24 h，B 段分泌 ET-1 的速率为 34.915 49 ± 0.983 0 pg/（cm²h），比 A 段 30.627 49 ± 0.491 2 pg/（cm²h）的平均速率高出近 14%。当在不同切应力水平时，具有相同长度（B 和 C）的静脉段分泌 ET-1 速率明显不同。由于拉伸应力应与切应力成比例，因此高切应力应引起高拉伸应力，高切应力产生更多的 ET-1。这些数据证实，较长的血管段，或者是承受较高切应力的血管段，会在细胞膜上积累更高的拉伸应力，较高的拉应力积累在细胞膜中会导致 ET-1 分泌更多。

因此，CMTA 现象确实发生在血管内皮细胞中，并影响血管内皮细胞的代谢。

2.5 低切应力促大血管内皮细胞趋化因子的产生和分泌

趋化因子是一大类小分子细胞因子，最先因其促细胞趋化迁移的特性得以发现，后续发现趋化因子在细胞的募集、发育及稳态调节中起着非常重要的作用，特别是在干细胞的迁移和归巢中起着关键的作用。近来的研究表明，趋化因子的表达失调参与多种病理过程。在众多的趋化因子中，基质细胞衍生因子 -1（stromal cell derived factor-l，SDF-1）是一种重要的趋化因子，由于靠近 N 端的两个半胱氨酸被一个其他的氨基酸隔开而被归为 "CXC" 亚家族。大量的研究表明，SDF-1 与特异性受体（CXC motif chemokine receptor type 4，CXCR4）结合，激活 G 蛋白，启动一系列信号分子，参与多种生理和病理过程。

研究表明，SDF-1 在肝、心脏、胰腺和脾脏中高表达。在肝细胞中组成性表达的有助于肝脏稳态的维持和损伤修复反应。在缺血损伤的心肌组织中，SDF-1 通过趋化干细胞来缺血修复组织，但也通过与炎症因子的相互作用引起心肌损伤，这表明 SDF-1 在心肌损伤的修复中扮演着双重作用。在癌症的发生发展过程中，SDF-1 与肿瘤血管生成、细胞增殖以及化疗耐受性密切相关。

近来的研究表明，AS 斑块形成过程中白细胞的捕获、血管生成、平滑肌细胞的迁移和增殖等均与趋化因子的作用密切相关，SDF-1 与 AS 的发生发展密切相关。研究发现，SDF-1 仅在 AS 斑块中高表达，而正常动脉壁中未见表达，在 ApoE$^{-/-}$ 小鼠动脉内膜损伤后恢复覆盖的过程中亦检测到 SDF-1 的高表达。在小鼠模型因移植排斥反应而出现的动脉粥样硬化病灶中检测到 SDF-1 表达上调，并且在与动脉粥样硬化发生、发展密切相关的单核细胞、受损后的内皮细胞以及活化的血小板中均有表达。

研究表明，切应力、流动分离、二次流等血流流场紊乱的区域趋化因子的表达明显上调，并且在介导单核细胞、血小板等与受损的血管内皮细胞黏附、动脉内膜增生以及 AS 的发生、发展中起着极为重要的作用。在采用颈总动脉套环法建立的低切应力动物模型中（实验模型如前所述，图 2-2），发现低切应力诱导的 AS 病变中 SDF-1 及其受体 CXCR4 表达明显上调。进一步研究发现，促 AS 病变的独立危险因素 Ox-LDL 上调血管内皮细胞 SDF-1 mRNA 以及蛋白的表达、上调 THP-1 源性单核细胞 CXCR4 的表达，从而促单核细胞趋化、与血管内皮细胞的黏附以及跨内皮迁移。这些结果表明低切应力可能通过上调 SDF-1 的表达，促循环血液中的单核细胞与受损的血管内皮细胞黏附和跨内膜迁移，介导低切应力诱导的 AS。

2.6　研究进展与展望

血管作为血液流动的载体，不仅能起到转运营养物质的作用，还能够感受各种信号并做出反应，使整个血液循环系统维持于稳定状态。血流切应力在动脉粥样硬化形成，进展和破裂中起到了关键作用。动脉粥样硬化形成于低切应力区域，而动脉粥样硬化斑块破裂则主要发生在高切应力区域。高切应力能够诱导近端区域的内皮细胞中 NO 和内皮生长因子上调，从而导致斑块中形成微血管，也就是斑块内新生的薄壁微血管。正常生理状态下，一般血管外膜层及中膜外层才存在滋养血管分支系统，而在动脉粥样硬化进程中，情况变得复杂起来，血管网变得更加丰富，甚至可以从外膜延伸到血管内膜层，给核心损伤区提供修复的养分和氧气，各种刺激因子在动脉粥样硬化斑块病变过程中被激活进而促进新生血管。但是新生血管是脆弱不成熟的，仅包围一层内皮细胞，没有完整的保护性的基底膜包裹，血管周围也没有周细胞和平滑肌细胞覆盖，由于新生血管的不成熟性，斑块破裂介导斑块内出血不可避免。此外，病理性血管中炎性细胞浸润，脂蛋白沉积和斑块内出血发生也是动脉粥样硬化形成的主要原因。在血管环境中减少高切应力引起的血管生成脉管系统的渗漏能够建立更有利于平滑肌细胞生存的微环境，从而阻碍易损斑块的形成。高胆固醇血脂、高血压、高血糖等风险因素的协调作用会引起血管切应力环境的异常，可以诱导动脉粥样硬化初期的病变特征。三高病人体内血脂、血糖、血压的改变也会引起血管壁细胞所受的力发生变化。通过临床病例显示，血管的病变部位的切应力比其周围正常的血管区域的切应力和牵张力都要高出许多，而在血管病变区域经常发生血管的向外扩张性重构，而血管扩张性重塑是易损斑块破裂的危险因素，同时血管病变处高的牵张力也可能调控着动脉粥样硬化的发生和发展。

在生理状态下，血流切应力会导致细胞的形态发生改变，并调节细胞的力传导途径。其中层流剪应力通过调节 eNOS 的表达和磷酸化（eNOS 磷酸化活性位点包括 Ser1177、Ser635 和抑制位点 Ser116 和 Thr497），诱导一氧化氮（NO）的产生，并减少活性氧（ROS）的产生和凋亡的增加，在扰流情况下则相反。同时，剪切力还调节着涉及多种过程的基因转录，这些过程包括炎症、细胞周期、凋亡、细胞迁移、蛋白质氧化和未折叠的蛋白质反应等。例如：扰动流能够调节细胞增殖，形态和炎症的发生。这些切应力受体分子包括骨形态发生蛋白 4（BMP4）、转化生长因子 -β（TGFβ）、WNT 信号通路及其其他组成部分、

与内皮 - 间充质转化（EndMT）有关的基因、缺氧诱导因子 1α（HIF1α）、血管内皮生长因子（VEGF）、糖酵解相关基因和血管生成素相关受体。同时切应力也能够影响血管内皮细胞的甲基化水平，血流能够通过调节全基因组 DNA 甲基化水平的表观遗传控制多个基因的表达，如：HOX 家族基因的甲基化，Hippo-YAP 相关的信号传导途径以及具有 PDZ 结合基序，WNT 和 Notch 的转录共激活子等。

内皮细胞对切应力非常敏感，长时间暴露于层流切应力还会激活血管内皮生长因子（VEGF）受体刺激 Ser473 上的丝氨酸 / 苏氨酸激酶 Akt（也称为蛋白激酶 B 或 Rac 激酶）磷酸化。Akt 的激活反过来使 Ser1177 处的 eNOS 磷酸化，从而导致 eNOS 激活并产生 NO。同时层流切应力也能调控 PECAM-1/VE-cadherin/VEGFR2 机械信号复合体诱导 Akt 磷酸化并激活 eNOS 释放抗 AS 信号。这一过程可以介导内皮细胞沿流动方向排列并拉长，细胞内骨架结构发生重构。此外，在感受切应力后内皮细胞表面会发生形变导致离子移位，从而激活下游细胞内信号传导途径并影响基因和蛋白质的表达，调节内皮细胞的结构和功能。相反，扰动流则会促进 NF-κB 相关的炎症信号通路，导致包括 VCAM-1 和 ICAM-1 在内的白细胞黏附分子以及包括 CCL2 在内的趋化因子的表达，导致炎症信号的激活。在最近的研究中有报道 Piezo1 作为血流切应力的响应受体能够诱导内皮细胞释放 ATP，从而激活 Gq/G11 偶联的嘌呤能 P2Y2 受体从而加重 AS。因此层流切应力上调了 AS 保护基因和抗细胞凋亡基因的表达。但是若血管在低切应力或振荡流条件下则会损害内皮细胞介导的血管舒张并导致细胞炎症发生，加剧动脉粥样硬化。

总的来说，内皮细胞能够感应力学环境的改变，均匀的切应力可诱导内皮保护性因子的表达；当血流状态发生异常，如在不均匀层流、湍流、扰动流情况下，细胞分泌内皮保护细胞因子减少，内皮发生病变促 AS 病变形成。同时，在力学和各种因子刺激下血管容易发生破裂，渗透出的红细胞进入斑块内部，由于红细胞大量进入斑块内，会招募炎症因子和炎症细胞加剧斑块面积的增大。

参考文献

刘华, 王贵学, 叶林奇, 等. 一种可控的切应力及 LDL 浓度极化动物模型的建立及对动脉粥样硬化的影响[J]. 第三军医大学学报, 2009, 31（12）: 1981-1985.

危当恒, 王贵学, 唐朝君, 等. 局部狭窄血管远心端流场数值模拟和 PIV 测定[J]. 南华大学学报: 医学版, 2010, 38（1）: 24-26.

王贵学, 罗向东, 欧阳克清, 等. 剪切应力对毛细血管内皮细胞代谢的影响[J]. 生物物理学报, 1993, 3（1）: 178-185.

吴孟津, 危当恒, 王贵学, 等. 低剪切应力促进基质细胞衍生因子 1 在动脉粥样硬化斑块中表达[J]. 中国动脉硬化杂志, 2006, 12（14）: 1028-1030.

Ajami N E, Gupta S, Maurya M R, et al. Systems biology analysis of longitudinal functional response of endothelial cells to shear stress [J]. Proc Natl Acad Sci USA, 2017, 114 (41): 10990-10995.

Aulak K S, Barnes J W, Tian L, et al. Specific O-GlcNAc modification at ser-615 modulates eNOS function [J]. Redox Biol, 2020, 36: 101625.

Back M, Yurdagul A Jr, Tabas I, et al. Inflammation and its resolution in atherosclerosis: mediators and therapeutic opportunities [J]. Nat Rev Cardiol, 2019, 16 (7): 389-406.

Baeyens N, Bandyopadhyay C, Coon B G, et al. Endothelial fluid shear stress sensing in vascular health and disease [J]. J Clin Invest, 2016, 126 (3): 821-828.

Bondareva O, Tsaryk R, Bojovic V, et al. Identification of atheroprone shear stress responsive regulatory elements in endothelial cells [J]. Cardiovasc Res, 2019, 115 (10): 1487-1499.

Brown A J, Teng Z, Evans P C, et al. Role of biomechanical forces in the natural history of coronary atherosclerosis [J]. Nat Rev Cardiol, 2016, 13 (4): 210-220.

Budatha M, Zhang J, Zhuang Z W, et al. Inhibiting integrin $\alpha 5$ cytoplasmic domain signaling reduces atherosclerosis and promotes arteriogenesis [J]. J Am Heart Assoc, 2018, 7 (3): e007501.

Chen B P, Li Y S, Zhao Y, et al. DNA microarray analysis of gene expression in endothelial cells in response to 24-h shear stress [J]. Physiol Genomics, 2001, 7 (1): 55-63.

Chen J, Green J, Yurdagul A J, et al. $\alpha v \beta 3$ integrins mediate flow-induced NF-KB activation, proinflammatory gene expression, and early atherogenic inflammation [J]. Am J Pathol, 2015, 185 (9): 2575-2589.

Chen X, Qian S, Hoggatt A, et al. Endothelial cell-specific deletion of P2Y2 receptor promotes plaque stability in atherosclerosis-susceptible apoe-null mice [J]. Arterioscler Thromb Vasc Biol. 2017, 37 (1): 75-83.

Chen Z, Oliveira S, Zimnicka A M, et al. Reciprocal regulation of eNOS and caveolin-1 functions in endothelial cells [J]. Mol Biol Cell, 2018, 29 (10): 1190-1202.

Chistiakov D A, Orekhov A N, Bobryshev Y V. Contribution of neovascularization and intraplaque haemorrhage to atherosclerotic plaque progression and instability [J]. Acta Physiol (Oxf), 2015, 213 (3): 539-553.

Chiu J J, Chien S. Effects of disturbed flow on vascular endothelium: pathophysiological basis and clinical perspectives [J]. Physiol Rev, 2011, 91 (1): 327-387.

Chiu J J, Usami S, Chien S. Vascular endothelial responses to altered shear stress: pathologic implications for atherosclerosis [J]. Ann Med, 2009, 41 (1): 19-28.

Civelek M, Manduchi E, Riley R J, et al. Coronary artery endothelial transcriptome in vivo: identification of endoplasmic reticulum stress and enhanced reactive oxygen species by gene connectivity network analysis [J]. Circ Cardiovasc Genet, 2011, 4 (3): 243-252.

Cox C D, Bae C, Ziegler L, et al. Removal of the mechanoprotective influence of the cytoskeleton reveals PIEZO1 is gated by bilayer tension [J]. Nat Commun, 2016, 7: 10366.

Dunn J, Qiu H, Kim S, et al. Flow-dependent epigenetic DNA methylation regulates endothelial gene expression and atherosclerosis［J］. J Clin Invest, 2014, 124（7）: 3187-3199.

Fang Y, Wu D, Birukov K G. Mechanosensing and mechanoregulation of endothelial cell functions［J］. Compr Physiol, 2019, 15, 9（2）: 873-904.

Fan R, Tang D, Yang C, et al. Human coronary plaque wall thickness correlated positively with flow shear stress and negatively with plaque wall stress: an IVUS-based fluid-structure interaction multi-patient study［J］. Biomed Eng Online, 2014, 13（1）: 32.

Feaver R E, Gelfand B D, Wang C, et al. Atheroprone hemodynamics regulate fibronectin deposition to create positive feedback that sustains endothelial inflammation［J］. Circ Res, 2010, 106（11）: 1703-1811.

Finney A C, Stokes K Y, Pattillo C B, et al. Integrin signaling in atherosclerosis［J］. Cell Mol Life Sci, 2017, 74（12）: 2263-2282.

Gimbrone M A, Garcia-Cardena G. Endothelial cell dysfunction and the pathobiology of atherosclerosis［J］. Circ Res, 2016, 118（4）: 620-636.

Gomez D, Owens G K. Smooth muscle cell phenotypic switching in atherosclerosis［J］. Cardiovasc Res, 2012, 95（2）: 156-164.

Hong F F, Liang X Y, Liu W, et al. Roles of eNOS in atherosclerosis treatment［J］. Inflamm Res, 2019, 68（6）: 429-441.

Iring A, Jin Y J, Albarrán-Juárez J, et al. Shear stress-induced endothelial adrenomedullin signaling regulates vascular tone and blood pressure［J］. J Clin Invest, 2019, 129（7）: 2775-2791.

Jiang Y Z, Manduchi E, Stoeckert C J, et al. Arterial endothelial methylome: differential DNA methylation in athero-susceptible disturbed flow regions in vivo［J］. BMC Genomics, 2015, 16: 506.

Koskinas K C, Sukhova G K, et al. Thin-capped atheromata with reduced collagen content in pigs develop in coronary arterial regions exposed to persistently low endothelial shear stress［J］. Arterioscler Thromb Vasc Biol, 2013, 33（7）: 1494-1504.

Kumar S, Williams D, Sur S, et al. Role of flow-sensitive microRNAs and long noncoding RNAs in vascular dysfunction and atherosclerosis［J］. Vascul Pharmacol, 2019, 114: 76-92.

Li X, Yang Q, Wang Z, et al. Shear stress in atherosclerotic plaque determination［J］. DNA Cell Biol, 2014, 33（12）: 830-838.

Liu J, Wang Y, Goh W I, et al. Talin determines the nanoscale architecture of focal adhesions［J］. Proc Natl Acad Sci USA, 2015, 112（35）: e4864-4873.

Ni C W, Qiu H, Rezvan A, et al. Discovery of novel mechanosensitive genes in vivo using mouse carotid artery endothelium exposed to disturbed flow［J］. Blood, 2010, 116（15）: e66-73.

Pedrigi R M, Poulsen C B, Mehta V V, et al. Inducing persistent flow disturbances accelerates atherogenesis and promotes thin cap fibroatheroma development in D374Y-PCSK9 hypercholesterolemic minipigs［J］. Circulation, 2015, 132（11）: 1003-1012.

Petsophonsakul P, Furmanik M, Forsythe R, et al. Role of vascular smooth muscle cell phenotypic switching and calcification in aortic aneurysm formation［J］. Arterioscler Thromb Vasc Biol, 2019, 39（7）: 1351-1368.

Qiu J, Lei D, Hu J, et al. Effect of intraplaque angiogenesis to atherosclerotic rupture-prone plaque induced by high shear stress in rabbit model［J］. Regen Biomater, 2017, 4（4）: 215-222.

Qiu J, Wang G, Hu J, et al. Id1-induced inhibition of p53 facilitates endothelial cell migration and tube formation by regulating the expression of beta1-integrin［J］. Mol Cell Biochem, 2011, 357（1-2）: 125-133.

Reneman R S, Arts T, Hoeks A P. Wall shear stress-an important determinant of endothelial cell function and structure-in the arterial system in vivo. Discrepancies with theory［J］. J Vasc Res, 2006, 43（3）: 251-269.

Rosenson R S, Brewer H B, Ansell B J, et al. Dysfunctional HDL and atherosclerotic cardiovascular disease［J］. Nat Rev Cardiol, 2016, 13（1）: 48-60.

Samady H, Eshtehardi P, McDaniel M C, et al. Coronary artery wall shear stress is associated with progression and transformation of atherosclerotic plaque and arterial remodeling in patients with coronary artery disease［J］. Circulation, 2011, 124（7）: 779-788.

Souilhol C, Serbanovic-Canic J, Fragiadaki M, et al. Endothelial responses to shear stress in atherosclerosis: a novel role for developmental genes［J］. Nat Rev Cardiol, 2020, 17（1）: 52-63.

Steward R Jr, Tambe D, Hardin C C, et al. Fluid shear, intercellular stress, and endothelial cell alignment［J］. Am J Physiol Cell Physiol, 2015, 308（8）: C657-664.

Stone G, Maehara A, Lansky A, et al. Prospective natural-history study of coronary atherosclerosis［J］. New Engl J Med, 2011, 364（3）: 226-235.

Stone P H, Saito S, Takahashi S, et al. Prediction of progression of coronary artery disease and clinical outcomes using vascular profiling of endothelial shear stress and arterial plaque characteristics: the PREDICTION Study［J］. Circulation, 2012, 126（2）: 172-181.

Suvorava T, Cortese-Krott M M. Exercise-induced cardioprotection via eNOS: a putative role of red blood cell signaling ［J］. Curr Med Chem, 2018, 25（34）: 4457-4474.

Timmins L H, Molony D S, Eshtehardi P, et al. Oscillatory wall shear stress is a dominant flow characteristic affecting lesion progression patterns and plaque vulnerability in patients with coronary artery disease［J］. J R Soc Interface, 2017, 14（127）: 20160972.

Wang G X, Cai S X, Rao X C, et al. The phenomenon of cell membrane tensile stress accumulation and its effect on endothelin-1 secretion by vascular endothelial cells［J］. Colloid Surface B, 2003（28）: 273-278.

Wang G, Cai S, Deng X, et al. Secretory response of endothelin-1 in cultured human glomerular microvascular endothelial cells to shear stress［J］. Biorheology, 2000, 37（4）: 291-299.

Wang G X, Cai S X, Wang P Q, et al. Shear-induced changes in endothelin-1 secretion of microvascular endothelial cells［J］. Microvasc Res, 2002, 63（2）: 209-217.

Wang Y, Qiu J, Luo S, et al. High shear stress induces atherosclerotic vulnerable plaque formation through angiogenesis［J］. Regen Biomater, 2016, 3（4）: 257-267.

Wentzel J J, Chatzizisis Y S, Gijsen F J, et al. Endothelial shear stress in the evolution of coronary atherosclerotic plaque and vascular remodelling: current understanding and remaining questions［J］. Cardiovasc Res, 2012, 96（2）: 234-243.

White S J, Hayes E M, Lehoux S, et al. Characterization of the differential response of endothelial cells exposed to normal and elevated laminar shear stress［J］. J Cell Physiol, 2011, 226（11）: 2841-2848.

Yahagi K, Kolodgie F D, Otsuka F, et al. Pathophysiology of native coronary, vein graft, and in-stent atherosclerosis［J］. Nat Rev Cardiol, 2016, 13（2）: 79-98.

Yang Q, Xu J, Ma Q, et al. PRKAA1/AMPKα1-driven glycolysis in endothelial cells exposed to disturbed flow protects against atherosclerosis［J］. Nat Commun, 2018, 9（1）: 4667.

Yun S, Budatha M, Dahlman J E, et al. Interaction between integrin α5 and PDE4D regulates endothelial inflammatory signalling［J］. Nat Cell Biol, 2016, 18（10）: 1043-1053.

Zeng Y, Zhang X F, et al. The role of endothelial surface glycocalyx in mechanosensing and transduction［J］. Adv Exp Med Biol, 2018, 1097: 1-27.

Zhang K, Chen Y, Zhang T, et al. A novel role of Id1 in regulating oscillatory shear stress-mediated lipid uptake in endothelial cells［J］. Ann Biomed Eng, 2018, 46（6）: 849-863.

Zhou J, Li Y S, Chien S. Shear stress-initiated signaling and its regulation of endothelial function［J］. Arterioscler Thromb Vasc Biol, 2014, 34（10）: 2191-2198.

第3章 血管内皮细胞损伤修复血流动力学理论假说

经皮冠状动脉介入治疗（percutaneous coronary intervention，PCI）是利用导管和球囊疏通狭窄闭塞的冠状动脉管腔，改善心肌血流灌注，结合冠脉血管支架的介入治疗，能够迅速有效地缓解病情，挽救患者的生命，已成为常规的冠心病治疗手段。1969年Dotter首次利用金属环制作血管支架植入动物体内以保持血管内血流畅通，并获得成功。1987年Sigwart等成功地实施了第1例冠状动脉支架手术。此后，冠状动脉支架作为冠心病介入治疗史上的第2个里程碑而被广泛认可。但支架的植入引出了一个新的问题：支架内再狭窄（in-stent restenosis，ISR）。到21世纪初，以美国强生公司Cypher和美国波士顿公司TAXUS为代表的西罗莫司和紫杉醇药物洗脱支架（drug-eluting stent，DES）则被誉为第3个里程碑。虽然DES被证明能显著降低ISR，其有效性已得到广泛认可，但抗细胞增殖药物同时也延迟了再内皮化（re-endothelialization）进程，增加了支架内晚期血栓形成的风险，其安全性还存在广泛的质疑。众所周知，血管内皮细胞通过分泌一氧化氮（nitric oxide，NO）、PGI_2、ET-1等活性物质，调节血管的收缩与舒张平衡，并释放凝血因子调节凝血与抗凝血的动态平衡，从而维持着血管正常的生理功能。由于支架的植入或扩张不可避免地对血管造成了力学损伤，因此，支架段血管再内皮化修复是抑制ISR、降低晚期支架内血栓形成的关键因素。

3.1 动脉粥样硬化斑块形成对血流动力学的影响

在正常生理状况下，层流切应力是维持健康血管的重要因素。它恒定在一定范围内并保持其方向和大小，可以抑制AS、血栓形成、粒细胞的黏附、血管平滑肌细胞（vascular smooth muscle cells，VSMCs）增殖以及血管重建、血管内皮细胞（vascular endothelial cells，VECs）损伤等，在对血管管径的调节、血管壁的细胞增殖、血栓形成及炎症的抑制等生物学过程中起着非常重要的作用。层流切应力可刺激VECs释放多种生物活性物质，如超氧歧化酶（superoxide dismutase，SOD）、谷胱甘肽、NO和ET-1等。NO可引起血管平滑肌舒张松弛，而ET-1则使之收缩，两者的平衡能使血管张力保持在一定的范围内。NO还可抑制血小板黏附，抑制VECs过度合成并释放生长因子，并阻止VSMCs的过度增殖。因此，稳定的层流切应力是抗AS形成的一个重要因素。正常的冠状动脉中血液呈层流状态，流速稳定，内皮细胞所受到的切应力也相对恒定，有利于维持血管正常的生理功能。动脉粥样硬化斑块的存在导致管腔狭窄，MRI测定斑块狭窄处的血流流速急剧增加，在斑块的近心端（proximal）形成切应力较高的区域，远心端（distal）切应力相对较低。

受血液流速特性的影响，动脉和静脉血管中 VECs 受到的切应力大小范围明显不同。动脉壁切应力为 10 ~ 70 dyn/cm²，而相应静脉中的 VECs 受到切应力的正常值为 1 ~ 6 dyn/cm²，大大低于动脉。在脉管系统中，高切应力的区域存在于弓动脉样的弯曲、分叉和血管吻合处，这是由于血管解剖结构或几何形状引起湍流或流速增加等。而且由于逆流的存在，切应力的方向也可能会改变。而低切应力区常常伴有不稳定流体的存在，如湍流、血液回流区域、血液"停滞"区域（淤血）等，这些情况常常在大动脉或动脉分叉处可以看到。

3.2 支架植入对血管的损伤和血流动力学的影响

血管支架的植入极大地改变了局部血管的力学微环境。宏观上看，由于支架对管腔的扩张作用，整个支架段血管恢复正常血管的疏通状态，同时斑块狭窄处血流的高切应力状态也将恢复为相对低的切应力。然而在植入支架的局部血管段，由于支架的存在导致单向流动的血流产生了一个流体分离区域，在支架与血管交界处流体发生急剧反转，血流紊乱形成扰动流，而在近心端的支架边缘和局部表面却具有较高的切应力（图 3-1）。

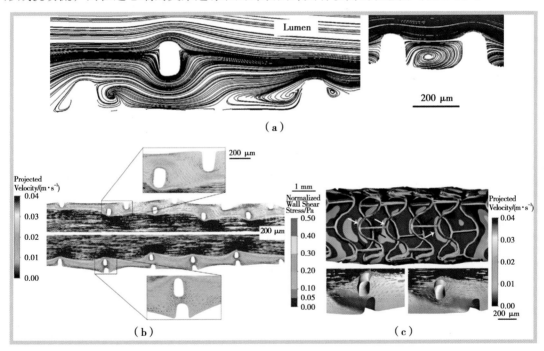

图 3-1 支架植入对血流动力学的影响。 ANSYS ICEM CFD 模拟支架植入后血管壁的切应力分布，显示支架丝表面为高切应力区域，而血管壁面切应力较低。支架局部引起紊流，近心端具有较高切应力，形成涡流。[引自：Farhad R et al. Hemodynamics in coronary arteries with overlapping stents [J]. J Biomech, 2014, 47（2）：505-511.]

Figure 3-1 Effect of stent implantation on hemodynamics. ANSYS ICEM CFD simulated the shear force distribution on the vascular wall after stent implantation, showing that the surface of the scaffold wire was a region of high shear force, while the shear force on the vascular wall was low. The scaffold locally causes turbulence, and the proximal end has high shear force, forming eddy currents. [Adapted from: Farhad R et al. Hemodynamics in coronary arteries with overlapping stents [J]. J Biomech, 2014, 47（2）：505-511.]

3.3 血管损伤修复的细胞来源

研究表明，血管损伤后再内皮化修复不仅依赖于受损内膜邻近的成熟 VECs 的增殖和迁移，且与来源于骨髓的内皮祖细胞（endothelial progenitor cells，EPCs）的归巢、黏附和分化密切相关（图 3-2）。1997 年，Asahara 等首次在 *Science* 杂志发表文章发现了EPCs。EPCs 是 VECs 的前体细胞，又称为血管母细胞（angioblast），参与了血管生成，提示它在心血管疾病、缺血性疾病、血管再狭窄、创伤愈合等过程中的重要作用，其来源主要包括人脐静脉血、成人外周血和骨髓。体外培养的 CD133$^+$ EPCs 能成功诱导分化为血管内皮细胞。

目前已经报道的 EPCs 筛选方法主要有密度梯度离心法和免疫磁珠分选法。其主要标志物包括 CD34$^+$、VEGFR2$^+$ 等。CD34$^+$ 不仅在造血干细胞上表达，且在成熟内皮细胞上高表达。研究表明，CD34$^+$ 细胞也具有 EPCs 的功能，骨髓和外周血来源的 CD34$^+$ 单核细胞也能在体内快速分化为 EPCs 样细胞而且有助于形成新生血管。2003 年，Rehman 等认为 EPCs是转分化的 CD14$^+$ 单核细胞，在生成血管环境中呈现出 VECs 的表型特性。CD133/AC133作为一种分子量为 120 kD 的糖基化多肽的表面抗原，含有 5 个跨膜结构域。Gordon 等指明CD133 是一种生物学特性不清楚的抗原，在造血干细胞中表达，随着造血干细胞的分化成熟，CD133 表达迅速下降，在成熟内皮细胞和单核细胞中不表达。因此，AC133 目前作为一种非常有用的标记，用于分离造血和内皮祖细胞的分离。此外，VEGFR2$^+$ 表达是鉴定具有产生内皮细胞能力细胞的一个重要的标准，这些细胞可以来源于造血干细胞，也可以来源于单核细胞。一种假设是 VEGFR2$^+$ 的表达是调节由其配体 VEGF 引起的信号传输的基本要求。然而，CD14$^+$/VEGFR2$^+$ 和 CD34$^+$/VEGFR2$^+$ 一样，也显示出其他功能特征。VEGFR2$^+$ 细胞表现更强的增殖、迁移和释放生长因子的能力。此外，EPCs 在细胞膜上高表达 CD31，而胞浆中 Weibel-Palade 小体的细胞器表达 vWF。

采用 Percoll 梯度离心法和贴壁法分离大鼠骨髓中 EPCs，通过免疫荧光、免疫细胞化学和流式细胞仪鉴定分离的 EPCs，筛选 EPCs 特异性结合基质；并利用单微管吸吮技术研究 EPCs 对不同基质的黏附力，以及对基质浓度的依赖性；利用平行平板流动腔技术研究剪应力对 EPCs 结合基质能力。通过筛选抗再狭窄药物——苦参总碱，研究其对 EPCs 生物学功能的影响。研究结果表明：采用 Percoll 梯度离心法可分离到纯度较高 VEGFR2$^+$/CD34$^+$/CD133$^+$ 的 EPCs（图 3-3（a））；EPCs 在抗体 VEGFR2、CD34、CD133 包被的基质上的黏附均呈浓度依赖性。EPCs 对抗体 CD133 的黏附力最强，相比较 VECs，EPCs 对抗体 CD133的特异性黏附显著，在 VEC 表面没有 CD133 抗原，CD133 抗体对 EPCs 的更具有特异性（图 3-3（b））。EPCs 在用 CD133 裱衬的流动腔上受到切应力作用，其保留率、增殖率都显著高于其他两种抗体裱衬；EPCs 在用 CD133 裱衬的 Chamber 上受到切应力作用，NO 表达量

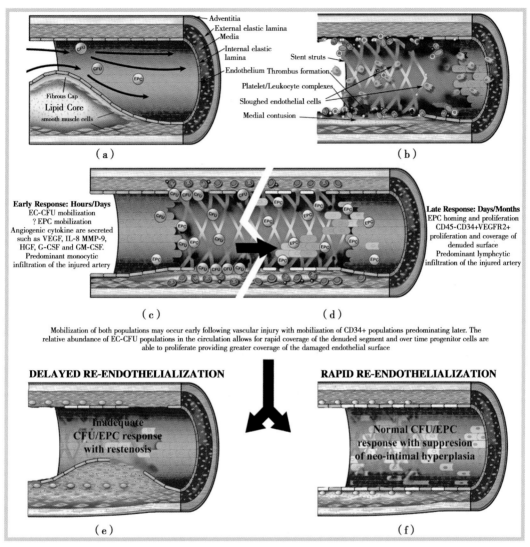

图 3-2 EPCs 和 VECs 参与支架植入后血管修复过程的示意图。（a）动脉粥样硬化斑块的形成；
（b）支架的植入压迫斑块，维持血管畅通，但同时损伤血管，激活炎症反应和凝血系统；（c）支架植入早期，动员和活化 VECs 和 EPCs；（d）植入后期，VECs 增殖迁移和 EPCs 归巢黏附在支架表面进行内皮再生修复。修复过程可能产生两种结果；（e）修复不完全造成内皮化延迟，发生再狭窄；（f）修复完全，支架表面快速内皮化。[引自：Padfield G J, et al. Understanding the role of endothelial progenitor cells in percutaneous coronary intervention [J]. J Am Coll Cardiol, 2010, 55（15）: 1553-1565.]

Figure 3-2 Schematic diagram of the involvement of EPCs and VECs in the vascular repair process after stent implantation. （a）Atherosclerotic plaque formation. （b）The implantation of stents compresses plaques and maintains unblocked blood vessels, but at the same time damages blood vessels and activates inflammatory response and coagulation system. （c）At the early stage of stent implantation, VECs and EPCs were mobilized and activated. （d）At the later stage of implantation, the proliferation and migration of VECs and the homing of EPCs were attached to the surface of the scaffold for endothelial regeneration and repair. The repair process may produce two results; （e）Incomplete repair leads to delayed endothelialization and restenosis; （f）Complete repair and rapid endothelialization of the scaffold surface. [Adapted from: Padfield G J, et al. Understanding the role of endothelial progenitor cells in percutaneous coronary intervention [J]. J Am Coll Cardiol, 2010, 55 (15): 1553-1565.]

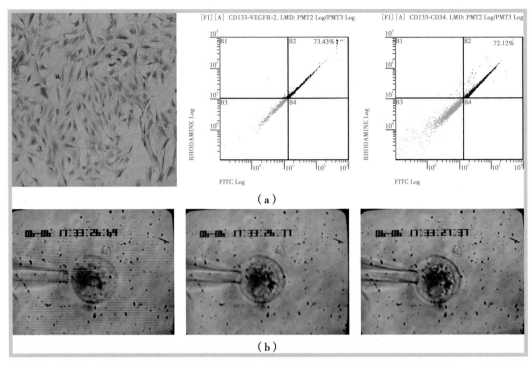

图 3-3　EPCs 的鉴定及其与基底黏附力测定。（a）免疫组化结合流式细胞仪测定 Percoll 梯度离心法和贴壁法分离大鼠骨髓中的 EPCs，VEGFR2 和 CD133 呈阳性表达。（b）采用微管吸吮系统观察EPCs 被负压牵引离开其黏附基底的过程，进而计算得出其黏附力值。[引自：肖丽. 内皮祖细胞捕获支架特异性基质筛选及苦参总碱对细胞数量和功能的影响 [D]. 重庆：重庆大学，2007.]

Figure 3-3　Identification of EPCs and their adhesion to the substrate.
（a）Immunohistochemistry combined with flow cytometry was used to determine the EPCs in the bone marrow of rats separated by Percoll gradient centrifugation and adherent method, and the expression of VEGFR2 and CD133 was positive.（b）The microtubule sucking system was used to observe the process of EPCs being pulled away from the adhesive substrate by negative pressure, and then the adhesion force value was calculated. [Adapted from: Xiao L. The Screening of Specific Substrates for Endothelial Progenitor Cell Capturing Stent and Effect of Sophorcarpidine on Number and Function of Cells [D]. Chongqing: Chongqing University, 2007.]

都显著增加，一定切应力作用可能会诱导 EPCs 向 ECs 定向分化。动物实验证明苦参总碱能有效地抑制内膜增生，适当浓度的苦参总碱对 EPCs 有促增殖作用，且不会减少 EPCs 对特异性基质的黏附能力；体外结果显示，CD133 抗体对 EPCs 的捕获能力强于 CD34 抗体。

　　血管损伤造成内皮层脱落致血管内膜层裸露，伴随着血流动力学改变及炎症因子释放，激活并动员体内的多种细胞成分募集至损伤处完成修复。在这一过程中，先前观点普遍认为参与血管修复的内皮细胞主要来源于受损内膜邻近 VECs 的增殖和迁移。这一观点依赖于上皮细胞迁移修复表皮伤口的观察结果，并在早期 Fishman 的研究中得到证实：在一段血管腔内鼓入空气使血管内壁干燥，从而导致该部分血管内皮丢失。随后观察到裸露血管边缘的内皮细胞快速增殖，向中心无细胞区域迁移和生长。然而随着 EPCs 的发现，为血管修复的细胞来源和修复机制确立了新的观点。研究发现，血管移植后的新生内皮层主要来源于受体自身骨髓细胞，而非供体的血管。随后在心肌梗死后急性缺血、冠脉搭桥等动物模型中均得到证实，血管损伤将刺激血液循环中的 EPCs 大量增殖，定向分化为 VECs，由此认为 EPCs 的动员、归巢和黏附是血管内皮层修复的主要过程，这一观点一度在血管损伤修复的研究中占据主导地位。研究者随后开发了 CD34、CD133、VE-Cadherin 抗体捕获 EPCs 支架、EPCs 细胞治疗等方法，对支架植入段血管再内皮化有明显的促进作用。然而，Tsuzaki 等提出血管损伤后的再生内皮层没有发现骨髓来源的细胞。最近 Hagensen 等将 Tie2-GFP、Tie2-LacZ 转基因小鼠的血管移植入野生型小鼠损伤的颈动脉模型中，观察到新生的内皮层表达来自供体小鼠内皮细胞的绿色荧光和 x-gel 染色的 β- 半乳糖苷酶（β-gel，LacZ 基因编码），且随着时间的推移由动脉手术接口处向中心部位迁移。由此明确指出：血管再内皮化主要来源于邻近 VECs 的迁移，而 EPCs 对内皮层的修复和再生没有贡献作用。而 Douglas 等在过表达环水解酶的 GCH-Tg 转基因小鼠模型（特异性地增强内皮细胞功能和 NO 含量）中植入 DES，发现显著增强了内皮细胞覆盖率，进一步观察发现 VECs 的迁移和 EPCs 的归巢对支架段血管修复均有贡献。以上这些矛盾的研究结果再次引起了血管内皮修复细胞来源的讨论。Van der Heiden 在随后的综述文章中推测，各研究中所观察到 VECs 和 EPCs 对再内皮化修复贡献作用的差异可能是采用了不同的动物病理模型，以及力学损伤模式和程度不同造成的。由此可见，血管损伤能够通过邻近 VECs 的迁移及循环血液中的 EPCs 的募集来完成修复，然而其各自确切的贡献和分子机制仍不明确。相对简单的血管损伤模型即有如此大的争议，而对于具有复杂几何构型的血管支架而言，在体内受到切应力、扩张对血管的不同损伤程度、支架表面理化性质等多种因素的影响，植入后的再内皮化进程将更为复杂。

值得注意的是，由于手术过程中施加球囊的压力具有一定的范围（8 ~ 10 atm）且患者血管直径存在个体差异，导致支架扩张对血管内膜和中膜层具有不同程度的损伤。Tahir 等通过数值模拟计算支架植入深度（90、110、130 μm）对血管内弹力板（internal elastic lamina，IEL）的破坏程度及中层平滑肌细胞的损伤，来预测血管愈合后的内膜厚度。血管的损伤程度将导致支架在体内所处的力学微环境存在着较大的差异。支架在血管中不同的暴露方式和血流动力学的改变，都将决定着 VECs 迁移和 EPCs 的黏附速率，并最终决定其对再内皮化修复的贡献程度（图 3-2（b））。此外，在血管损伤的尺度上，球囊的充盈和支架的扩张破坏了内皮层的完整性，导致内皮细胞大面积的剥蚀，同样对再内皮化进程有着重要的影响。支架植入后立刻处死动物，观察结果表明：球囊的充盈和支架扩张将会在植入的整个支架段血管造成了一个近乎完全裸露的内皮层，仅在支架边缘残留少量脱落的内皮细胞。因此，在整个网状支架血管段，均需要完成单层内皮的修复。

研究发现，VECs 和流体切应力能够诱导 EPCs 向成熟的 VECs 分化。与 VECs 共培养 2 周后 EPCs 的成血管能力增强，内皮型一氧化氮合酶（endothelial nitric oxide synthase， eNOS）及 vWF 的 mRNA 水平显著增加。内皮细胞条件培养基诱导外周血分离的 CD34$^+$ 细胞 40 天，除 KDR 外，CD31、ICAM、Flt 等标志物的表达水平与成熟 VECs 无显著差异。此外研究者还发现，层流切应力可上调 EPCs 的血管内皮生长因子受体（VEGFR，Flt-1/Flk-1）、VE-cadherin 等内皮标志物和黏附分子的表达，并促使其在损伤处归巢参与血管修复。在猪颈动脉植入支架 1 天后发现，支架表面达到约 30% 的内皮覆盖率，且近心端的内皮覆盖率显著高于远心端。内皮细胞主要集中在支架的边缘，裸露的支架中心区域也有单个细胞黏附。通过分析以上结果提示我们：VECs 对 EPCs 的归巢和分化具有诱导作用，而两者协同参与支架段血管的再内皮化修复受到了血流切应力的调控。

在应力损伤所致血管重塑过程中，凝血和炎症系统的激活均可能造成内皮化延迟。血管损伤导致血小板快速聚集，血小板和激活的内皮细胞分泌 SDF-1 和 VEGF。同时，切应力的改变也会刺激内皮细胞释放大量的 VEGF、PDGF、FGF、TGF-β 等生长因子，活化包括 PI3K、MAPKs 等多条信号通路调控细胞骨架重排，动员 EPCs 归巢并向成熟的内皮细胞分化。虽然在体内复杂的力 - 化学微环境下，调控 EPCs 归巢参与血管修复的影响因素很多，但血液中 VEGF 浓度升高被认为是最关键的影响因素。VEGF 通过与细胞膜表面 VEGFR 受体（Flk/Flt）结合，激活 PI3K/AKT/eNOS 信号通路。切应力上调 eNOS 并不完全依赖于细胞内 Ca^{2+} 浓度的升高，AKT 的活化介导了 eNOS 在 Ser1177 的磷酸化，而 eNOS 在 Thr495 位点的去磷酸化并在该区域结合钙调蛋白增加 NO 的生成。血液中 NO 浓度的升高将启动 EPCs 的动员、归巢和分化过程，参与血管修复。有研究证明，NO 动员 EPCs 的过程是由基质金属蛋白酶（matrix metalloproteinase，MMP）的活化所介导的。在活化的 MMP-9 的作用下，KitL（kit-ligand）从膜结合分子转化为可溶性分子，即 sKitL（soluble Kit-ligand），进入血液并与具有 cKit 受体的 EPCs 结合，促使其分化并调动至外周循环，到达作用部位。在 eNOS 基因敲除的小鼠内皮细胞内，MMP-9 的表达和激活急剧减少，且新生血管形成时表现出明显的 EPCs 动员缺陷。VECs 的迁移同样依赖于 PI3K 信号通路的激活。p110α 亚型的 PI3K 通过磷酸化下游分子 AKT，激活 eNOS 并释放 NO。NO 通过硝基化 MMP 酪氨酸残基，促进了 MMP 的胞外释放，降解细胞外基质从而促进了内皮细胞迁移。

3.4　支架表面修饰促血管内皮修复

经皮冠脉成形术（percutaneous transluminal coronary angioplasty，PTCA）是冠心病治疗的常用手段，但术后引起的损伤反应—再狭窄是困扰介入治疗的难题。冠脉内支架植入术的广泛应用使 PTCA 术后再狭窄率明显降低，但支架植入又会引起 ISR，其发生率为 15% ~ 20%。冠脉血管内支架材料植入体内后其表面因与血液和血管壁直接接触，具有致血栓性和致敏、致炎性，可导致急性血栓形成和 ISR。目前，防治 ISR 的研究主要集中在药物涂层支架和血管内放射治疗，它们都能抑制或破坏 DNA 合成，从而显著抑制新生内膜增生，但同时也会影响内皮细胞再生，有迟发血栓形成和使支架裸露的危险。目前认为，支架植入后材料表面的快速内皮化是提高支架血液相容性、抑制 ISR 和血栓形成的最理想途径。而 VECs 迁移在血管生理、病理活动中扮演着重要的角色。临床观察证明，血管外科手术引起的伤口愈合、内皮损伤区的再内皮化都伴随着 VECs 向伤口处的迁移。对于血管内支架来说，支架植入扩张后，由于血管内膜的损伤，邻近的 VECs 迁移是支架表面再内皮化修复所需细胞的主要来源。

3.4.1　血管支架表面改性的研究

血管内支架的体外内皮化被认为是提高生物材料生物相容性，降低 ISR 的较为理想的途径。但支架的体外内皮化涉及种子细胞的来源、细胞的黏附、生物学功能以及内皮化支架的运输、储存等方面的问题。更多的研究者把目光聚集到新材料的开发和支架的设计上，希望能找到一种生物相容性更好的材料，耐腐蚀性和抗血栓性能优异，同时在支架的设计方面寻求更好的制备技术，使支架的径向抗压性和柔顺性更好，能通过弯曲的血管且对血管壁的损伤尽量小，从而减少内膜增生引起的支架再狭窄。如钴基合金支架（Co-Cr-Ni-Mo-Mn）由于在关键性能上优于 316L 不锈钢，从而被认为是更好的支架材料，但造价将远远超过不锈钢支架。由于药物洗脱性支架、细胞内皮化支架或新材料支架均有各自的优缺点，目前尚无定论究竟哪种支架会最终解决 ISR 的发生。

采用机械刻蚀，化学浸蚀等方法制备微孔及微凹槽的微结构材料表面，结合低温等离子体技术制备具有优良生物相容性的 SiO_x：H（$0<x<2$）纳米涂层（图 3-4），研究材料表面形貌、纳米级粗糙度以及亲疏水性对内皮细胞、血小板黏附的影响，以及等离子体 SiO_x：H 纳米涂层支架材料的体外生物相容性和体内动物实验。采用化学浸蚀和机械刻蚀的方法可以在 NiTi 合金基体表面制备微孔和微凹槽等不同微观形貌；制备的微粗糙化 NiTi 合金表面平均粗糙度在纳米数量级范围内；通过单体选择及单体流速比、沉积时间等参数，可控制等离子体 SiO_x：H 纳米涂层厚度及亲（疏）水性；等离子体沉积 SiO_x：H 纳米涂层的最优化条件为 TMS：O_2=1：4 sccm，4 min，D.C. 5W，系统压力 25 mTorr；在此条件下，所制备的涂层厚度为约为 45 nm，Si 片上去离子体水接触角为 30°~40°。结合微粗糙化表面和等离子体沉积 SiO_x：H 纳米涂层两种表面改性技术，可明显促进 VECs 的黏附；在纳米粗糙度数量级上，具有微孔结构的材料表面 VECs 黏附数量最多，且生长状态良好；材料表面微凹槽结构对细胞的早期黏附具有接触诱导效应。等离子体沉积 SiO_x：H 纳米涂层改性后材料表面血小板黏附数量减少；并可显著增加 NiTi 基体的抗腐蚀性，降低 Ni^{2+} 溶出率，提高材料的抗凝血性，溶血率、细胞毒性和致热源性等显著降低，符合生物材料安全性检

测标准；动物实验证明等离子体沉积 SiO$_x$：H 纳米涂层与未改性的裸支架相比，加速了支架表面内皮化进程，极显著地抑制了内膜增生和降低了支架内再狭窄。证实了结合微孔及微凹槽的微粗糙化材料表面和低温等离子体沉积 SiO$_x$：H 纳米涂层表面改性两种技术，在提高材料基体的生物相容性的同时，加速支架植入后的内皮化进程，有望解决支架内再狭窄问题。

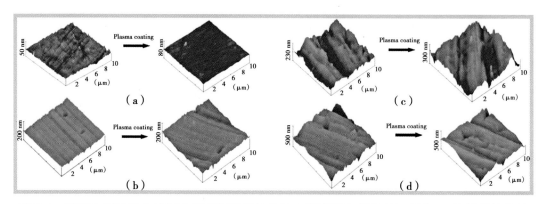

图 3-4　原子力显微镜（AFM）测定不同微结构结合等离子体沉积制备 SiO$_x$：H 纳米涂层的 NiTi 合金表面。［引自：Shen Y, et al. Investigation of surface endothelialization on biomedical nitinol（NiTi）alloy: effects of surface micropatterning combined with plasma nanocoatings［J］. Acta Biomater, 2009, 5（9）: 3593-604.］

Figure 3-4　Atomic Force Microscope（AFM）measurement of different microstructures combined with plasma deposition to prepare SiO$_x$ ： H nano-coated NiTi alloy surface.［Adapted from: Shen Y, et al. Investigation of surface endothelialization on biomedical nitinol（NiTi）alloy: effects of surface micropatterning combined with plasma nanocoatings［J］. Acta Biomater, 2009, 5（9）: 3593-604.］

3.4.2　转基因内皮细胞修饰血管内支架

VECs 在再狭窄形成过程中的作用越来越受到重视。血管内支架置入人体内很难见到自发性的内皮化，单纯的内皮细胞种植血管内支架，由于内皮细胞分裂增殖速度非常缓慢，因而支架上内皮细胞脱落处不能得到迅速的重新内皮化，且长时间与血流接触有致血栓形成的危险，而且对损伤的内膜无促进修复的作用，对支架内再狭窄的防治难起作用。此外转染基因种类、转染方法和不同物种来源细胞对转染后细胞功能特别是与黏附保留功能的影响研究目前尚无定论。VECs 移植能替代、修复受损内皮的功能并抑制内膜过度增生。体外培养的内皮细胞由于生长环境的改变，导致生长缓慢和其他生物特性的丢失。结合基因治疗，有望通过对体外培养的内皮细胞稳定转染生长因子，提升细胞的增殖能力。结合动态培养，有望促进内皮细胞在血管内支架表面的黏附和生长。

我们对人脐静脉血管内皮细胞（human umbilical vein endothelial cells，HUVECs）稳定转染 VEGF121；设计并制作了用于血管内支架表面种植细胞的旋转培养装置，通过对旋转速度、旋转时间、细胞种植密度和重复旋转的次数这些影响因素的分析，找出了黏附效果最好的条件组合。用超声雾化喷涂法方法制备用于细胞黏附的蛋白涂层，并用扫描电镜和能谱测试仪检测制备好的蛋白涂层。根据得到的最佳旋转培养条件制作转基因内皮细胞涂层支架，通过扫描电镜检测，旋转培养后血管内支架表面黏附的细胞数量和铺展情况，免疫荧光检测支架表面黏附的细胞表达 VEGF 因子的情况。体外流动腔实验检测经过传输的损耗和流动切应力的作用后，转染 VEGF 基因的 HUVECs 在血管内支架表面的黏附和生长情况；最后通过兔腹主动脉支架植入术的动物模型检测转基因内皮细胞涂层支架的抗再狭窄和抗血栓的效果。通过对旋转速度、旋转时间、细胞种植密度和重复旋转的次数这些影响因素的分析，寻找出了黏附效果最好的条件组合，当细胞种植密度为 1×10^5 cells/mL，旋转时间为 6 h，旋转速度为 0.4 rpm 时，旋转培养黏附的细胞数量最多；制备明胶浓度为 2 ~ 6 μg/mL，多聚赖氨酸为 10 μg/mL 的混合溶液，用超声雾化喷涂法方法得到的蛋白涂层经检测在支架表面涂覆紧密、均匀；通过优化的旋转培养条件制备出转基因内皮细胞覆盖的血管内支架，光学显微镜和扫描电镜下观察，细胞在支架表面黏附生长状态良好，荧光显微镜检测高表达 VEGF 蛋白的细胞。经体外流动腔实验检测发现，转基因内皮细胞在模拟体内传输过程中，将有部分细胞丢失，但是在不同的切应力作用下，细胞可以很快地恢复生长。动物实验结果发现与两个对照组相比，细胞涂层支架均极显著的抑制了内膜增生和降低了支架内再狭窄。转基因内皮细胞修饰血管内支架的制备及动物实验结果如图 3-5 所示。本研究初步解决了血管内支架的细胞种植方法，提出一种组织工程血管内支架的实验室制备方法和检测方法，得到的相关实验结果为细胞种植防治血管内支架再狭窄的临床应用提供实验依据。

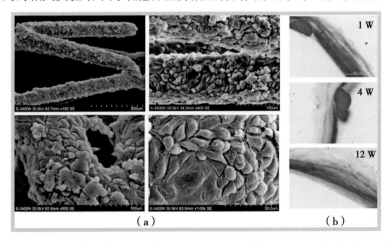

图 3-5　转基因内皮细胞修饰血管内支架的制备及动物实验结果。（a）扫描电镜观察体外支架表面的细胞黏附和生长的情况；（b）转基因内皮细胞修饰支架植入 1 周、4 周、12 周硬组织切片甲苯胺蓝染色结果。[引自：唐朝君. 转基因内皮细胞修饰血管内支架的实验研究 [D]. 重庆：重庆大学，2008.]

Figure 3-5　Preparation of transgenic endothelial cells modified intravascular scaffolds and animal experimental results. （a）Observation of cell adhesion and growth on the surface of the scaffold in vitro by scanning electron microscopy;（b）Toluidine blue staining results of hard tissue sections at 1, 4 and 12 weeks after implantation of transgene endothelial cell modified scaffolds. [Adapted from: Tang C J. The Study of Endovascular Stent Seeded with Gene-transfection Endothelial Cells [D]. Chongqing: Chongqing University, 2008.]

3.4.3　CD133 抗体捕获 EPCs 支架

目前促支架再内皮化修复的研究主要分为两种：体内内皮化和体外内皮化。体内内皮化是对支架材料的表面进行抗体修饰等，诱导植入后内皮系细胞在材料表面的增殖和分化，行使正常功能形成类似健康血管的内膜层。抗体在循环血液中捕获到 EPCs，进而诱导 EPCs 分化为成熟的内皮细胞并分泌生长因子促进支架上内皮层的快速修复，目前这一研究已经应用到临床实验并获得可喜的治疗效果。

我们制备抗 CD133 抗体涂层支架并进行了体外评价。前期研究中已证明抗 CD133 抗体涂层有利于 EPC 的黏附，从新西兰大白兔骨髓中分离出 EPCs，利用鼠尾胶原成血管实验证实抗 CD133 抗体可以有效促进 EPCs 的血管新生；使用超声雾化喷涂装置制备了涂覆均匀的抗 CD133 抗体涂层支架，并且涂层在扩张后保持完整稳定；通过体外实验评价抗 CD133 抗体涂层支架对 EPCs 的捕获能力，在静态环境中抗 CD133 抗体涂层支架捕获 EPCs 的能力显著高于明胶涂层支架和裸支架，在切应力为 $2.5\ \mathrm{dyn/cm^2}$ 的流动环境中抗 CD133 抗体涂层支架捕获 EPCs 的能力显著高于抗 CD34 抗体涂层支架、明胶涂层支架和裸支架。检验抗 CD133 抗体涂层支架和 VEGF 转基因细胞种植支架的内皮化效果和抗再狭窄能力。扫描电镜结果表明，这两类支架均能有效加快内皮化进程。其中抗 CD133 抗体涂层支架表面内皮层出现于一周内并且可能早于抗 CD34 抗体涂层支架，而 VEGF 干扰组支架效果稍弱，4 周后仍未出现形态正常的内皮层，说明 VEGF 对内皮化进程有着重要的作用；12 周后的硬组织切片结果显示，抗体涂层支架和细胞种植支架都达到显著的抗再狭窄效果。其中，抗 CD133 抗体涂层支架的内膜增生和管腔丢失显著低于明胶涂层支架和裸支架，与抗 CD34 抗体涂层支架相比未有显著性差异。VEGF 过表达细胞种植支架的内膜增生和管腔丢失也显著低于 VEGF 干扰细胞种植支架和裸支架，再狭窄率与抗 CD133 抗体涂层支架比较相对较低；为了分析支架上内皮层细胞来源，使用扫描电镜观察了 0 h 样本中可以通过扫描电镜观察到少量种植细胞，但在此时及其后的样本中并未发现移植细胞的荧光表达，因此推测支架上内皮化的细胞几乎完全来源于宿主自体细胞。为了证明 VEGF 转基因细胞种植支架的安全性，进一步对器官组织进行了冰冻切片，其中并未观察到表达荧光的转基因细胞，HE 染色显示细胞与组织形态与正常组织一致。

3.4.4　支架材料表面介导再内皮修复的分子机制研究

血管内皮细胞黏附和迁移是心血管材料植入后内皮化修复的重要过程，而细胞和材料的表面细胞与材料的表 / 界面相互作用是决定其黏附 / 迁移的关键。通过对材料表面理化性质的设计来调控细胞黏附、迁移等生物学行为从而加速内皮化进程，是当今细胞生物力学研究的焦点，但其分子机制尚未明确。材料学因素（包括成分、结构、表面化学、微结构等）与化学信号和机械刺激产生的力学信号一样，可参与调控蛋白或基因表达的级联激活，从而调节细胞的黏附、迁移、增殖和分化等生物学行为。材料植入后表/界面与蛋白质、细胞的相互作用取决于材料本体和表面的结构特征以及植入后所处的微环境。大量研究表明，材料表面的理化性质，如表面形貌和粗糙度、化学官能团、能量状态及亲/疏水性、电荷种类及分布等均会影响细胞在其表面的黏附数量和状态。然而，材料表面性质通过调控细胞迁移修复内皮层的研究较少。

（1）亲疏水性材料表面介导细胞黏附迁移的分子机制

亲疏水材料表面对血管内皮细胞黏附和迁移的影响。亲水的材料表面（1∶2～1∶5样品组）更有利于细胞的黏附，但细胞在疏水的材料表面伸出明显的丝状和板状伪足，呈现迁移的趋势。采用划痕实验、细胞迁移距离、迁移细胞数目和最终愈合时间等参数的统计结果均证实：疏水的等离子体 SiO_x∶H 表面（1∶0 和 1∶1 样品）更有利于血管内皮细胞的迁移。通过 30 min 的连续观察结果同时也证明了细胞在疏水的材料迁移速率大于亲水表面。细胞在不同润湿性材料表面的黏附和迁移呈现出相反的行为。

局部黏着斑激酶（focal adhesion kinase，FAK）在血管内皮细胞黏附和迁移中的作用。通过测定不同浓度的 FAK 抑制剂对 VECs 黏附和迁移以及下游小 G 蛋白表达情况，发现抑制 FAK 使 VECs 伪足收缩，胞核突出，胞间连接被打断，细胞易脱黏附。FAK 抑制剂的加入使细胞迁移行为被明显抑制，FAK 抑制剂浓度越大，细胞迁移距离越小，呈浓度依赖性。随着 FAK 抑制浓度的增加，Rac1 蛋白表达逐渐减弱，进一步证实了血管内皮细胞的黏附和迁移与 FAK-Rho GTPases 信号轴相关。选用 50 nm/mL 的 FAK 抑制剂浓度对 VECs 在不同润湿性的 SiO_x∶H 纳米膜层的迁移进行测定，结果证明血管内皮细胞在不同润湿性材料表面的迁移均依赖于 FAK 在 Y397 的酪氨酸磷酸化及其所介导的下游信号通路。

材料表面亲疏水性对 FAK-Rho GTPases 信号通路相关蛋白表达和分布的影响。采用 Western blot 结合免疫荧光研究材料表面亲疏水性对 FAK-Rho GTPases 信号通路中关键信号蛋白分布和表达的影响进行测定。其结果证明：亲疏水性材料表面引起细胞膜表面受体 Integrin α、β 亚基的不同表达，进而影响下游 Talin、pFAK、小 G 蛋白中的 Rac1、RhoA 和 Cdc42 对亲疏水性材料表面的不同响应（图 3-6）。通过对几种蛋白表达的统计结果证实：血管内皮细胞在不同亲疏水材料表面的黏附和迁移依赖于细胞中关键酶 FAK 在 397 位点酪氨酸的磷酸化作用。细胞在疏水材料表面的迁移与 FAK-Rho GTPases 信号通路相关，在亲水材料表面则不确定完全与该通路相关。其中，1∶2 样品（θ=47.5 ± 3.0°）是转折点。

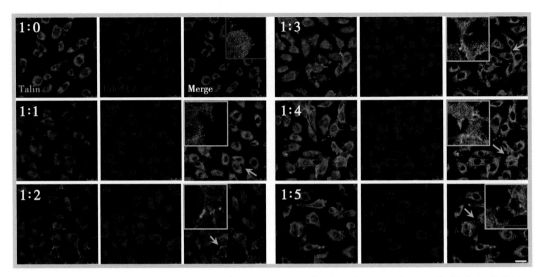

图 3-6　免疫荧光双染法分析不同亲（1∶3～1∶5）疏水（1∶0～1∶2）等离子体沉积 SiO$_x$∶H 涂层表面对 VECs 细胞 Cdc42 蛋白（红色荧光）和 Talin（绿色荧光）表达和分布的影响。蓝色为 DAPI 细胞核染色，图中红色标尺 =10μm，黄色标尺 =25μm［引自：Shen Y, et al. Integrins-FAK-Rho GTPases pathway in endothelial cells sense and response to surface wettability of plasma nanocoatings［J］. Acs Appl Mater Inter, 2013, 5（11）∶5112-5121.］

Figure 3-6　Immunofluorescence double staining analysis of the effects of SiO$_x$∶H coating surface deposited by different philic（1∶3～1∶5）hydrophobic（1∶0～1∶2）on the expression and distribution of Cdc42 protein （red fluorescence） and Talin （green fluorescence） in VECs cells. Blue is DAPI nuclei staining, red scale=10μm, yellow scale=25μm［Adapted from: Shen Y, et al. Integrins-FAK-Rho GTPases pathway in endothelial cells sense and response to surface wettability of plasma nanocoatings［J］. Acs Appl Mater Inter, 2013, 5（11）∶5112-5121.］

（2）材料表面不同官能团介导细胞黏附迁移的信号通路初探

细胞在迁移过程中涉及一系列复杂的信号通路。研究表明，细胞外基质、Integrin 和 FAK 等信号分子在细胞迁移中发挥着重要作用。材料表面理化性质如表面化学官能团的不同引起细胞外基质（extracellular matrix，ECM）中黏附成分构象变化的差异，可能刺激细胞在材料表面具有不同的黏附状态和迁移速率。ECM 包括层连蛋白（laminin，LN），纤连蛋白（fibronectin，FN）和胶原（collagen）等成分，它们特异性吸附在材料表面，发生构象变化，暴露活性位点，与细胞膜表面黏附受体 - 整合素（α$_2$β$_1$，α$_3$β$_1$，α$_5$β$_1$ 和 αVβ$_3$ 等）特异性结合，使整合素活化并募集和磷酸化一系列细胞内蛋白（Talin，Paxillin，Vinculin 等），从而将信号传导到细胞内，随后在细胞膜局部形成黏着斑（focal adhesion，FA），FAK 也被激活并磷酸化下游的蛋白，如小 G 蛋白 Rho GTPases 等，介导一系列信号传导，从而调控细胞的迁移行为。

利用 Au-S 之间强吸附而制备的自组装单分子层材料（self-assembly monolayers，SAMs）由于能够很好地控制材料表面的化学组成，被认为是研究细胞、蛋白与材料表面相互作用的一种很好的模式材料。通过材料表面沉积的 20 nm 的 Au 涂层，与正十二烷基硫醇的 S 键结合，另一端的 CH_3、NH_2、OH、COOH 等化学官能团则暴露在材料表面。采用这一模式材料表面，探讨了材料表面化学对血管内皮细胞黏附、迁移及 Integrin-Rho GTPases 信号通路上关键蛋白表达和分布的影响规律。研究结果表明，CH_3 和 NH_2 表面更有利于细胞的迁移，COOH 表面细胞迁移距离最小。血管内皮细胞在不同化学官能团的材料表面的迁移均依赖于 FAK 在 Y397 位点的酪氨酸磷酸化，且 CH3 表面对 FAK 的活化程度最高。CH3、NH2 和 OH 组具有较高的 Rac1、RhoA 和 Cdc42 的表达，与细胞水平上迁移结果一致。证实血管内皮细胞在不同化学官能团的材料表面的黏附和迁移行为依赖于 Integrin-FAK-Rho GTPases 信号通路（图 3-7、图 3-8）。

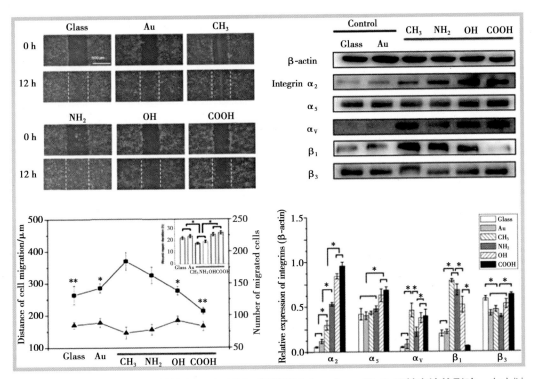

图 3-7　不同化学官能团的材料表面对 VECs 迁移和 Integrin α 和 β 亚基表达的影响。（a）划痕法测定不同化学官能团的材料表面对 VECs 迁移的影响。（b）Western blot 测定不同化学官能团的材料表面对 Integrin 亚基（$α_2$、$α_5$、$α_V$、$β_1$、$β_3$）表达的影响及统计结果。［引自：Shen Y, et al. Effect of surface chemistry on the integrin induced pathway in regulating vascular endothelial cells migration［J］. Colloid Surface B, 2015（126）: 188-197.］

Figure 3-7　Effects of material surfaces with different chemical functional groups on VEC migration and Integrin α and β subunit expression.（a）The influence of material surfaces with different chemical functional groups on VEC migration was measured by scratch method.（b）Western blot analysis of the effects of different chemical functional groups on the expression of Integrin subunits（$α_2$、$α_5$、$α_V$、$β_1$、$β_3$）and the statistical results. ［Adapt from: Shen Y, et al. Effect of surface chemistry on the integrin induced pathway in regulating vascular endothelial cells migration［J］. Colloid Surface B, 2015（126）: 188-197.］

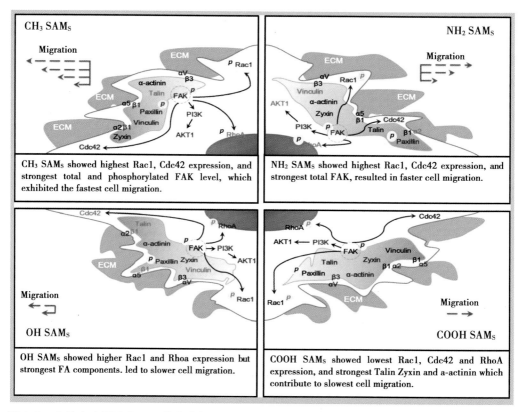

图 3-8　血管内皮细胞在不同化学官能团的材料表面的黏附和迁移行为依赖 Integrin-FAK-Rho GTPases 信号通路。［引自：Shen Y, et al. Effect of surface chemistry on the integrin induced pathway in regulating vascular endothelial cells migration［J］. Colloid Surface B, 2015（126）: 188-197.］

Figure 3-8　The adhesion and migration behaviors of vascular endothelial cells on the surface of materials with different chemical functional groups depend on the integrin-fak-rho GTPases signaling pathway.［Adapt from: Shen Y, et al. Effect of surface chemistry on the integrin induced pathway in regulating vascular endothelial cells migration［J］. Colloid Surface B, 2015（126）: 188-197.］

3.5　研究进展与展望

此外，生物可吸收支架（bioresorbabler scaffold）可短期支撑血管，保持管腔畅通，抑制早期血栓的发生及晚期新生内膜增生，随血管修复进程的发展，支架材料逐渐被血管组织吸收分解，是血管支架研究的热点。我们近期分析了左旋聚乳酸（poly-L-lactic acid, PLLA）可降解支架植入后内皮功能、血管的重建、支架降解与血管细胞的反应，并探究了降解产物乳酸对平滑肌细胞表型的影响，证实：

① PLLA 血管内支架植入后 4 周完成再内皮化，能够获得具有低炎症、内皮化良好且屏障功能较优的新生内膜。

② PLLA 血管内支架植入后时间依赖的内膜增生与血管修复重建。PLLA 支架植入后新生内膜增生程度先增加后降低，血管在 24 周开始正向重构，48 周后血管逐步趋向

于恢复正常。

③ PLLA 血管内支架在体降解过程与伴随的血管细胞表型变化。支架植入后 24 周出现显著降解，血管细胞经历了从正常到成骨转化随后转化程度降低的变化过程。

④ PLLA 降解产物乳酸促进血管平滑肌细胞发生成骨表型转化。

本章研究从动物模型入手详细评估了 PLLA 支架植入后的血管内膜修复和血管重建过程，为生物可吸收支架的临床评价提供更多可参考依据，同时也为支架的药物涂层设计提供更多理论基础。

本研究团队发展了血管损伤修复的血流动力学理论，提出了加速内皮化、抑制血管再狭窄和再发 AS 的修复动力学新观点，揭示了增加内皮细胞与基底黏附力、诱导循环内皮祖细胞或间充质干细胞分化加速血管内皮化，抑制血栓形成、促进内皮修复的机理；阐明了血管损伤修复过程中血流动力学因素与损伤修复再生的关系，提出了低温等离子体沉积技术结合微结构表面的支架材料表面改性技术，探明不同润湿性和化学官能团的材料表面诱导 VECs 再内皮化修复的分子机制，在此基础上构建 CD133 抗体捕获支架和转基因内皮细胞修饰血管内支架等生物活性表面改性技术，为三氧化二砷等药物支架的临床应用提供了理论依据。

参考文献

杜若林. 生物可吸收 PLLA 血管内支架对内膜修复和血管重构的影响及其机理研究［D］. 重庆：重庆大学，2019.

曲明娟. 周期性张应变对血管平滑肌细胞表型转化的影响及其机制［D］. 上海：上海交通大学，2007.

沈阳. 等离子体沉积 SiO<,x>:H 纳米涂层结合表面微粗糙化改性血管内支架的研究［D］. 重庆：重庆大学，2009.

沈阳，王贵学，全学军，等. NiTi 合金血管内支架表面改性及其生物相容性研究［J］. 中国医疗器械杂志，2006（01）：3-6, 38.

唐朝君. 转基因内皮细胞修饰血管内支架的实验研究［D］. 重庆：重庆大学，2008.

吴雪. 抗体涂层血管支架与转基因细胞种植血管支架的促内皮化研究［D］. 重庆：重庆大学，2013.

肖丽. 内皮祖细胞捕获支架特异性基质筛选及苦参总碱对细胞数量和功能的影响［D］. 重庆：重庆大学，2007.

叶艺，汪婧. 冠状动脉支架置入术后左前降支血流变化及临床因素分析［J］. 医学影像学杂志，2013, 23（02）：187-190.

赵璐. 不锈钢冠脉支架结构设计及动态应力数值模拟［D］. 哈尔滨：哈尔滨工程大学，2012.

Aicher A, Heeschen C, Mildner-Rihm C, et al. Essential role of endothelial nitric oxide synthase for mobilization of stem and progenitor cells［J］. Nat Med, 2003, 9（11）：1370-1376.

Asahara T, Murohara T, Sullivan A, et al. Isolation of putative progenitor endothelial cells for angiogenesis［J］. Science, 1997, 275（5302）: 964-967.

Bazellières E, Conte V, Elosegui-Artola A, et al. Control of cell-cell forces and collective cell dynamics by the intercellular adhesome［J］. Nat Cell Biol, 2015, 17（4）: 409-420.

Blythe N M, Muraki K, Ludlow M J, et al. Mechanically activated Piezo1 channels of cardiac fibroblasts stimulate p38 mitogen-activated protein kinase activity and interleukin-6 secretion［J］. J Biol Chem, 2019, 294（46）: 17395-17408.

Chen Q, Li W, Quan Z, et al. Modulation of vascular smooth muscle cell alignment by cyclic strain is dependent on reactive oxygen species and P38 mitogen-activated protein kinase［J］. J Vasc Surg, 2003, 37（3）: 660-668.

Chiu J J, Chien S. Effects of disturbed flow on vascular endothelium: pathophysiological basis and clinical perspectives ［J］. Physiol Rev, 2011, 91（1）: 327-387.

Citi S. The mechanobiology of tight junctions［J］. Biophys Rev, 2019, 11（5）: 783-793.

Cong X, Kong W. Endothelial tight junctions and their regulatory signaling pathways in vascular homeostasis and disease［J］. Cell Signal, 2020, 66: 109485.

Douglas G, Van Kampen E, Hale A B, et al. Endothelial cell repopulation after stenting determines in-stent neointima formation: effects of bare-metal vs. drug-eluting stents and genetic endothelial cell modification［J］. Eur Heart J, 2013, 34（43）: 3378-3388.

Farhad R, Wyss C, Stock K S, et al. Hemodynamics in coronary arteries with overlapping stents［J］. J Biomech, 2014, 22; 47（2）: 505-511.

Fishman J A, Ryan G B, Karnovsky M J. Endothelial regeneration in the rat carotid artery and the significance of endothelial denudation in the pathogenesis of myointimal thickening［J］. Lab Invest, 1975, 32（3）: 339-351.

Foin N, Lee R D, Torii R, et al. Impact of stent strut design in metallic stents and biodegradable scaffolds［J］. Int J Cardiol, 2014, 177（3）: 800-888.

Garcia-Garcia H M, Serruys P W, Campos C M, et al. Assessing bioresorbable coronary devices: methods and parameters［J］. JACC Cardiovasc Imaging, 2014, 7（11）: 1130-1148.

Gimbrone M A Jr, García-Cardeña G. Endothelial cell dysfunction and the pathobiology of atherosclerosis［J］. Circ Res, 2016, 118（4）: 620-636.

González-Mariscal L, Tapia R, Chamorro D. Crosstalk of tight junction components with signaling pathways［J］. Biochim Biophys Acta, 2008, 1778（3）: 729-756.

Gordon P R, Leimig T, Chen X, et al. Biology and plasticity of CD133[+] hematopoietic stem cells［J］. Ann N&Y Acad Sci, 2003, 996: 141-151.

Gudipaty S A, Lindblom J, Loftus P D, et al. Mechanical stretch triggers rapid epithelial cell division through Piezo1［J］. Nature, 2017, 543（7643）: 118-121.

Hagensen M K, Raarup M K, Mortensen M B, et al. Circulating endothelial progenitor cells do not contribute to regeneration of endothelium after murine arterial injury ［J］. Cardiovasc Res, 2012, 93（2）: 223-231.

Heissig B, Hattori K, Dias S, et al. Recruitment of stem and progenitor cells from the bone marrow niche requires MMP-9 mediated release of kit-ligand ［J］. Cell, 2002, 109（5）: 625-637.

Holme M N, Fedotenko I A, Abegg D, et al. Shear-stress sensitive lenticular vesicles for targeted drug delivery ［J］. Nat Nanotechnol, 2012, 7（8）: 536-543.

Hope J M, Lopez-Cavestany M, Wang W, et al. Activation of pPiezo1 sensitizes cells to TRAIL-mediated apoptosis through mitochondrial outer membrane permeability ［J］. Cell Death Dis, 2019, 10（11）: 837.

Hu Y, Davison F, Zhang Z, et al. Endothelial replacement and angiogenesis in arteriosclerotic lesions of allografts are contributed by circulating progenitor cells ［J］. Circulation, 2003, 108（25）: 3122-3127.

Katagiri Y, Stone G W, Onuma Y, et al. State of the art: the inception, advent and future of fully bioresorbable scaffolds ［J］. EuroIntervention, 2017, 13（6）: 734-750.

Khan W, Farah S, Domb A J. Drug eluting stents: developments and current status ［J］. J Control Release, 2012, 161（2）: 703-712.

Kim Y, Lobatto M E, Kawahara T, et al. Probing nanoparticle translocation across the permeable endothelium in experimental atherosclerosis ［J］. Proc Natl Acad Sci USA, 2014, 111（3）: 1078-1083.

Klomp M, Beijk M A, Winter R J. Genous endothelial progenitor cell-capturing stent system: a novel stent technology ［J］. Expert Rev Med Devices, 2009, 6（4）: 365-375.

Kolluru G K, Sinha S, Majumder S, et al. Shear stress promotes nitric oxide production in endothelial cells by subcellular delocalization of eNOS: A basis for shear stress mediated angiogenesis ［J］. Nitric Oxide-Biol Ch, 2010, 22（4）: 304-315.

Koppara T, Cheng Q, Yahagi K, et al. Thrombogenicity and early vascular healing response in metallic biodegradable polymer-based and fully bioabsorbable drug-eluting stents ［J］. Circ Cardiovasc Interv, 2015, 8（6）: e002427.

Korin N, Kanapathipillai M, Matthews B D, et al. Shear-activated nanotherapeutics for drug targeting to obstructed blood vessels ［J］. Science, 2012, 337（6095）: 738-742.

Koskinas K C, Chatzizisis Y S, Antoniadis A P, et al. Role of endothelial shear stress in stent restenosis and thrombosis: pathophysiologic mechanisms and implications for clinical translation ［J］. J Am Coll Cardiol, 2012, 59（15）: 1337-1349.

Lavigne M C, Ramwell P W, Clarke R. Growth and phenotypic characterization of porcine coronary artery smooth muscle cells ［J］. In Vitro Cell Dev Biol Anim, 1999, 35（3）: 136-143.

Li J, Hou B, Tumova S, Murzki K, et al. Piezo1 integration of vascular architecture with physiological force ［J］. Nature, 2014, 515（7526）: 279-282.

Li X, Yang Q, Wang Z, et al. Shear stress in atherosclerotic plaque determination ［J］. DNA Cell Biol, 2014, 33（12）: 830-838.

Malone A M, Batra N N, Shivaram G, et al. The role of actin cytoskeleton in oscillatory fluid flow-induced signaling in MC3T3-E1 osteoblasts [J]. Am J Physiol Cell Physiol, 2007, 292 (5): C1830-1836.

Morlacchi S, Migliavacca F. Modeling stented coronary arteries: where we are, where to go [J]. Ann Biomed Eng, 2013, 41 (7): 1428-1444.

Moss S C, Lightell D J, Marx S O, et al. Rapamycin regulates endothelial cell migration through regulation of the cyclin-dependent kinase inhibitor p27Kip1 [J]. J Biol Chem, 2010, 285 (16): 11991-11997.

Murthy S E, Dubin A E, Patapoutian A. Piezos thrive under pressure: mechanically activated ion channels in health and disease [J]. Nat Rev Mol Cell Biol, 2017, 18 (12): 771-783.

Padfield G J, Newby D E, Mills N L. Understanding the role of endothelial progenitor cells in percutaneous coronary intervention [J]. J Am Coll Cardiol, 2010;55 (15):1553-1565.

Pelliccia F, Cianfrocca C, Rosano G, et al. Role of endothelial progenitor cells in restenosis and progression of coronary atherosclerosis after percutaneous coronary intervention: a prospective study [J]. JACC Cardiovasc Interv, 2010, 3 (1): 78-86.

Ranade S S, Qiu Z, Woo S H, et al. Piezo1, a mechanically activated ion channel, is required for vascular development in mice [J]. Proc Natl Acad Sci USA, 2014, 111 (28): 10347-10352.

Reyes M, Dudek A, Jahagirdar B, et al. Origin of endothelial progenitors in human postnatal bone marrow [J]. J Clin Invest, 2002, 109: 337-346.

Rehman J, Li J, Orschell C M, et al. Peripheral Blood "Endothelial progenitor cells" are derived from monocyte/macrophages and secrete angiogenic growth factors [J]. Circulation, 2003, 107: 1164-1169.

Sameshima N, Yamashita A, Sato S, et al. The values of wall shear stress, turbulence kinetic energy and blood pressure gradient are associated with atherosclerotic plaque erosion in rabbits [J]. J Atheroscler Thromb, 2014, 21 (8): 831-838.

Seneviratne A N, Edsfeldt A, Cole J E, et al. Interferon regulatory factor 5 controls necrotic core formation in atherosclerotic lesions by impairing efferocytosis [J]. Circulation, 2017, 136 (12): 1140-1154.

Shen Y, Gao M, Ma Y L, et al. Effect of surface chemistry on the integrin induced pathway in regulating vascular endothelial cells migration [J]. Colloid Surface B, 2015, 126: 188-197.

Shen Y, Leng M T, Yu H C, et al. Effect of amphiphilic PCL－PEG nano-micelles on hepg2 cell migration macromol [J]. Biosci, 2015, 15: 372-384.

Shen Y, Ma Y H, Gao M, et al. Integrins-FAK-Rho GTPases pathway in endothelial cells sense and response to surface wettability of plasma nanocoatings [J]. ACS Appl Mater Inter, 2013, 5 (11):5112-5121.

Shen Y, Wang G X, Chen L, et al. Investigation of surface endothelialization on biomedical nitinol (NiTi) alloy: effects of surface micropatterning combined with plasma nanocoatings [J]. Acta Biomater, 2009, 5 (9): 3593-3604.

Shen Y, Wang G, Huang X, et al. Surface wettability of plasma SiO_x : H nanocoating-induced endothelial cells' migration and the associated FAK-Rho GTPases signalling pathways［J］. J R Soc Interface, 2012, 9（67）: 313-327.

Shmelkov S V, St Clair R, Lyden D, et al. AC133/CD133/Prominin-1［J］. Int J Biochem Cell Biol, 2005, 37（4）: 715-719.

Shyy Y J, Zhen C, Wei W, et al. Shear-stress activation of ampAMP-activated protein kinase in endothelial homeostasis ［J］. Cell Mol Bioeng, 2011, 4（4）: 538-546.

Tang C, Wang G, Wu X, et al. The impact of vascular endothelial growth factor-transfected human endothelial cells on endothelialization and restenosis of stainless steel stents［J］. J Vasc Surg, 2011, 53（2）: 461-471.

Tesfamariam B. Endothelial repair and regeneration following intimal injury［J］. J Cardiovasc Transl Res, 2016, 9（2）: 91-101.

Tock J, Putten V, Stenmark K R, et al. Induction of SM-alpha-actin expression by mechanical strain in adult vascular smooth muscle cells is mediated through activation of JNK and p38 MAP kinase［J］. Biochem Biophys Res Commun, 2003, 301（4）: 1116-1121.

Tsuzuki M. Bone marrow-derived cells are not involved in reendothelialized endothelium aAs endothelial cells after simple endothelial denudation in mice［J］. Basic Res Cardiol, 2009, 104（5）: 601-611.

Heiden K, Gijsen F J, Narracott A, et al. The effects of stenting on shear stress: relevance to endothelial injury and repair［J］. Cardiovasc Res, 2013, 99（2）: 269-275.

Vyalov S, Langille B L, Gotlieb A I. Decreased blood flow rate disrupts endothelial repair in vivo［J］. Am J Pathol, 1996, 149（6）: 2107-2118.

Wang S, Chennupati R, Kaur H, et al. Endothelial cation channel PIEZO1 controls blood pressure by mediating flow-induced ATP release［J］. J Clin Invest, 2016, 126（12）: 4527-4536.

Wang Y, Zhang K, Qin X, et al. Biomimetic Nanotherapies: red blood cell based core-shell structured nanocomplexes for atherosclerosis management［J］. Adv Sci（Weinh）, 2019, 6（12）: 1900172.

Wong B W, Marsch E, Treps L, et al. Endothelial cell metabolism in health and disease: impact of hypoxia［J］. Embo J, 2017, 36（15）: 2187-2203.

Wu B, Mottola G, Schaller M, et al. Resolution of vascular injury: Specialized lipid mediators and their evolving therapeutic implications［J］. Mol Aspects Med, 2017, 58: 72-82.

Wu X, Wang G, Tang C, et al. Mesenchymal stem cell seeding promotes reendothelialization of the endovascular stent ［J］. J Biomed Mater Res A, 2011, 98（3）: 442-449.

Wu X, Yin T, Tian J, et al. Distinctive effects of CD34- and CD133-s pecific antibody-coated stents on re-endothelialization and in-stent restenosis at the early phase of vascular injury［J］. Regen Biomater, 2015, 2（2）: 87-96.

Xiao L, Wang G, Jiang T, et al. Effects of shear stress on the number and function of endothelial progenitor cells adhered to specific matrices［J］. J Appl Biomater Biomech, 2011, 9（3）: 193-198.

Yin A H, Miraglia S, Zanjani E D, et al. AC133, a novel marker for human hematopoietic stem and progenitor cells [J]. Blood, 1997, 90: 5002-5012.

Zhang Q, Shen Y, Tang C, et al. Surface modification of coronary stents with SiCOH plasma nanocoatings for improving endothelialization and anticoagulation [J]. J Biomed Mater Res B Appl Biomater, 2015, 103（2）: 464-472.

Zhou J, Li Y S, Nguyen P, et al. Regulation of vascular smooth muscle cell turnover by endothelial cell-secreted microRNA-126: role of shear stress [J]. Circ Res, 2013, 113（1）: 40-51.

第4章 心脑血管发育的力学生物学机制探索

心脑血管系统是脊椎动物胚胎发育过程中最先建立功能的系统，它保证了其他组织器官生长发育过程的物质交换和能量供应。血管细胞来源于胚胎的中胚层，血管发育过程大致会经历原始血管的形成、血管稳定、血管分支的形成、血管重构和血管功能特化等一系列过程。而血管发育过程中新血管的形成包括两种形式：一种为血管新生（vasculogenesis），即由成血管干细胞原位分化为内皮细胞并形成原始新生血管；另一种为血管生成（angiogenesis），由原已存在的血管内皮以出芽、套叠式生长等方式形成毛细血管丛。在胚胎早期，原始血管的形成是通过血管新生过程实现的。来源于中胚层的血管干细胞逐步分化和迁移，最终分化为内皮细胞并迁移至特定的部位组装成原始血管，形成体内主要动脉和静脉血管、心脏原基和胚外毛细血管网。这些原始血管的结构极不稳定，仅由一层血管内皮细胞（endothelial cells, ECs）构成，血管平滑肌细胞迁移到原始血管的表面形成保护层，稳定血管的结构。在胚胎血液循环建立之后，这些不成熟的血管系统还需经过重构形成血管分支建立起血液循环的毛细血管网络，这一过程即血管生成。血管发育还需要通过动静脉分化过程形成功能特化的血管和完善的血管网络系统。经过上述一系列过程便建立起了成熟的血管网络系统，生命活动从此以后依赖血液循环系统完成物质和能量交换。

胚胎心脑血管系统发育是一个复杂的过程，其进程受多种刺激和抑制信号的调控，这些信号必须协调作用，以确保血管发育的每个阶段得以正常进行。血管发育过程在一定程度上是由基因控制的，而且其研究也在很广的范围展开。但是近年研究发现，生物力学作用是胚胎血管发育的必要因素，胚胎血管发育过程中涉及不同的细胞生物力学机制。从建立血液循环开始，血流动力学就在心脑血管发育过程中发挥非常重要的作用，血液流动动力对动静脉分化以及新血管管腔形成和出芽尤为重要，血液和血管之间的相互力学作用对血管重构、稳态建成也有关键的调节作用。近年来研究显示，微重力会导致宇航员的心血管功能失调和局部血管畸形，并且微重力还会影响早期血管发育，导致血管重构的发生。

本章从生物力学因素对心脑血管发育过程的影响入手，简述血流动力学的改变对心血管发育的影响，并深入的分析几个血流动力学因素与血管发育关系，阐明力 - 血管发育之间的关系，重点论述血流动力学调节血管发育的分子机制以及血流动力学调节血管发育力学信号传导机制，介绍血流动力学对脑血管发育的潜在影响及其相关分子机制，还探讨了微重力对血管发育的影响及其相关的力学分子机制。

4.1　血流动力学对心脑血管发育的影响及其力学分子机制

生物有机体本身就是一个力学结构体，不管从机体整体水平，还是器官、组织和细胞水平都包含有丰富的力学规律，而力学作用从生物有机体最开始的细胞分裂至生命尽头都无时无刻不伴随着我们。从建立血液循环开始，血管系统就是一个以心脏为中心的力学系统。在血液循环过程中蕴含有多种力学相互作用，如血液的流动动力学、血细胞的变形和翻滚迁移、血管的轴向应力和横向压力、血液和血管壁面的相互作用等，因此，血流动力学因素在心脑血管发育及其生理病理过程中的作用尤为重要。流体切应力和血管张应力能够调节心血管细胞成分，包括膜受体和整合素、信号蛋白激酶、生长因子和细胞因子等心血管活性物质的变化，从而参与心脑血管发育及其病理生理过程，其中包含着许多生物力学和生物学基础问题。

4.1.1　血流动力学对血管发育的影响

（1）血流动力学调节血管发育

在血管发育的过程中，自从建立血液循环开始，原始的血管丛就表现出极大的可塑性。血流量大的血管加宽加粗，有的血流量小的血管就干脆直接消失不见，而有的血管片段则开始断开连接形成新的血管片段。并且在高血流量的区域一般是伴随有极强的血管分支生成的趋势，在最初的原始血管的基础上，小动脉和小静脉的分支形成以及毛细血管网络的建成都是和血流动力学因素相关的。尽管斑马鱼血管发育过程中，在开始还没有建立血液循环的情况下还是可以形成主动脉和主静脉，但是最近也有研究发现，主动脉弓血管的发育还是要依赖于血流动力学因素。此外，血流动力学最近被证明也会影响斑马鱼侧支动脉循环的形成过程。

在我们的前期研究中，我们发现血流动力学的改变显著的影响斑马鱼尾部静脉丛（caudal vein plexus, CVP）血管的发育。如图 4-1（a）所示，在实验对照组中我们可以看到，尾静脉（ventral vein，VV，黄色箭头）管腔平滑饱满，CVP 网络结构清晰，但是在抑制剂处理组中尾部静脉丛没有成型，血管外形不规则，没有完整的网络结构形成。CVP 的量化分析结果显示，抑制剂处理后 CVP 的血管新生受到显著的抑制（图 4-1（c））。如图 4-1（b）和图 4-1（d）所示，通过注射 tnnt2a- 吗啉代寡核苷酸（morpholino oligonucleotides，MO）抑制心脏跳动，导致斑马鱼胚胎无血流运动，其 CVP 发育明显被抑制。

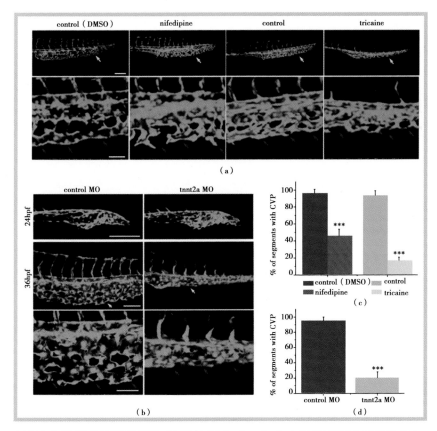

图 4-1　**血流动力学调节斑马鱼胚胎 CVP 血管生成。**（a）血流调节剂（硝苯地平）：1 mM，（三卡因：2 mM）处理抑制 CVP 血管新生。转基因 Tg（flk1:GFP）胚胎在受精 24 h 后（hour post fertilization，hpf）用化学物质处理并通过在体共聚焦显微镜在 36 hpf 成像。显示了药物处理后的代表性实例。侧面视图，前左，背向上。CVP 用黄色箭头标记。比例尺 100　μm。下图显示 CVP 的放大图。VV 由红色箭头显示。比例尺 50　μm。（b）tnnt2a-MO 对 24 hpf 和 36 hpf 时 CVP 形成的影响。向斑马鱼胚胎注射 tnnt2a-MO，并使用共聚焦显微镜在 24 hpf 和 36 hpf 下成像。侧面视图，前部向左，背向上。CVP 使用黄色箭头标记。比例尺，100　μm。下图显示为 36 hpf 时 CVP 区域的放大图。VV 用红色箭头显示。比例尺 50　μm。（c）包含 CVP 的体节的百分比。在每种处理中，使用 30 个胚胎进行定量。硝苯地平或三卡因阻断了 CVP 的形成和 VV 的融合。（平均值 ±SD，t 检验，***p<0.001）。（d）包含 CVP 的体节的百分比，在对照 MO（n=56）和 tnnt2a-MO（n=49）注射的胚胎中定量。tnnt2a-MO 在很大程度上阻止了 CVP 血管生成。（平均值 ±SD，t 检验，***p<0.001）。［引自：Xie X, et al. Blood flow regulates zebrafish caudal vein plexus angiogenesis by ERK5-klf2a-nos2b signaling［J］. Curr Mol Med, 2018, 18（1）：3-14.］

Figure 4-1　Hemodynamics regulates zebrafish embryos CVP angiogenesis.
（a）Treatment with a blood flow regulator（nifedipine: 1 mM, tricaine: 2 mM）treatment inhibits CVP angiogenesis. Transgenic Tg（flk1:GFP）embryos were treated with chemicals 24 hours after fertilization（hour post fertilization, hpf）and imaged at 36 hpf by in vivo confocal microscope. A representative example after drug treatment is shown. Side view, front left, back up. CVP is marked with a yellow arrow. The scale bar is 100　μm. The image below shows an enlarged view of CVP. VV is shown by the red arrow. The scale bar is 50　μm.（b）The effect of tnnt2a-MO on the formation of CVP at 24 hpf and 36 hpf. Zebrafish embryos were injected with tnnt2a-MO and imaged at 24 hpf and 36 hpf using a confocal microscope. Side view, front left and back up. CVP is marked with a yellow arrow. Scale bar, 100　μm. The figure below shows an enlarged view of the CVP area at 36 hpf. VV is shown with a red arrow. The scale bar is 50　μm.（c）Percentage of body segments containing CVP. In each treatment, thirty embryos were used for quantification. Nifedipine or tricaine blocked the formation of CVP and the fusion of VV.（Mean ± SD, t test, ***p<0.001）.（d）The percentage of somites containing CVP, quantified in control MO（n=56）and tnnt2a-MO（n=49）injected embryos. tnnt2a-MOs prevented CVP angiogenesis to a large extent.（Mean ± SD, t test, ***p<0.001）.［Adapted from: Xie X, et al. Blood flow regulates zebrafish caudal vein plexus angiogenesis by ERK5-klf2a-nos2b signaling［J］. Curr Mol Med, 2018, 18（1）：3-14.］

由于目前实验条件和实验手段的限制，在体的研究血流动力学对血管发育的影响在方法手段上还有一定的限制。目前有很多的研究是利用注射 tnnt2a-MO 斑马鱼（没有心跳）作为研究对象，由于没有心跳那么最初的血液循环就没有，这样用来研究没有血液循环对血管发育的影响。另外还有一些研究是通过激光切断血管或者对血管进行结扎观察血流动力学对血管生成的影响，但是这些研究都还是不能调节血流的大小，更不能对其定量，只能观察没有血流的情况对血管发育的影响，不能更进一步的研究血流和血管发育之间的关系。目前有一种方案是借助可以调节血流动力学大小的化学抑制剂，发现血流是可以调节血管发育过程的。那么药物抑制剂本身是否会导致血管发育的畸形？最新研究结果发现，在同样的化学抑制剂浓度下，斑马鱼血管发育畸形，但是实验处理组和对照组斑马鱼外观形态和存活率并没有显著性的变化。因此，尽管化学抑制剂可能对斑马鱼本身发育有一定的影响，但是并不显著，因此血管发育的严重畸形很大程度上是由于血流动力学的改变引起的。

（2）血流动力学各个因素与血管发育之间的关系

随着血流量、血液流速以及血流切应力的减少，CVP 血管生成也是减少的。但是血流量、血液流速的改变和 CVP 血管生成并不是呈线性关系的；而血流切应力和 CVP 血管生成基本是呈线性关系的，这说明这三种血流动力学因素都是参与了力学调节 CVP 血管发育过程的，并且血流切应力的变化是最能直接反应 CVP 血管发育变化的血流动力学因素（图4-2）。血流量、血流流速以及血流切应力在一定范围内改变的时候（血流量减少到 65 pL/s 以前、血流流速减少到 220 μm/s 以前、血流切应力减少到 0.86 dyn/cm^2 以前的数值），CVP 血管发育是没有特别显著性的变化的，但是一旦这几个因素低于这个值的时候，CVP 血管发育就受到极大的影响。血流量、血流流速以及血流切应力只要是维持在能够满足机体基本发育所需要的量的情况下，对血管发育基本没有显著的影响。但是一旦低于一定的值，连基本的养分和含氧量都不能满足的话，血管发育就受到很大的影响。那么在不同的生物体血管发育中是否都有这样一个阈值，只要达到阈值以上那么对血管发育是没有很大影响的，但一旦低于这个阈值血管发育就会产生畸形。这个阈值在血管发育和血管疾病发生发展中占有多重要的作用还需要进一步研究证实，这也可能为血管发育包括疾病的预防治提供新的线索和靶标。

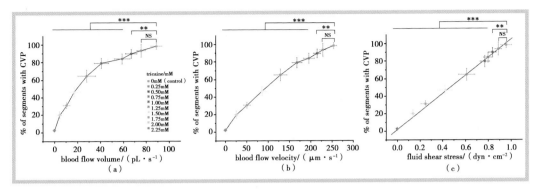

图 4-2　三种血流动力学因素和 CVP 的百分比的关系。 26 ~ 36 hpf 的胚胎（*n*=30）经过三卡因的梯度浓度（从 0 mM 至 2.25 mM）处理，不同的颜色表示浓度（平均值 ± 标准差，与对照，方差分析，***p<0.001 和 **p<0.01，*n*=3）。（a）血流量和 CVP 的百分比具有非线性关系关系。（b）血液流速和 CVP 的百分比具有非线性关联关系。（c）流体切应力与 CVP 的百分比具有线性关系。[引自：Xie X, et al. Blood flow regulates zebrafish caudal vein plexus angiogenesis by ERK5-klf2a-nos2b signaling [J] . Curr Mol Med, 2018, 18（1）: 3-14.]

Figure 4-2　The relationship between the three hemodynamic factors and the percentage of CVP. 26-36 hpf embryos（*n*=30）were treated with a gradient concentration of tricaine（from 0 mM to 2.25 mM）, and different colors indicate the concentration（mean ± standard deviation, significant and control, analysis of variance, ***p<0.001 and **p<0.01, *n*=3）.（a）There is a non-linear correlation between blood flow and the percentage of CVP.（b）The blood flow rate and the percentage of CVP have a non-linear correlation.（c）The fluid shear stress has a linear relationship with the percentage of CVP. [Adapted from: Xie X,et al. Blood flow regulates zebrafish caudal vein plexus angiogenesis by ERK5-klf2a-nos2b signaling [J] . Curr Mol Med, 2018, 18（1）: 3-14.]

4.1.2　血流动力学调节血管发育的分子机制

近年来有大量围绕力学对血管发育的研究开展，从基因到生物整体水平不同的层次上对血管发育—力学关系进行了探索，重点研究领域为力学是如何导致血管发育异常的，以及其相关的力学信号通路和调节途径。前期的研究发现，不管是通过 tnnt2a-MO 处理导致的没有血流的斑马鱼还是化学抑制剂处理减慢血流的斑马鱼中，斑马鱼的低氧诱导因子 hif-1α 和 hif-2α 表达与对照组没有显著性差别，缺氧没有参与血流缺失引起的 CVP 发育畸形过程。研究发现没有血流和血流减慢的斑马鱼在尾部有明显的细胞凋亡情况，但是进一步的研究发现注射 p53 MO 只能够对 flk1 的表达进行回救，且对斑马鱼 CVP 的血管生成是不能够进行回救，说明细胞凋亡途径不参与血流动力学调节 CVP 血管生成过程。

（1）ERK5-klf2a 信号参与血流动力学调节的血管生成过程

Klf 家族是最近广为研究和报道的一类参与血管系统活动的锌指结构转录因子。锌指Kruppel 样转录因子（Kruppel-like factor）是在羧基末端含有共同的 3 个紧密相连的乙炔样锌指结构的一类转录因子的统称，该家族中 klf2、klf4、klf5、klf6 是颇受关注的与血管发育和血管疾病过程相关的几种因子。最早发现 klf2（KLF2/LKLF）主要是在肺里面表达的，因此其全称为肺 Kruppel 样转录因子。一系列研究证明 klf2 是血管血液循环系统中血流动力学最关键的力学响应因子。研究表明在鼠的微血管内皮细胞中血流切应力诱导 klf2 转录因子表达，并通过转染荧光基因到 klf2 基因 5' 旁侧区，证明切应力诱导 klf2 表达的基因响应区域为转录起始位点 –157 至 –95 bp 处。血流可通过 ERK5/MEF2 信号通路诱导的 AMPK 活性，调节 klf2 的表达。klf2 是作为血管内皮细胞一个很重要的转录调节器，klf2 通过改变如 eNOS、VEGFR2 以及 TNF-α 等因子的表达水平，经由 JNK、MAPK 等信号通路，参与调节与内皮细胞迁移、血管舒张功能、炎症、细胞内稳态以及应力纤维相关的细胞形态改变的相关生理过程。在动脉特殊区域血流动力学诱导产生的 klf2 具有抗动脉粥样硬化的作用。

　　大量研究显示 klf2 参与细胞不同的生理病理过程。而近来发现 klf2 作为血流动力学的响应因子在血管发育特别是血管生成过程中发挥重要作用，能调控多种酶和转录因子的表达调节血管发育。有研究证明 klf2a 作为血流动力学的响应因子通过 mir-126 信号通路与 VEGF 通路协同作用调节血管生成过程。血管生成过程中过表达 klf2 可以有效地抑制 KDR 和 VEGFR2 的表达，通过 VEGFR2/KDR 信号通路调控血管生成过程。klf2 与 ETS 家族蛋白 ERG 协同作用激活血管内皮 flk1 的表达调节血管发育。同时在心血管系统发育早期红细胞生成过程中 klf2 扮演很重要的角色，调节人和鼠胚胎样珠蛋白基因的表达。最近研究发现，注射 tnnt2a-MO 导致明显的 klf2a 表达下降，暗示了血流动力学调控 klf2a 的表达（图 4-3（e）），且单细胞时期注射 klf2a-MO 到胚胎不仅导致 flk1 表达下调（图 4-3（d））并且导致明显的 CVP 缺陷（图 4-3（f）—（h））。以上研究表明 klf2a 在斑马鱼 CVP 血管新生中扮演了非常关键的作用。

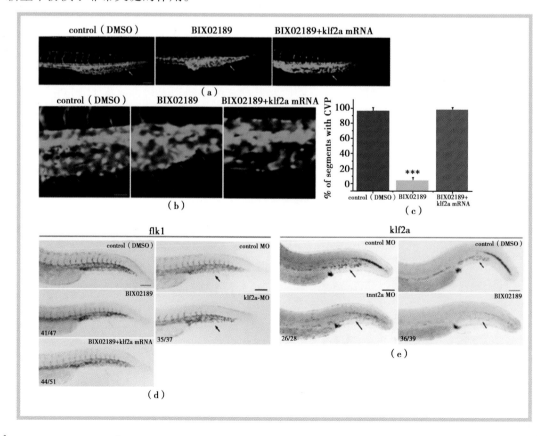

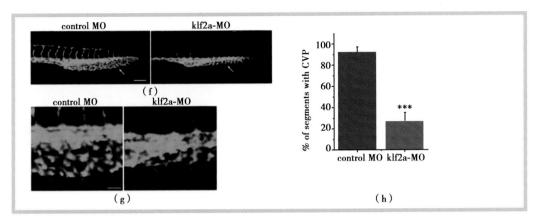

图4-3　血流介导的 ERK5 通过 Klf2a 调节斑马鱼的 CVP 血管生成过程。（a）在 36 hpf，通过荧光显微镜评估 BIX02189 和 klf2a mRNA 对斑马鱼 CVP 的形成。从左前侧看，背侧向上。CVP 是用黄色箭头标记。比例尺 100 μm。（b）从（a）图获得的 CVP 区域的更高放大倍率。VV 用红色箭头标记。比例尺 50 μm。（c）用 DMSO（n=56），BIX02189（n=50），BIX02189 + klf2a mRNA（n=47）处理过的胚胎。BIX02189 处理过的胚胎的 CVP 缺陷可以通过斑马鱼血管生成中的 klf2a mRNA 回救（平均值 ±SD，显著性与对照性相比，ANOVA，***p <0.001）。（d）尾部区域在 36 hpf flk1 全胚原位杂交。左图显示了对照（DMSO），BIX02189 和 BIX02189 + klf2a mRNA。CVP 带有黄色箭头标记。右图显示了用对照 MO，klf2a MO 处理的胚胎。CVP 用黑色箭头标记。从左前侧看，背侧向上。比例尺，100 μm。（e）胚胎注射 tnnt2a-MO 后，在 36 hpf 处 CVP 区和周围组织中的 klf2a 全胚原位杂交。左图显示用对照 MO，tnnt2a-MO 处理的胚胎。右图显示了用对照（DMSO）BIX02189 处理的胚胎。侧视图，左前，背侧向上。比例尺 100 μm。（f）flk1:GFP 转基因胚胎的荧光显微镜图像 36 dpf。从左前侧看，背侧向上。CVP 带有黄色箭头标记。比例尺 100 μm。（g）图是（f）的放大图，VV 中 CVP 区域的用红色箭头标记。比例尺 50 μm。（h）含有 CVP 的体节所占百分比。对照 MO（n=58），klf2a-MO（n=52）。（平均值 ±SD，t 检验，***p<0.001）。［引自：Xie X, et al. Blood flow regulates zebrafish caudal vein plexus angiogenesis by ERK5-klf2a-nos2b signaling［J］. Curr Mol Med, 2018, 18（1）: 3-14.］

Figure 4-3　Blood flow-mediated ERK5 regulates zebrafish CVP angiogenesis through Klf2a. (a) At 36 hpf, the formation of zebrafish CVP by BIX02189 and klf2a mRNA was evaluated by fluorescence microscopy. Seen from the front left side, the back side is upward. CVP is marked with a yellow arrow. The scale bar is 100 μm. (b) The higher magnification of the CVP area obtained from A. VV is marked with a red arrow. The scale bar is 50 μm. (c) Embryos treated with DMSO (n=56), BIX02189 (n=50), BIX02189 + klf2a mRNA (n=47). CVP deficiency in embryos treated with BIX02189 can be rescued by klf2a mRNA in zebrafish angiogenesis (mean ± SD, significance compared with control, ANOVA, ***p <0.001). (d) In situ hybridization of the tail region at 36hpf flk1 whole embryo. The left panel shows the control (DMSO), BIX02189 and BIX02189 + klf2a mRNA. CVP is marked with a yellow arrow. The right image shows embryos treated with control MO, klf2a-MO. CVP is marked with a black arrow. Seen from the front left side, the back side is upward. Scale bar, 100 μm. (e) After the embryo is injected with tnnt2a-MO, in situ hybridization of klf2a whole embryos in the CVP region and surrounding tissues at 36 hpf. The left image shows embryos treated with control MO, tnnt2a MO. The right panel shows embryos treated with control (DMSO) BIX02189. Side view, front left, back side up. The scale bar is 100 μm. (f) Fluorescence microscope image of flk1:GFP transgenic embryo at 36 dpf. Seen from the front left side, the back side is upward. CVP is marked with a yellow arrow. The scale bar is 100 μm. (g) An enlarged view of Figure (f). The CVP area in the VV is marked with a red arrow. The scale bar is 50 μm. (h) The percentage of body segments containing CVP. Control MO(n=58), klf2a-MO(n=52).(Mean ± SD, t test, ***p<0.001).[Adapted from: Xie X, et al. Blood flow regulates zebrafish caudal vein plexus angiogenesis by ERK5-klf2a-nos2b signaling［J］. Curr Mol Med, 2018, 18（1）: 3-14.]

　　胞外信号调控激酶（extracellular signal-regulated kinase, ERK）是一种重要的信号转导蛋白，它正常定位于胞浆，当激活后转位细胞核，调节转录因子活性，产生细胞效应。ERK 信号通路是最重要的信号转导途径之一，它能够调节细胞的增殖、分化等多种重要生化反应。最新研究表明血流动力学引起内皮细胞形态改变及骨架重排，klf2 的表达随细胞骨架微管状态的改变发生变化，并受到 ERK5 信号通路的影响。也有研究指出，血流切应力诱导的细胞骨架中间丝、波形蛋白以及结蛋白基因表达的变化会引起动脉扩张和重塑，细胞骨架微管网络结构变化会影响 eNOS 基因表达。

最新研究显示 ERK5 抑制剂 BIX02189 处理斑马鱼胚胎不仅导致 CVP 部位的 flk1 表达下调（图 4-3（d））并且导致明显的 CVP 缺陷（图 4-3（a）—（b））。进一步的研究发现过表达 klf2a mRNA 可以拯救 ERK5 抑制剂 BIX02189 导致的斑马鱼 CVP 血管新生的缺陷（图 4-3（a）—（b）），以上研究表明 ERK5 是通过调控 klf2a 参与斑马鱼 CVP 血管新生。

（2）eNOS 参与血流动力学调节的血管生成过程

在内皮细胞功能正常的情况下，维持血管系统正常生理运转的 NO 合成主要是由内皮一氧化氮合酶（eNOS）指导完成的。血流切应力不仅影响 eNOS 的胞内分布，并且可以通过调节 VEGFR2、c-Src 酪氨酸激酶、AMP 蛋白激酶等细胞因子，调控 eNOS 表达。细胞骨架通过 G-actin 和 F-actin 调节 eNOS 的表达，这一过程具有细胞生长和密度依赖性。内皮一氧化氮激酶的调节基本都是在转录水平进行的，但是还是有各种各样的修饰和转录后调节，如通过细胞内定位和蛋白相互作用，对其进行的酰基化作用和磷酸化作用。eNOS 作为血管血液循环系统中血流动力学关键的力学响应因子，其不仅具有抗动脉粥样硬化作用，并且参与血管发育过程。

动脉生成过程中 eNOS 的表达模式与旁系血管的发育紧密相关，提示 eNOS 在动脉生成的过程中扮演很重要的角色。研究发现在 eNOS 基因敲除的小鼠中，自然发育和疾病模型中小鼠动脉血管都出现疏松并且透明化的情况，并且证明在疾病模型中这一过程是通过调节细胞增殖情况来实现的。eNOS 不仅调节鼠卵黄囊血管发生，而且对高葡萄糖引起的血管病变有回救作用。

NO 调节斑马鱼心血管系统早期发育，而且在个体发育过程中的血管系统维持扮演很重要的角色。采用数字运动分析录像技术研究 NO 和肾上腺素对斑马鱼血管发育中动脉和静脉的影响，证明在斑马鱼幼鱼组织中的血管管腔发育受到 NO 和肾上腺素等内皮细胞分泌物的调节。目前在鱼类中还没有找到和 eNOS 同源的基因，但是研究发现在斑马鱼中的 NOS2b 含有一个与哺乳动物 eNOS 共同的特殊功能区域：N 端十四酰化序列。在哺乳动物中，eNOS 上面的 N 端十四酰化和十六酰化序列的靶点位置是在细胞质膜的微小区域（一般被认作为细胞质膜微囊），细胞质膜微囊可以促进与其他细胞蛋白质和脂质的相互作用以启动信号转导途径。不仅斑马鱼中的 NOS2b 与哺乳动物 eNOS 含有共同的功能区域，另有研究发现他们在心脏区域的表达和对脂多糖（Lipopolysaccharides，LPS）的应激反应都是一样的。

最近的研究发现，注射 NOS2b-MO 不仅导致 flk1 表达下调（图 4-4（b））并且引起明显的 CVP 缺陷（图 4-4（a），（c）），表明斑马鱼 NOS2b 参与了血流动力学调节的血管发育过程。

　　近年来研究显示 klf2 可以调节 eNOS 表达，说明 klf2 作为 eNOS 响应血流切应力的重要分子开关。研究证明他汀类药物（抑制素）通过 klf2 起到抗动脉粥样硬化和抗血栓作用，而这个过程是通过 klf2 调节内皮一氧化氮激酶和血栓调节蛋白活性来实现的。研究发现持续的切应力比他汀类药物（抑制素）更能维持持续的 klf2 表达，从而维持 eNOS 和血栓调节蛋白表达，进而能更好起到抗动脉粥样硬化和抗血栓作用。最近的研究发现，过表达 NOS2b 能够拯救注射 tnnt2a-MO 或者注射 klf2a-MO 导致的 CVP 血管新生缺陷（图 4-4（a），（c）），NOS2b 位于 klf2a 下游调控斑马鱼 CVP 血管新生。

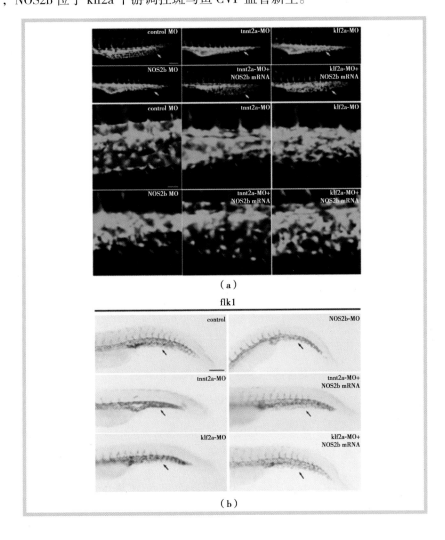

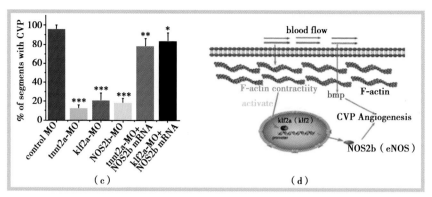

图 4-4 **klf2a 通过 NOS2b 调控斑马鱼 CVP 血管生成。**（a）胚胎激光共聚焦图像，36 hpf。从左前侧看，背侧向上。CVP 用黄色箭头标记。比例尺 100 μm。下图显示 CVP 区域的放大图。VV 用红色箭头标记。比例尺 50 μm。（b）36 hpf 的 flk1 的原位杂交图。从左前侧看，背侧向上。CVP 用黑色箭头标记。比例尺，100 μm。（c）含有 CVP 体节所占百分比：对照 MO（*n*=67），tnnt2a-MO（*n*=61），klf2a-MO（*n*=54），NOS2b-MO（*n*=42），tnnt2a MO + NOS2b mRNA（*n*=46），klf2a-MO + NOS2b mRNA（*n*=39）。（平均值 ±SD，显著相对于对照，ANOVA，***p<0.001）。（d）信号通路调节图。［引自：Xie X, et al. Blood flow regulates zebrafish caudal vein plexus angiogenesis by ERK5-klf2a-nos2b signaling［J］. Curr Mol Med, 2018, 18（1）: 3-14.］

Figure 4-4　Klf2a regulates zebrafish CVP angiogenesis through NOS2b.
（a）Confocal laser image of embryo, 36hpf. Seen from the front left side, the back side is upward. CVP is marked with a yellow arrow. The scale bar is 100 μm. The image below shows an enlarged view of the CVP area. VV is marked with a red arrow. The scale bar is 50 μm.（b）In situ hybridization map of flk1 at 36 hpf. Seen from the front left side, the back side is upward. CVP is marked with a black arrow. Scale bar, 100 μm.（c）Percentage of somites containing CVP: control MO（*n*=67），tnnt2a-MO（*n*=61），klf2a-MO（*n*=54），NOS2b-MO（*n*=42），tnnt2a-MO + NOS2b mRNA（*n*=46），klf2a MO + NOS2b mRNA（*n*=39）.（Mean ± *SD*, significant relative to control, ANOVA, ***p<0.001）.（d）Signal path regulation diagram.［Adapted from: Xie X, et al. Blood flow regulates zebrafish caudal vein plexus angiogenesis by ERK5-klf2a-nos2b signaling［J］. Curr Mol Med, 2018, 18（1）: 3-14.］

（3）klf6a-tagln2 参与血流动力学调节的血管生成过程

在斑马鱼胚胎发育过程中，CVP 的腹侧毛细血管发育成尾部静脉血管（CV）。然而，这一发展过程的细节及其潜在机制仍不清楚。为了解决这个问题，我们使用共聚焦显微镜观察受精后 32 hpf 至 72 hpf 的野生型（WT）Tg（flk1:EGFP）转基因胚胎中的 CV 发育如图 4-5（a）所示。我们发现 CV 形成是一个动态过程，CV 是由斑马鱼胚胎中 CVP 的腹侧毛细血管重塑的。如图 4-5（b）所示，CVP 的腹侧毛细血管水平迁移并在 32 hpf 处相互连接。在 36 hpf 时，它们发育成具有血管祥的管腔血管。由于血液流动，这些管腔血管经历了戏剧性的重塑过程，并在 60 hpf 时发展为 CV。有趣的是，血管祥（白色箭头）的数量与 CV 形成之间存在负相关。如图 4-5（c）所示，随着血管环的数量从 36 hpf 时的 8.47 个减少到 54 hpf 时的 2 个，CVP 的腹侧毛细血管最终重新排列以在 60 hpf 时建立称为 CV 的均匀血管。共同重塑 CVP 的腹侧毛细血管以建立 CV 伴随着斑马鱼胚胎中血管祥的减少。

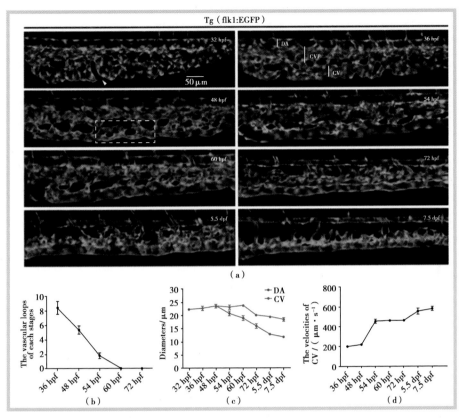

图 4-5　斑马鱼尾静脉形成涉及血管重塑。（a）斑马鱼胚胎尾部脉管系统的共聚焦图像。箭头指向没有连接的腹侧 CVP 毛细血管。箭头指向血管环。比例尺：50 μm。（b）CV 中血管环数量的量化：36 hpf，$n=17$ 个胚胎；48 hpf，$n=23$ 个胚胎；54 hpf，$n=19$ 个胚胎；60 hpf，$n=22$ 个胚胎；72 hpf，$n=13$ 个胚胎。（c）CV 中血管直径的量化。（d）CV 中血流速度的量化。［引自：王贵学. Flow-dependent vessel pruning governs zebrafish CV formation by klf6a/tagln2 axis［C］. 第七届中美生物医学工程与生物力学研讨会大会报告. 重庆, 2019.］

Figure 4-5　The zebrafish caudal vein formation involves vascular remodeling.
（a）Confocal images of the caudal vasculature of zebrafish embryos.（b）Quantification of the number of vascular loops in the CV: 36 hpf, $n=17$ embryos; 48 hpf, $n=23$ embryos; 54 hpf, $n=19$ embryos; 60 hpf, $n=22$ embryos; 72 hpf, $n=13$ embryos.（c）Quantification of the diameters of the CV.（d）Quantification of the blood flow velocities in the CV. ［Adapted from: Guixue Wang. Flow-dependent vessel pruning governs zebrafish CV formation by klf6a/tagln2 axis［C］. The 7th Sino-American Workshop on Biomedical Engineering and Biomechanics. Chongqing, 2019. ］

　　Klf 样转录因子家族在调节血流动力学力介导的心血管稳态中起着重要作用。在斑马鱼的 24 个 Klf 家族基因中，只有 klf6a 在 36 hpf 的斑马鱼胚胎的 CVP 中通过整体原位杂交（WISH）富集。因此，我们推测 klf6a 可能参与 CV 斑马鱼胚胎的修剪。为了确定 klf6a 是否对血流有反应，我们进行了一个流动室实验，在该实验中，我们将人脐静脉 ECs（HUVECs）暴露于静态（0 dyn/cm²）或生理剪切应力（12 dyn/cm²）12 h。我们的研究结果表明，流动剪切应力（FSS）在体外 HUVEC 中在 mRNA 和蛋白质水平诱导 KLF6 表达。此外，WISH 显示，由于用三卡因和 tnnt2-MO 治疗导致血流速度降低，在 36 hpf 时显著破坏了 CVP 区域的 klf6a mRNA 水平。这些结果表明 klf6a 对体外和体内的血液动力学力都有反应。为了进一步验证 klf6a 是否在斑马鱼胚胎的 CV 中表达，我们使用 CRISPR/Cas9 技术生成了 KI（klf6a-HA-P2A-gal4）;Tg（UAS:EGFP）KI 鱼。HA P2A-gal4 序列在终止密码子之前插入 klf6a 基因的最后一个外显子并融合到 klf6a-HA-P2A-gal4 中，如图 4-6（a）所示。然后将成年 F0 KI（klf6a-HA-P2A gal4）系与 Tg（UAS:EGFP）鱼杂交。我们通过使用目标位点特异性和供体特异性引物以及随后的测序分析对其基因组 DNA 的 PCR 分析鉴定了后代。与我们的 WISH 结果和其他报告中斑马鱼中 klf6a 的表达一致，KI（klf6a-HA-P2A-gal4）胚胎在 CV 的脉管系统中显示出弱但清晰的 EGFP 表达（图 4-6（b））。这些结果表明 klf6a 在斑马鱼胚胎的 CV 中表达并且对体外和斑马鱼胚胎中的血流动力学有反应。

为了证实 klf6a 在斑马鱼 CV 修剪中的作用，我们在单细胞阶段将 klf6a-MO 注射到 Tg（flk1:EGFP;gata1a:dsRed）胚胎中。我们观察到 klf6a 的敲低在 72 hpf 时显著增加了 CV 中血管环的数量（平均环数：对照 =0.666 7，klf6a-MO=1.703 7），尽管胚胎显示出正常的形态。为了进一步证实 klf6a 对斑马鱼胚胎 CV 修剪的影响，我们通过 CRISPR/Cas9 生成了 klf6a 的斑马鱼突变体，其中从外显子 2 中删除了 7bp DNA 片段。与对照组相比，klf6a 的缺失在 72 hpf 时增加了 CV 中的血管环数（平均环数：sibling=0.434 78，klf6$^{-/-}$=1.923 08；图 4-6（c）和 4-6（d））。这些结果表明 klf6a 是斑马鱼胚胎 CV 修剪所必需的。

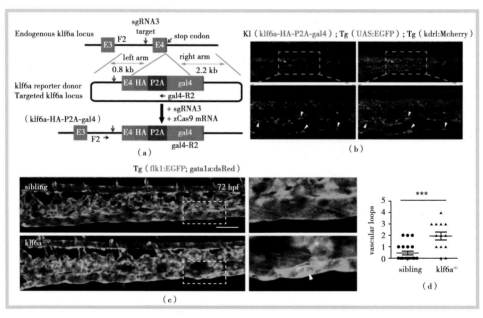

图 4-6 转录因子 klf6a 调节斑马鱼的 CV 修剪。（a）KI（klf6a-HA-P2A-gal4）鱼的生成。（b）KI（klf6a-HA-P2A-gal4）鱼的表达模式。箭头表示 klf6a 在脉管系统中的位置。（c）klf6a 在斑马鱼胚胎 CV 修剪中的作用。方框显示了左图放大图像。箭头表示未修剪的血管。比例尺：50 μm。（d）sibling 和 klf6a$^{-/-}$ 血管环的量化：sibling，n=23 个胚胎；klf6a$^{-/-}$，n=13 个胚胎。p<0.001。学生的未配对双尾 t 检验。［引自：王贵学 . Flow-dependent vessel pruning governs zebrafish CV formation by klf6a/tagln2 axis［C］. 第七届中美生物医学工程与生物力学研讨会大会报告 . 重庆，2019.］

Figure 4-6　Transcription factor klf6a regulates CV pruning in zebrafish. （a）Generation of KI（klf6a-HA-P2A-gal4）fish.（b）Expression pattern of KI（klf6a-HA-P2A-gal4）fish. Arrowheads indicate the location of klf6a at the vasculature.（c）Role of klf6a in CV pruning in zebrafish embryos. Boxes show enlarged images of the CV. The arrowhead indicates the unpruned vessel. Scale bar: 50 μm.（d）Quantification of vascular loops in the sibling and klf6a$^{-/-}$: sibling, n= 23 embryos; klf6a$^{-/-}$, n=13 embryos. p<0.001. Student's unpaired two-tailed t test. ［Adapted from: Guixue Wang. Flow-dependent vessel pruning governs zebrafish CV formation by klf6a/tagln2 axis［C］. The 7th Sino-American Workshop on Biomedical Engineering and Biomechanics. Chongqing, 2019.］

转录因子 klf6a 对肌动蛋白细胞骨架排列的影响增加了细胞骨架相关基因可能参与 klf6a 介导的斑马鱼胚胎 CV 修剪的可能性。在分析了 Laitman 等人报告的非 EC 类型中 klf6 相关转录本的可用 RNAseq 谱后。我们发现两个肌动蛋白相关基因被 klf6 下调：活性调节的细胞骨架相关蛋白（Arc）和转凝胶蛋白 2（Tagln2）。Tagln2 表达在斑马鱼胚胎的脉管系统中富集。因此，我们推测 tagln2 可能是 klf6a 缺失的下游靶标，用于调节斑马鱼胚胎的 CV 修剪。为了支持这一假设，我们发现敲除 siKLF6 的 klf6 在体外 mRNA 和蛋白质水平上降低了 TAGLN2 表达（图 4-7（a），（b））。此外 klf6a 纯合突变体在 36 hpf 时显示 CVP 区域中 tagln2 的 mRNA 减少，如 WISH 所确定的（图 4-7（c））。为了确认 tagln2 是否是斑马鱼中 klf6a 的直接靶标，我们进行了生物信息学分析以预测斑马鱼 tagln2 启动子内转录因子 klf6a 可以结合的潜在序列。如图 4-7（d）所示，klf6a 可以结合的三个 CACCC 序列位于 tagln2 启动子的 −1 977 至 −1 643 bp 区域。然后我们对斑马鱼胚胎进行染色质免疫沉淀（ChIP）分析以验证这一点。结果表明，klf6a 可以与 tagln2 基因内的该启动子区域结合，但不能与外显子 1 结合（图 4-7（e））。这些结果表明 tagln2 是斑马鱼 klf6a 的直接下游靶标，这表明 tagln2 可能参与 klf6a 介导的 CV 修剪。

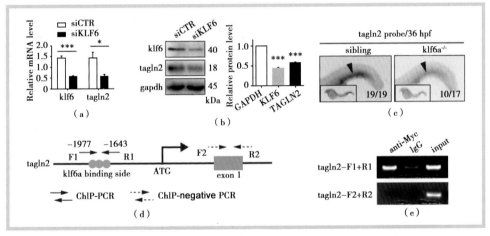

图 4-7　Tagln2 是 klf6a 的直接下游目标。（a）和（b）HUVEC 中的 siKLF6 在 mRNA（klf6: $p=0.000\ 9$, tagln2: $p=0.035\ 2$）和蛋白质（klf6: $p<0.000\ 1$, tagln2: $p<0.000\ 1$）水平上有效降低 TAGLN2 表达，t 检验。$*p<0.05$，$***p<0.001$。（c）36 hpf 时 sibling 和 klf6a$^{-/-}$ 斑马鱼的 tagln2 基因的表达。箭头表示表达 tagln2 的 CVP 区域。（d）tagln2 启动子的结构。引物 tagln2-F1+R1 含有保守的 Klf6a 结合侧 CACCC，而 tagln2-F2+R2 是位于 tagln2 外显子 1 的阴性对照。（e）tagln2 启动子的 ChIP-PCR 显示 Klf6a 可以直接结合 tagln2 启动子。［引自：王贵学 . Flow-dependent vessel pruning governs zebrafish CV formation by klf6a/tagln2 axis［C］. 第七届中美生物医学工程与生物力学研讨会大会报告 . 重庆，2019.］

Figure 4-7　Tagln2 is a direct downstream target of klf6a.（a）and（b）siKLF6 in HUVECs efficiently decrease tagln2 expression at the mRNA（klf6: $p=0.000\ 9$, tagln2: $p=0.035\ 2$）and protein（klf6: $p<0.000\ 1$, tagln2: $p<0.000\ 1$）levels. Student's unpaired two-tailed t test. $*p<0.05$, $***p<0.001$.（c）WISH of the tagln2 gene of sibling and klf6a$^{-/-}$ zebrafish at 36hpf. Arrowheads indicate the CVP region expressing tagln2.（d）Structure of the tagln2 promoter. The primer tagln2-F1+R1 contains the conserved Klf6a binding side-CACCC, whereas tagln2-F2+R2 is a negative control located in the tagln2 exon 1.（e）ChIP-PCR of the tagln2 promoter shows that klf6a can bind directly to the tagln2 promoter.［Adapted from: Guixue Wang. Flow-dependent vessel pruning governs zebrafish CV formation by klf6a/tagln2 axis［C］. The 7th Sino-American Workshop on Biomedical Engineering and Biomechanics. Chongqing, 2019.］

为了确定 tagln2 在斑马鱼 CV 修剪中的作用，我们首先使用 tagln2-EGFP 融合蛋白验证了 tagln2-MO 的效率，其表达明显被 tagln2-MO 抑制。然后使用该 MO 敲低胚胎中的 tagln2 基因以评估对 72 hpf 的 CV 修剪的影响，MO 对 tagln2 的破坏在 72 hpf 时增加了 CV 中血管环的数量（平均环：对照 =0.6，tagln2-MO=1.461 5）。为了进一步验证 tagln2 在 CV 修剪中的作用，我们随后使用 CRISPR/cas9 技术在斑马鱼中生成了 tagln2 突变体，其中从外显子 1 中删除了 7 bp 片段。与 WT 相比，tagln2 纯合突变显示在 72 hpf 时 CV 处的血管环数量显著增加（平均环：WT=0.44，tagln2-/-=1.818 18；图 4-8（a），（b））。

接下来，我们使用 Tg（fli1a:*n*EGFP;kdrl:*m*Cherry）胚胎的延时实时成像分析了 tagln2 对 EC 行为的影响。在注射 MO 的对照胚胎中，在 48—54 hpf 的回归血管分支内，可以很容易地观察到 EC 核逆血流迁移（白色圆圈）（图 4-8（c））。然而，在 tagln2 morphant 中，EC 细胞核（白色圆圈）从 48~58 hpf 没有明显的运动（图 4-8（c））。MO 对 tagln2 的敲低导致 EC 核减少 38%（对照：*n*=14/24 ECs，tagln2-MO：*n*=3/15 ECs）逆血流迁移，EC 核增加 3%（对照：*n*=4/24 ECs，tagln2-MO：*n*=3/15 ECs）随血流迁移，ECs 核增加 35%（对照：*n*=6/24 ECs，tagln2-MO：*n*=9/15 ECs）没有迁移（图 4-8（d））。这些结果有力地支持了我们的主张，即通过调节 EC 核迁移来进行 CV 修剪需要 tagln2。为了评估 tagln2 对体外 EC 迁移的影响，我们使用 siTAGLN2 使培养的 HUVEC 中的 tagln2 沉默，发现 tagln2 表达在 mRNA（图 4-8（e））和蛋白质（图 4-8（f））水平上均受到显著抑制。为评估 tagln2 对 HUVEC 中 EC 迁移的影响而进行的伤口愈合试验的结果表明，siRNA 对 tagln2 的敲低显著抑制了 HUVEC 中的 EC 迁移（图 4-8（g））。以上我们的结果表明，tagln2 作为 klf6a 的下游靶标，通过促进 EC 细胞核迁移来调节斑马鱼的 CV 修剪。

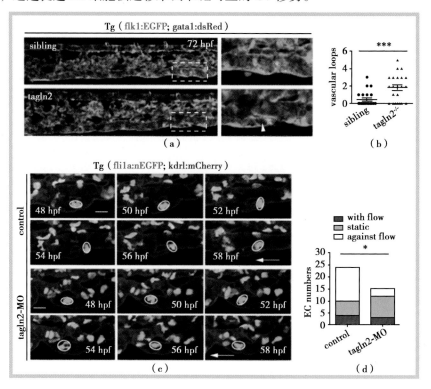

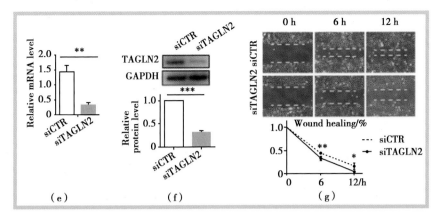

图 4-8　Tagln2 通过促进 EC 核迁移来调节 CV 修剪。（a）tagln2 在斑马鱼胚胎 CV 修剪中的作用。方框显示了放大图像。箭头表示未修剪的血管。比例尺：50 μm。（b）sibling 和 tagln2$^{-/-}$ 胚胎中血管环的量化：sibling，n=25 个胚胎；tagln2$^{-/-}$，n=23 个胚胎。p=0.000 4。t 检验。（c）Tg（fli1a:EGFP;kdrl:mCherry）胚胎的延时实时成像显示控制或 tagln2 morphant 中 CV 修剪中的 EC 核迁移。箭头表示血流方向。彩色圆圈表示 EC 核。比例尺：10 μm。（d）回归血管中 EC 核迁移的方向。方向分为顺流、静流、逆流三种。在对照组和 tagln2 morphant 中分别计算了总共 12 个血管袢和 24 个 EC 核和 8 个血管袢和 15 个 EC 核。卡方检验。p=0.047 1。（e）和（f）siTAGLN2 在 HUVEC 中的 mRNA（p=0.009 4）和蛋白质（p<0.000 1）水平的效率。（g）siCTR 转染和 siTAGLN2 转染 HUVEC 的伤口愈合。siCTR 和 siTAGLN2 转染后伤口愈合的统计数据：6 h，p=0.003 7；12 h，p=0.025 2。E-G t 检验。*p<0.05，*p<0.01，***p<0.001。［引自：王贵学.Flow-dependent vessel pruning governs zebrafish CV formation by klf6a/tagln2 axis［C］.第七届中美生物医学工程与生物力学研讨会大会报告.重庆，2019.］

Figure 4-8　Tagln2 regulates CV pruning by promoting EC nucleus migration. （a）Role of tagln2 in CV pruning in zebrafish embryos. Boxes show enlarged images of the CV. The arrowhead indicates unpruned vessel. Scale bar: 50 μm.（b）Quantification of vascular loops in sibling and tagln2$^{-/-}$ embryos: sibling, n=25 embryos; tagln2$^{-/-}$, n=23 embryos. p=0.000 4. Student's unpaired two-tailed t test.（c）Time-lapse live imaging of Tg（fli1a:EGFP;kdrl:mCherry）embryos shows EC nucleus migration in CV pruning in control or tagln2 morphant. Arrows indicate the direction of the blood flow. Colored circles indicate the EC nuclei. Scale bar: 10 μm.（d）Direction of EC nucleus migration in the regressing vessel. The direction is classified into three types: with the flow, static, and against the flow. A total of 12 vascular loops with 24 EC nuclei and 8 vascular loops with 15 EC nuclei were calculated in the control group and tagln2 morphant, respectively. Unpaired two-tailed chi-square test. p=0.047 1.（e）and（f）Efficiency of siTAGLN2 in HUVECs at the mRNA（p=0.009 4）and protein（p<0.000 1）levels.（g）Wound healing of siCTR-transfected and siTAGLN2-transfected HUVECs. Statistics for wound healing after siCTR and siTAGLN2 transfection: 6 h, p=0.003 7; 12 h, p=0.025 2. E-G Student's unpaired two-tailed t test. *p<0.05, *p<0.01, ***p<0.001.［Adapted from: Guixue Wang. Flow-dependent vessel pruning governs zebrafish CV formation by klf6a/tagln2 axis［C］. The 7th Sino-American Workshop on Biomedical Engineering and Biomechanics. Chongqing, 2019.］

4.1.3　血流动力学调节血管发育的力学传导机制

在血管发育以及病理血管生成过程中，内皮细胞通过维持自身存活和凋亡的动态平衡来调节血管结构的完整性。血流所产生的摩擦力 - 剪应力，对内皮的结构和功能产生了多种影响。内皮细胞应对机械力的变化，引起信号网络和细胞功能的调节。越来越多的证据表明，剪应力通过调节内皮细胞的基因表达，来施加生理影响。体外实验研究证明血流动力学环境对心脏瓣膜内皮细胞的表型变化有决定性的影响，而这一过程是通过 klf2 以及 MCP-1 信号通路来实现的。

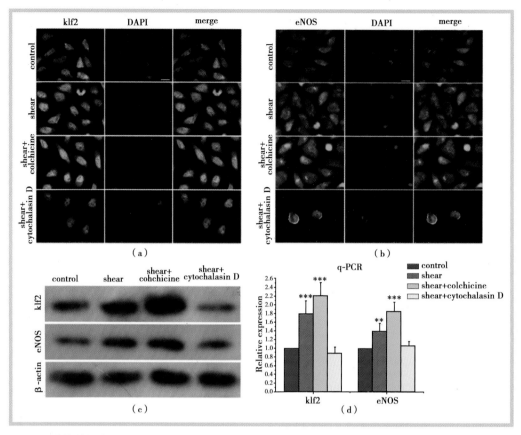

图4-9　流体剪切力通过F-actin聚合调控HUVEC细胞中klf2和eNOS的表达。(a)免疫荧光图。流体剪切力能够诱导klf2入细胞核，细胞松弛素D处理能够抑制流体剪切力诱导的klf2入细胞核，秋水仙素处理不能抑制流体剪切力诱导的klf2入细胞核。(b)免疫荧光图。流体剪切力能够诱导eNOS表达，细胞松弛素D处理能够抑制流体剪切力诱导的eNOS表达，秋水仙素处理不能抑制流体剪切力诱导的eNOS表达。(c)Western blot图。流体剪切力能够促进klf2蛋白表达，细胞松弛素D处理能够抑制流体剪切力诱导的klf2蛋白表达。(d)图(c)的蛋白相对定量图。[引自：谢翔. 血流动力学因素影响斑马鱼血管发育的力学生物学机制研究[C]. 重庆：重庆大学博士后研究工作报告，2018.]

Figure 4-9　Fluid shear stress regulates the expression of klf2 and eNOS in HUVEC cells through F-actin polymerization. (a) Immunofluorescence image. The fluid shear force can induce klf2 to enter the nucleus, the cytochalasin D treatment can inhibit the fluid shear-induced klf2 entry into the nucleus, and the colchicine treatment cannot inhibit the fluid shear force-induced klf2 entry into the nucleus. (b) Immunofluorescence image. The fluid shear force can induce the expression of eNOS, the cytochalasin D treatment can inhibit the eNOS expression induced by the fluid shear force, and the colchicine treatment cannot inhibit the eNOS expression induced by the fluid shear force. (c) Western blot diagram. Fluid shear force can promote the expression of klf2 protein, and cytochalasin D treatment can inhibit the expression of klf2 protein induced by fluid shear force. (d) Figure (c) shows the relative quantification of protein. [Adapted from: Xie X. Study on the Mechanobiological Mechanism of Hemodynamic Factors Affecting Zebrafish Vascular Development [C]. Chongqing: Postdoctoral Research Report of Chongqing University, 2018.]

　　细胞骨架作为细胞的力学支撑结构体，在力学信号传导过程中发挥重要作用。在静置培养状态下，内皮细胞的细胞骨架排列呈分散状态，切应力作用下，细胞骨架成分的数量及纤维排列方向都将发生显著的变化。在流动条件下细胞骨架进行重排，其中最突出的变化表现在丝状机动蛋白F-actin的分布上。在应力作用下，F-actin重排产生应力纤维束，体内外研究均表明细胞形态的变化是应力纤维束变化的结果。体外培养的血管内皮细胞受到血流切应力作用，细胞骨架会发生重排同时会改变细胞基因表达的位置。研究证明血流切应力通过调节小 GTP 酶类的表达，来调控内皮细胞骨架的重排，进而改变细胞基因的表达。血流动力学通过影响内皮细胞形态结构，特别是细胞骨架变化，来影响内皮功能和基因表达，从而影响胚胎血管发育。

最新研究表明流体剪切力不仅能够诱导 klf2 和 eNOS 表达，而且能够诱导 klf2 进入细胞核（图 4-9）。我们知道血流动力学通过 klf2 诱导内皮细胞的重排，但是反过来细胞骨架是否影响 klf2 的表达并不明确。进一步的研究发现细胞松弛素 D 通过抑制 F-actin 聚合能够抑制流体剪切力对 klf2 表达的诱导和入细胞核，而秋水仙素处理则没有影响（细胞松弛素 D 能够特异性抑制 F-actin 聚合；秋水仙素能够抑制微管）（图 4-9）。以上研究表明细胞骨架对 klf2 具有反馈调节作用。

4.1.4　血流动力学对脑血管发育的影响及其机制

脑小血管病（CSVD）和脑卒中是目前世界上导致死亡和致残的主要原因。CSVD 和脑卒中与发育缺陷有关，而血脑屏障（BBB）完整性受损常是 CSVD 和脑卒中发展的重要标志之一。BBB 一般由内皮细胞、周细胞、星形胶质细胞和胞外基质组成。内皮连接和周细胞覆盖对 BBB 的完整性至关重要。

自婴儿期以来，正常血流对健康的大脑微脉管系统发展的重要性已得到证明。成年人健康大脑的维护也与正常的血液动力学密切相关，患有心脏疾病的人也将遭受大脑衰老的困扰。神经活动和人的大脑微血管内皮细胞（HBMECs）之间的调节剂之一是周细胞，其根据神经递质控制中枢神经系统内的毛细血管直径。在成年大脑衰老过程中，还检测到周细胞是作为神经血管单位中血流的调节剂。在缺乏周细胞的模型小鼠中观察到了诸如 BBB 分解，神经退行性变和神经发炎等表型。周细胞表达 a-SMA 的能力表明该细胞具有调节血管直径和血流量的收缩能力。

牛大脑微血管内皮细胞的体外实验表明，一些与 BBB，Occludin 和 ZO-1 紧密连接有关的蛋白质受血流的调节。血流量减少将改变 BBB 处的离子稳态和胰岛素介导的胞吞转运，但不会显著改变细胞旁的转运。特别的是，HBMEC 可以在高切应力下保持鹅卵石状外观，并且最有可能是通过最小化紧密连接的长度来最大程度减少细胞旁运输。

TGFβ/BMP 超家族的多个组分，如 Alk1、Alk5、TGFR2、Bmpr2、Endoglin 和 smads 等，参与了血管生成，并被证实与血管疾病有关。此外在 CSVD 的病理过程中，细胞外基质的破坏与 TGFβ/BMP 信号的功能障碍有关，提示 TGFβ/BMP 信号的精确时空调控对脑血管发育至关重要。骨形态发生蛋白 3（BMP3）是 TGFβ 超家族成员之一。据报道，BMP3 以上下游信号依赖的方式调节 TGFβ/BMP 信号转导。最新研究显示，BMP3 可以通过促进周细胞发育来调节斑马鱼脑内血脑屏障的完整性。通过 MO 敲低 BMP3 可导致斑马鱼胚胎脑出血和 BBB 渗漏（图 4-10），同时会降低斑马鱼胚胎脑血管周细胞的覆盖率（图 4-11）。从机制上讲，BMP3 的敲低破坏了斑马鱼脑内 BMP 信号的模式和活性，从而打破了斑马鱼胚胎中 TGFβ/BMP 信号的平衡。

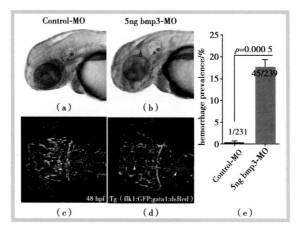

图4-10 斑马鱼脑出血情况（48 hpf）。通过共聚焦显微镜观察48 hpf时Tg（fli1:GFP;gata1:dsRed）斑马鱼脑出血情况。（a）和（c）注射对照MO的斑马鱼胚胎。（b）和（d）注射bmp3-MO的斑马鱼胚胎，箭头显示斑马鱼脑出血部位。（e）斑马鱼脑出血情况统计结果。［引自：Lei DX, et al. BMP3 is required for integrity of blood brain barrier by promoting pericyte coverage in zebrafish embryos［J］. Curr Mol Med, 2017, 17（4）: 298-303.］

Figure 4-10 Zebrafish cerebral hemorrhage（48 hpf）. The cerebral hemorrhage of Tg（fli1:GFP;gata1:dsRed）zebrafish was observed by confocal microscope at 48hpf.（a）and（c）Zebrafish embryos injected with control MO.（b）and（d）Zebrafish embryos injected with bmp3-MO, the arrow shows the location of zebrafish cerebral hemorrhage.（e）Statistical results of zebrafish cerebral hemorrhage. [Adapted from: Lei DX, et al. BMP3 is required for integrity of blood brain barrier by promoting pericyte coverage in zebrafish embryos［J］. Curr Mol Med, 2017, 17（4）: 298-303.]

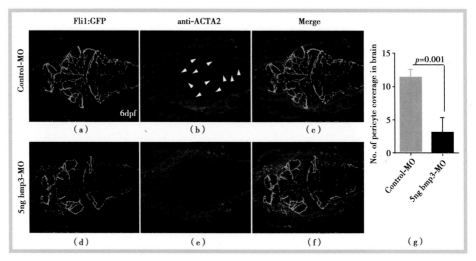

图4-11 斑马鱼脑血管周细胞的覆盖情况（6 dpf）。通过免疫荧光技术对Tg（fli1:GFP）斑马鱼胚胎周细胞进行染色。（a）—（c）注射对照MO的斑马鱼胚胎，箭头显示斑马鱼大脑中标记的周细胞。（d）—（f）注射bmp3-MO的斑马鱼胚胎。（g）斑马鱼脑周细胞覆盖情况的统计结果。［引自：Lei DX, et al. BMP3 is required for integrity of blood brain barrier by promoting pericyte coverage in zebrafish embryos［J］. Curr Mol Med, 2017, 17（4）:298-303.］

Figure 4-11 The coverage of cerebral perivascular cells in zebrafish（6 dpf）. Tg（fli1:GFP）zebrafish embryo pericytes were stained by immunofluorescence technique.（a）-（c）Zebrafish embryos injected with control MO, the arrow shows marked pericytes in the zebrafish brain.（d）-（f）zebrafish embryos injected with bmp3-MO.（g）statistical results of zebrafish brain cell coverage. [Adapted from: Lei DX, et al. BMP3 is required for integrity of blood brain barrier by promoting pericyte coverage in zebrafish embryos［J］. Curr Mol Med, 2017, 17（4）: 298-303.]

4.2　微重力对血管发育的影响及其力学分子机制

载人航天技术已经成为世界各国尤其是大国之间竞争最为激烈的领域,如今已进入快速发展期,随着空间站的相继建立,进入太空的宇航员越来越多,随之也产生了很多问题。太空中不同于地球的生存环境,宇航员会受到诸多太空环境的影响,例如高真空、多种辐射、微重力等各种环境特点,其中微重力是航天员必须面对而又无法避免的太空环境。人体的各项生理指标和功能已经适应了 1g 的地球重力环境,而微重力环境相对是一种区别于地球的特殊力学环境,长期面对这种环境的宇航员机体必然会产生一系列不适应的症状。如心血管功能失调、肌肉萎缩、骨质密度降低、免疫功能下降等,其中宇航员遭受微重力引起的心血管功能方面的变化是较为严重的问题。因此微重力对生物体产生的生物学效应的研究,已经成为目前科学家们最迫切关注的太空问题之一。

4.2.1　微重力对血管发育的影响

宇航员在航天飞行时,处于微重力环境中,特别地当其处于 g 为 0 的情况下,机体血液重新分布、流体静压梯度消失、血压发生变化,心血管功能失调。至于宇航员返回地面的恢复情况则参差不齐,有的会在返回后一段时间内得到恢复,有的却不会。对此研究人员针对微重力引起的心血管方面的变化做了大量研究以及探究其中的机理。研究人员在微重力环境下对宇航员胸部进行 X 射线照射检测时发现,宇航员心脏体积和质量均比飞行前小,其中心脏的质量减少了 8%。对尾吊大鼠不同部位动脉血管进行处理,结果表明,血管在响应内部切应力时,血管内皮细胞的几何形状和排列方式均发生变化,这表明大鼠血流量在模拟失重的情况下会发生很大的改变。在模拟失重条件下大鼠尾悬吊两周后动脉血管结构即可发生改变,且在大鼠身体的不同部位血管呈现的变化也不尽相同。大鼠感受失重四周后发现,大鼠前身(如脑、颈部)血管发生"肥厚性改变",而大鼠后肢肌肉小动脉血管发生的改变则为"萎缩性改变"。

内皮细胞是血管壁最重要的组成成分之一,位于循环的血液与血管壁内皮下组织之间很薄的一层。主要通过产生血管活性物质对血管的收缩和舒张功能进行调节。内皮细胞是维持心血管系统内环境稳态的重要"调节组织",对重力变化的响应比较敏感,并且已知的所有心血管疾病几乎都与内皮功能障碍有关。内皮细胞可作为血管内外物质交换的选择性的通透性屏障,一些气体、液体和一些大分子都可以进行选择性的吸收。此外,内皮细胞还可以感受血管内环境中各种信号刺激,因此是一种特殊感受器,例如可以感知一些生长因子和血管活性物质的相互作用、信号的传导以及调节因子的合成和释放等。另外,研究者还发现,血管张力和通透性,血小板、白细胞的黏附等作用也都与内皮细胞相关,还可以调节血管重塑,所以对于人体内环境稳态及生理生命活动而言,内皮细胞具有很重要的意义。

　　另外内皮细胞的生长、形态以及细胞骨架均会对微重力产生响应。Versari 等研究模拟微重力对人脐静脉内皮细胞生长的影响时采用随机定位仪（random positioning machine，RPM）和转壁式生物反应器（rotating wall vessel，RWV）两种模拟微重力装置，实验结果发现，模拟微重力 48 h 出现了促进内皮细胞短时间生长效应，效应时间低至 8 min，超重后即被阻断。他们的进一步研究表明，内皮细胞感应微重力后肌动蛋白细胞骨架会发生重建，肌动蛋白总量则会减少。太空飞行可使人脐静脉内皮细胞的形态发生明显变化，如细胞增大，细胞核呈偏心状，同时伴有大量的分泌物。内皮细胞对重力十分敏感，发现失重会导致内皮细胞骨架发生重建，并且长时间对内皮细胞进行失重处理，会导致细胞表面的黏附分子 -1（ICAM-1）、E- 选择素（E-selectin）、血管内皮细胞黏附分子 -1（VCAM-1）表达发生改变。

　　在前期的研究中大部分采用尾悬吊大鼠或者通过旋转内皮细胞来模拟微重力，这些在样本量的成体和处理上受到很大的限制，并且旋转内皮细胞属于体外实验，目前很少有在体模拟微重力的研究。因此找到一种可以进行在体实验并且能准确地研究微重力对血管发育影响的模式生物非常必要。目前斑马鱼已被用于微重力生物学效应的在体研究，斑马鱼是一种可以精确控制微重力的在体研究材料且通常不受到样本量的限制，可以很好地观察和分析微重力对血管发育的影响。

　　最近的研究表明，微重力会加快斑马鱼心率，对存活率几乎没有影响，说明微重力不会使斑马鱼致死，但是会对其心血管产生一定的影响。进一步研究发现，从 12 hpf 开始微重力处理斑马鱼，在 24 hpf 时对照组和模拟微重力（simulated microgravity，SM）组胚胎尾部血管发育正常，提示血液循环前尾部血管发育正常（图 4-12（a））。36 hpf 时，对照组胚胎 CVP 呈现出清晰的网状结构，毛细血管间距与融合的 VV（图 4-12（a），（b））。而 SM 组 CVP 的宽度、CVP 的毛细管间数和 CVP 的毛细管间面积显著增加（图 4-12（a）—（e））。且在 24 h 时，SM 处理的胚胎中 flk1 表达正常（图 4-12（f），（g）），而在 SM 处理组中，CVP 及其周围区域的 flk1 表达在 36hpf 时显著增加（图 4-12（f），（g））。这些发现表明，SM 是斑马鱼 CVP 网络形成过程中一个重要的调节因子。

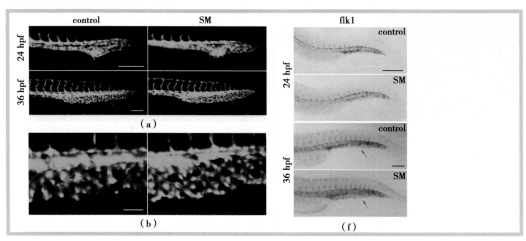

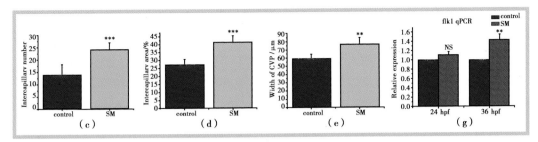

图 4-12　SM 调控斑马鱼 CVP 网络形成。（a）转基因 flk1:GFP 胚胎从 12 hpf 开始 SM 处理，24 hpf 和 36 hpf 在体内荧光显微镜下观察。侧视图，左前，背侧向上。CVP 用蓝色箭头表示。比例尺，100 μm。（b）CVP 区域的放大图。红色箭头表示血管网络结构。比例尺，50 μm。（c）计算血管网络结构数。每例共 30 个胚胎进行计数。（均数 ± 标准差，t 检验，***$p<0.001$）。（d）定量血管网络结构面积百分比。每个处理共使用 30 个胚胎进行测量。（均数 ± 标准差，t 检验，***$p<0.001$）。（e）测量 CVP 的宽度。每个处理共有 30 个胚胎被用于测量。（均数 ± 标准差，t 检验，**$p<0.01$）。（f）SM 处理可以增加 CVP 区域 flk1 的表达。比例尺，100 μm。（g）24 hpf 和 36 hpf 斑马鱼 flk1 相对表达的 qPCR 结果。（均数 ± 标准差，t 检验，**$p<0.01$）。［引自：Xie X, et al. Effect of simulated microgravity induced PI3K-nos2b signalling on zebrafish cardiovascular plexus network formation［J］. J Biomech, 2019, 87: 83-92.］

Figure 4-12　**SM regulates the formation of zebrafish CVP network.**（a）Transgenic flk1: GFP embryos are SM treated from 12 hpf, and 24 hpf and 36 hpf are observed under an in vivo fluorescence microscope. Side view, front left, back side up. CVP is indicated by a blue arrow. Scale bar, 100 μm.（b）An enlarged view of the CVP. The red arrow indicates the vascular network structure. Scale bar, 50 μm.（c）Calculate the number of vascular network structures. A total of 30 embryos in each case were counted.（Mean ± standard deviation, t test, ***$p<0.001$）.（d）Quantitative vascular network structure area percentage. A total of 30 embryos were used for measurement in each treatment.（Mean ± standard deviation, t test, ***$p<0.001$）.（e）Measure the width of CVP. A total of 30 embryos per treatment were used for measurement.（Mean ± standard deviation, t test, **$p<0.01$）.（f）SM treatment can increase the expression of flk1 in the CVP region. Scale bar, 100 μm.（g）The qPCR results of relative expression of 24 hpf and 36 hpf zebrafish flk1.（Mean ± standard deviation, t test, **$p<0.01$）.［Adapted from: Xie X, et al. Effect of simulated microgravity induced PI3K-nos2b signalling on zebrafish cardiovascular plexus network formation［J］. J Biomech, 2019, 87: 83-92.］

4.2.2　微重力影响血管发育的分子机制

在斑马鱼的血管系统发育过程中，包括两个阶段，血管发生和血管生成。血管发生这个阶段是从 12 hpf 到 24 hpf，血管生成过程是在 24 hpf 过后，到 36 hpf 时血管脉络基本形成。在 24—36 hpf 这个阶段，血液循环刚刚建立，这个阶段是血管生成的重要阶段，因为有微重力这个力学因素的刺激作用，心率发生改变，提示血管生成阶段可能会受到影响。从以上研究可看出，模拟微重力确实对斑马鱼胚胎血管发育造成了一定的影响。

在太空环境中，宇航员由于受到微重力的影响，血液流体静压差消失，体液转向头部，血液重新分布，这种变化会引起血管内皮细胞中 eNOS 表达上调，NO 释放量增加，血管扩张，这其实是一种适应性的反应，但如果这种适应性反应在返回地球后，没有迅速恢复正常，则可能导致宇航员立位耐力不良。细胞学实验证明，模拟微重力对内皮细胞的功能有多方面的影响，包括：刺激内皮细胞的增殖、凋亡、迁移和细胞骨架的重塑，从而影响细胞运动。陈荣贵在研究中表明，模拟微重力不仅可促进内皮细胞的凋亡，还可以使大鼠动静脉区域的血管发生重构，进一步引起内皮细胞中的一些基因表达改变及分泌的 NO 增加。另外，由于模拟微重力明显刺激 NO 的合成，从而对 NOS 的活性产生显著影响。其中 eNOS 大量表达于心血管系统的内皮细胞中，不仅参与到 NO 的生成中，还是内皮细胞依赖的各种反应中不可缺少的信号分子。另外研究中证实，回转模拟失重会影响肺微血管 eNOS 的表达升高和 NO 的合成的增多。eNOS 与机体的血管新生关系十分密切。阻断 eNOS 基因表达或抑制 eNOS 生成会减少模式动物新生血管的形成。

研究显示，微重力从 12 hpf 开始处理斑马鱼，在 36 hpf 时，SM 组 NO 浓度表达显著高于对照组（图 4-13（b））。这一发现提示 NO 信号通路可能参与 SM 调控斑马鱼血管发育过程。进一步研究显示，在斑马鱼 1—4 细胞期将 NOS2b MO 注射到斑马鱼胚胎中，然后使用 SM 处理斑马鱼胚胎至 36 hpf。在 NOS2b MO 组中，CVP 的宽度、CVP 的毛细管间数和 CVP 的毛细管间面积均显著减小（图 4-13（a），（c）—（e）），且胚胎中 flk1 的表达显著降低（图 4-13（f），（g））。以上结果显示 NOS2b 是 SM 调控斑马鱼 CVP 网络形成过程中的下游因子。

PI3K（phosphoinositide3-kinase，3-磷酸肌醇激酶）-Akt（蛋白激酶 B，PKB）信号通路是细胞内经典的信号转导重要的通路之一，是细胞存活很重要的通路。PI3K 是一种胞内磷脂酰肌醇激酶，它可以特异地使肌醇环上的 3'-羟基磷酸化。PI3K 激活后可通过一系列级联反应激活 Akt，及其下游信号的级联反应，参与生长、发育、分化和细胞的存活。研究发现，大脑缺氧缺血损伤后，会抑制 PI3K/Akt 通路，并且能显著下调血管内皮生长因子（VEGF）的表达，表明 PI3K/Akt 信号通路在脑缺氧缺血后大脑内环境调控以及组织修复中起到重要作用。且 PI3K/Akt 细胞信号传导通路在内皮细胞的增殖、分化、黏附、凋亡、血管形成等方面具有重要的作用。最近研究表明，PI3K 抑制剂（LY294002）处理斑马鱼后，CVP 毛细管网络结构不能成型（图 4-14（a）），CVP 的宽度、毛细管间数和毛细管间面积明显减小（图 4-14（a）—（d））。在 36 hpf 时，LY294002 组胚胎 CVP 区域的 flk1 表达显著降低（图 4-14（e），（f））。研究还发现将 SM 和 LY294002 共处理可以部分挽救由 LY294002 引起的 CVP 网络结构缺失（图 4-14（a）—（d））和 flk1 的表达（图 4-14（e），（f））。SM 诱导的 CVP 网络结构生成可以通过 PI3K 信号实现。

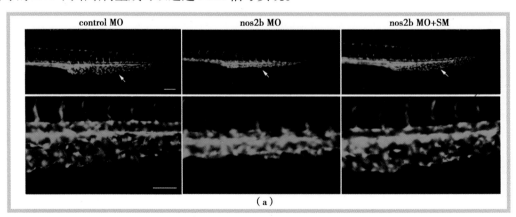

（a）

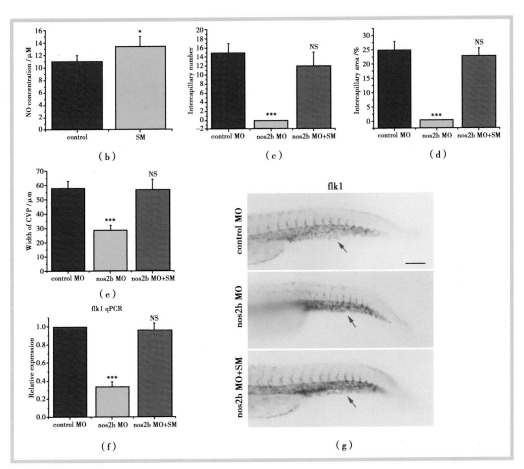

图 4-13 NOS2b 是 SM 调节 CVP 网络形成的关键因素。（a）36 hpf 时胚胎的荧光显微镜图像。侧视图，左前，背侧向上。CVP 用白色箭头表示。比例尺，100 μm。下图显示了上方图像 CVP 区域的放大图。红色箭头表示毛细血管网络结构。比例尺，50 μm。（b）SM 和控制条件下 36 hpf 斑马鱼的 NO 浓度。（均数 ± 标准差，t 检验，*p<0.05）。（c）计算毛细血管网络数。每个处理用 30 个胚胎进行计数。（均数 ± 标准差，t 检验，***p<0.001）。（d）定量毛细管间面积百分比。每个处理用 30 个胚胎进行测量。（均数 ± 标准差，t 检验，***p<0.001）。（e）测量 CVP 的宽度。每个处理用 30 个胚胎被用于测量。（均数 ± 标准差，t 检验，**p<0.01）。（f）斑马鱼在 36 hpf 时 flk1 相对表达的 qPCR 结果。（均数 ± 标准差，t 检验，***p<0.001）。（g）SM 可以挽救注射 NOS2b MO 的 flk1 表达。比例尺，100 μm。［引自：Xie X, et al. Effect of simulated microgravity induced PI3K-nos2b signalling on zebrafish cardiovascular plexus network formation［J］. J Biomech, 2019 (87): 83-92. ］

Figure 4-13 NOS2b is the key factor that SM regulates the formation of CVP network. (a) Fluorescence microscope image of embryo at 36 hpf. Side view, front left, back side up. CVP is indicated by a white arrow. Scale bar, 100 μm. The image below shows an enlarged view of the CVP area of the upper image. The red arrow indicates the capillary network structure. Scale bar, 50 μm. (b) NO concentration of 36 hpf zebrafish under SM and control conditions. (Mean ± standard deviation, t test, *p<0.05). (c) Calculate the number of capillary network. Thirty embryos were counted for each treatment. (Mean ± standard deviation, t test, ***p<0.001). (d) Percentage of area between quantitative capillaries. 30 embryos were used for the measurement per treatment. (Mean ± standard deviation, t test, ***p<0.001). (e) Measure the width of CVP. Thirty embryos per treatment were used for measurement. (Mean ± standard deviation, t test, **p<0.01). (f) The qPCR result of the relative expression of flk1 in zebrafish at 36 hpf. (Mean ± standard deviation, t test, ***p<0.001). (g) SM can rescue the expression of flk1 injected with nos2b MO. Scale bar, 100 μm. [Adapted from: Xie X, et al. Effect of simulated microgravity induced PI3K-NOS2b signalling on zebrafish cardiovascular plexus network formation [J] . J Biomech, 2019 (87): 83-92.]

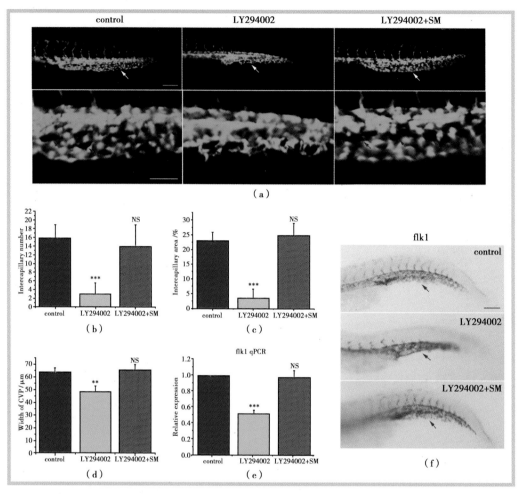

图 4-14　**SM 通过 PI3K 信号调节 CVP 网络形成。**（a）在 36 hpf 时，用荧光显微镜观察 LY294002 对 CVP 网络形成的影响。侧视图，左前，背侧向上。CVP 用白色箭头表示。比例尺，100 μm。下图为上方图像 CVP 区域的放大图。红色箭头表示毛细血管网络结构。比例尺，50 μm。（b）LY294002 组的毛细管网络明显减少，SM 可以部分挽救（$n=30$）。（均数 ± 标准差，t 检验，***$p<0.001$）。（c）定量毛细管网络面积百分比（$n=30$）。（均数 ± 标准差，t 检验，***$p<0.001$）。（d）测量 CVP 的宽度。每个处理有 30 个胚胎被用于测量。（均数 ± 标准差，t 检验，**$p<0.01$）。（e）斑马鱼 flk1 在 36 hpf 相对表达的 qPCR 结果。（均数 ± 标准差，t 检验，***$p<0.001$）。（f）36 hpf 时，尾部区域 flk1 全胚原位杂交。比例尺，100 μm。[引自：Xie X, et al. Effect of simulated microgravity induced PI3K-nos2b signalling on zebrafish cardiovascular plexus network formation [J]. J Biomech, 2019 (87): 83-92.]

Figure 4-14　SM regulates the formation of CVP network through PI3K signal.
（a）At 36 hpf, the effect of LY294002 on the formation of CVP network was observed with a fluorescence microscope. Side view, front left, back side up. CVP is indicated by a white arrow. Scale bar, 100 μm. The image below is an enlarged view of the CVP area of the upper image. The red arrow indicates the capillary network structure. Scale bar, 50 μm. （b）The capillary network of the LY294002 group is significantly reduced, and SM can be partially rescued（$n=30$）.（mean ± standard deviation, t test, ***$p<0.001$）.（c）Quantitative capillary network area percentage（$n=30$）.（mean ± standard deviation, t test, ***$p<0.001$）.（d）Measure the width of CVP. Thirty embryos per treatment were used for measurement.（Mean ± standard deviation, t test, **$p<0.01$）.（e）The qPCR result of the relative expression of zebrafish flk1 at 36 hpf.（Mean ± standard deviation, t test, ***$p<0.001$）.（f）At 36 hpf, the tail region flk1 whole in situ hybridization. Scale bar, 100 μm.［Adapted from: Xie X, et al. Effect of simulated microgravity induced PI3K-nos2b signalling on zebrafish cardiovascular plexus network formation [J]. J Biomech, 2019 (87): 83-92.]

对内皮细胞而言，多种外源性刺激因素均可以通过 PI3K-Akt 信号途径诱导 eNOS 的磷酸化，导致其活化和随后的 NO 生成增多，进而发挥生理、病理作用。在参与模拟失重条件下 HUVECs 血管生成能力增强的发生过程中 PI3K-Akt 信号通路通过调节的表达和活性发挥着关键作用。最新研究显示在 PI3K 被抑制后 NO 浓度显著降低（图 4-15（a））。推测 PI3K 信号通路可以调控 NOS2b 活性，从而介导 CVP 网络的形成。进一步研究表明，在 PI3K 抑制剂处理后，CVP 被抑制，不能与相邻的血管连接，而 LY294002+nos2b mRNA 组中 CVP 未见明显血管异常（图 4-15（d））。NOS2b mRNA 可以部分回救由于 LY294002 处理导致的 CVP 的宽度、毛细管间数和毛细管间面积及 flk1 表达的减小（图 4-15（b），（c），（e），（f））。以上研究表明，NOS2b mRNA 部分挽救了斑马鱼胚胎中 LY294002 诱导的 CVP 网络形成缺失。全胚原位杂交也显示了同样的结果（图 4-15（g））。这些发现提示 SM 通过 PI3K-nos2b 信号通路调控 CVP 网络的形成。

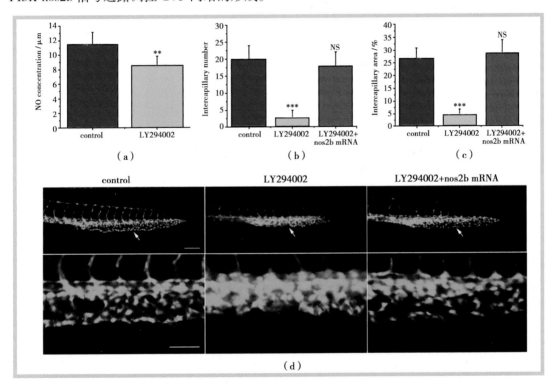

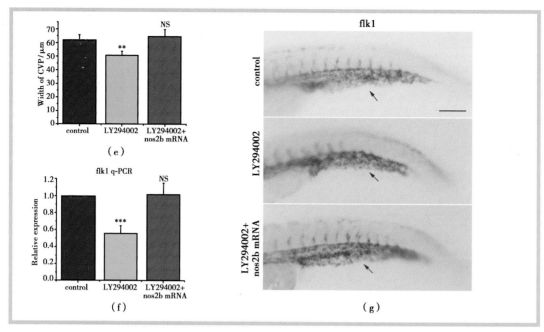

图4-15　SM 介导的 PI3K 通过调控 NOS2b 调节斑马鱼 CVP 网络形成过程。（a）36 hpf 检测斑马鱼 NO 浓度。（均数 ± 标准差，*t* 检验，****p<0.01*）。（b）NOS2b mRNA 部分回救 LY294002 处理后胚胎的毛细血管网络数（*n*=30）。（均数 ± 标准差，*t* 检验，*****p<0.001*）。（c）NOS2b mRNA 也能部分拯救毛细血管面积百分比（*n*=30）。（均数 ± 标准差，*t* 检验，*****p<0.001*）。（d）36 hpf 时胚胎的荧光显微镜图像。侧视图，左前，背侧向上。CVP 用白色箭头表示。比例尺，100 μm。下图显示了图像上方 CVP 区域的放大图。红色箭头表示毛细血管网络。比例尺，50 μm。（e）可以通过 nos2b mRNA 恢复 CVP 的宽度（*n*=30）。（均数 ± 标准差，*t* 检验，*****p<0.001*）。（f）斑马鱼在 36 hpf 时 flk1 相对表达的 qPCR 结果。（均数 ± 标准差，*t* 检验，*****p<0.001*）。（g）36 hpf 时，尾部区域 flk1 全原位杂交。比例尺，100 μm。[引自：Xie X, et al. Effect of simulated microgravity induced PI3K-nos2b signalling on zebrafish cardiovascular plexus network formation [J]. J Biomech, 2019, 87: 83-92.]

Figure 4-15　SM-mediated PI3K regulates the formation of the zebrafish CVP network by regulating NOS2b. (a) 36 hpf detects NO concentration in zebrafish. (Mean ± standard deviation, *t* test, ****p<0.01*). (b) NOS2b mRNA partially rescues the number of capillary networks of embryos treated with LY294002 (*n*=30). (mean ± standard deviation, *t* test, *****p<0.001*). (c) NOS2b mRNA can also partially rescue the percentage of capillary area (*n*=30). (mean ± standard deviation, *t* test, *****p<0.001*). (d) Fluorescence microscope image of embryo at 36 hpf. Side view, front left, back side up. CVP is indicated by a white arrow. Scale bar, 100 μm. The image below shows a magnified view of the CVP area above the image. The red arrow indicates the capillary network. Scale bar, 50 μm. (e) The width of CVP can be restored by nos2b mRNA (*n*=30). (mean ± standard deviation, *t* test, *****p<0.001*). (f) The qPCR result of the relative expression of flk1 in zebrafish at 36 hpf. (Mean ± standard deviation, *t* test, *****p<0.001*). (g) whole in situ hybridization of flk1 in the tail region at 36 hpf. Scale bar, 100 μm. [Adapted from: Xie X, et al. Effect of simulated microgravity induced PI3K-nos2b signalling on zebrafish cardiovascular plexus network formation [J]. J Biomech, 2019, 87: 83-92.]

4.3　研究进展与展望

　　血管内皮细胞是一种存在于血管管腔最内侧的单层细胞，它将血管管腔与周围组织分离开来。在胚胎发育过程中，内皮细胞不仅需要紧密排列形成一种屏障，而且需要适应不断生长的血管从而经历变化和重塑。在复杂力学环境的作用下，内皮细胞将变得有极性，发生迁移及形状改变，甚至会增殖或离开组织变为其他的细胞类型。由于内皮细胞行为的差异，将导致血管形态发生的不同，目前已知的血管形态发生的类型主要有：血管新生，血管修剪，管腔形成，血管口径变化，血管稳定性的变化及血管内皮细胞命运的转变。

4.3.1　血管系统的形态建成

内皮细胞是一种鳞状细胞单层，排列在所有血管的管腔内壁。内皮细胞通过细胞连接点相互连接，聚集成一个巨大的树状管状网络——血管系统，使得营养物质、气体、细胞、激素和其他因子得以通过在血管腔中循环到达整个机体。血管系统是通过一系列复杂的步骤而形成的：首先通过血管发生形成初级血管网，主要由主干血管、主动脉弓和脐血管组成。随后，其余的脉管系统在血流作用下不断地产生并改造以适应胚胎生长和新的生理需求，这一过程称为血管新生（angiogenesis）。新的分支起源于先前存在的血管，这一过程称为血管出芽（sprouting angiogenesis）。新生长的血管彼此融合或与先前存在的血管融合形成新的连接，新形成的连接将允许形成一个管腔，血液可以循环，这一过程称为血管吻合（anastomosis）。为适应机体需求，初级血管网络将进行优化或重塑，即去掉多余血管进一步形成成熟的功能化的血管，这种选择性退化过程称为血管修剪（vessel pruning）。此外，还存在另一种参与血管网络重建和优化的血管新生类型——套叠或分裂型血管新生（intussusceptive angiogenesis）。

4.3.2　血管内皮细胞的受力情况

多数血管的生长和重塑发生在血液循环开始之后，血管内皮细胞暴露于流体微环境产生机械力，如切应力、周向应力和轴向应力。切应力是由于黏性流体的剪切流动而产生的平行于组织表面的力，它取决于血液的流速、黏度以及管子的几何形状。另外两个力由腔内压力控制，其中周向应力是指在方位方向（围绕圆周）上与血管壁相切的力；轴向应力是指沿着血管纵轴（长轴）的力。这 3 个应力决定血管力学特性，并影响血管的几何参数，如半径、壁厚和长度。

4.3.3　血脑屏障的形成

形成 BBB 的基础是大脑中的内皮细胞与脑微环境中存在的其他细胞（如周细胞、星形胶质细胞、神经元和小胶质细胞）相互作用，形成一种有组织的功能结构——神经血管单元（NVU）。在形成 BBB 的血管中，毛细血管内皮细胞特化并通过形成额外的细胞—细胞连接增加屏障紧密性。除了黏附连接外，大脑内皮层还被紧密连接蛋白所密封，这些蛋白阻止物质的细胞旁扩散，并产生高的跨内皮电阻。同时，脑内皮细胞的跨细胞转运能力显著下降。因此，在哺乳动物和斑马鱼中，具有成熟 BBB 的内皮细胞失去了质膜囊泡相关蛋白的表达。此外，壁细胞，如周细胞和平滑肌细胞，紧紧包裹血管壁助于屏障功能的完整性。

4.3.4　血流动力学与血脑屏障

（1）大脑组织的力学微环境

大脑作为人体最柔软的组织，有着特殊的生物力学微环境。生理状态下，颅内压维持在 0.05 ~ 0.1 kPa，咳嗽或打喷嚏时颅内压急剧升高至 0.3 ~ 0.5 kPa。大脑中的循环血流产生流体切应力（FSS），FSS 作用于血管内皮，并传递到脑毛细血管周围的神经元和胶质细胞。FSS 在动脉循环中的范围为 10 ~ 70 dyn/cm^2，在毛细血管循环中为 2.8 ~ 95.5 dyn/cm^2，在脑血管网毛细血管中的 FSS 为 5 ~ 23 dyn/cm^2。有证据表明，毛细血管中的 FSS 促进了血管内皮细胞向 BBB 表型的分化，有利于 BBB 维持结构和功能的完整；而系统性血管疾病或脑旁路移植引起的高切应力将导致屏障破坏。另有研究结果表明生理性 FSS 抑制炎症信号传导并激活稳定血管的通路，而过低或过高的 FSS 激活炎症通路并抑制稳定通路。

（2）生理条件下流体切应力对血脑屏障的保护作用

生理性 FSS 可通过改善脑微血管内皮细胞的紧密性和严格控制物质向脑微循环的交换来增强 BMECs 屏障功能。人脑微血管内皮细胞（HBMECs）中肿瘤坏死因子 -α（TNF-α）和白细胞介素 -6（IL-6）的破坏作用可通过生理剪应力（8 dyn/cm^2）得到缓解。毛细血管样切应力水平（6.2 dyn/cm^2）显著上调与紧密连接蛋白、黏附分子、药物转运蛋白和整合素基因表达有关。此外，毛细血管切应力（10 ~ 20 dyn/cm^2）上调了原发性 HBMEC 中紧密连接蛋白（ZO-1，Claudin-5）和外排转运体（P-gp）的表达。

（3）病理条件下流体切应力对血脑屏障的破坏作用

血管搭桥手术能有效地恢复缺血大脑的血供，增加皮质低灌注区的血流量。然而，搭桥术后血流切应力和灌注压的急剧增加，脑缺血 / 再灌注的过程可能导致 BBB 破坏，进而引起血管水肿和颅内出血。升高的 FSS 损害 BBB 屏障功能，导致脑微血管内皮的结构和功能异常。研究表明高 FSS（40 dyn/cm^2）和脉动流下调紧密连接蛋白标记物的表达，将 ZO-1 转移到细胞质和细胞核，并降低 P-gp 的外排活性。ZO-1 蛋白作为屏障表型丧失的快速触发因素，在暴露于非生理流后瞬间下调，随后 Claudin-5 下调。此外，近期研究结果提出缺血 / 再灌注在 30 ~ 60 min 内诱导早期 BBB 损伤，这是由 BMEC 中细微的细胞骨架重排引起的。

4.3.5　力学发育生物学研究展望

血流动力学因素在个体发育中的作用近年来引起了广泛的关注，过去由于研究手段的局限，很难在体内动态跟踪力学因素在个体发育中的作用。血管系统作为一个复杂的系统，随着其发育进程的推进，涉及的力的种类和作用方式更为复杂，因此研究血管发育过程中力学因素的作用仍然面临着挑战。现在随着高清显微成像系统（如双光子激光共聚焦显微镜）和相关软件的开发利用以及能够测定细胞及分子间作用力的原子力显微镜的广泛应用，不仅可以在体外进行精确的定量的细胞力学相互作用测定，同时还可以在体跟踪细胞运动、观察细胞命运。基于斑马鱼这种模式动物在心血管发育研究领域的开发和应用，利用其胚胎透明的优势进行在体内的力学运动观察和计算，建立活体的血管流体力学网络结构；同时利用多种心血管相关的转基因品系进行力学生物学的研究，如使用没有心跳的转基因斑马鱼可以在体内观察血流动力学的改变对血管发育的影响，将来发育生物学将向这一新的研究领域迈进。同时更多转基因动物品系的获得和人工突变遗传工程实验动物模型的建立，将为力学发育生物学的研究工作提供宝贵的资源。因此我们有必要抓住这个有利时机，从力学的角度对发育生物学展开系统的研究，为将来建立一门新兴的交叉学科——力学发育生物学（Mechano-developmental Biology）奠定坚实的基础。

在这方面，国内的重庆大学、中国科学院动物研究所、中国科学院上海生命科学研究院神经科学研究所等单位开展了富有成效的研究。如重庆大学依托生物力学与组织工程教育部重点实验室（即后来的生物流变科学与技术教育部重点实验室）和重庆国家生物产业基地公共实验中心，在 2009 年建立了力学发育生物学研究室（Laboratory of Mechanical Developmental Biology），开展了一系列力学发育生物学相关研究。例如，前期，以斑马鱼为模型，首次在体实验验证动脉粥样硬化局灶性血流动力学成因的脂质浓度激化假说，初步阐明了低密度脂蛋白浓度极化致动脉粥样硬化的分子机制。随后以双转基因斑马鱼（flk1: GFP × gata1: DsRed）为研究对象，通过激光共聚焦显微镜结合活体成像技术、基因敲降、基因编辑以及分子细胞生物学等技术，系统地研究了斑马鱼尾部静脉血管丛（CVP）发育的整个过程，并且定量分析血流动力学在 CVP 血管新生和尾部静脉形成中的作用和机制。研究发现斑马鱼尾部静脉血管发育分为三个清晰的阶段：CVP 血管新生阶段、尾部静脉形成阶段、CVP 血管消退阶段。改变血流动力学扰乱斑马鱼 CVP 血管新生。定量分析表明血流切应力的变化和 CVP 发育的变化呈线性关系。机制上血流动力学通过激活 ERK5-klf2a-nos2b 信号通路促进 CVP 血管新生。与此同时，研究发现尾部静脉形成主要包括两个方式：血管融合和血管修剪。随后通过激光共聚焦结合斑马鱼活体成像技术发现：当分叉的两根血管中血流速度相同时，分叉的两根血管进行融合，最终形成尾部静脉。当分叉的两根血管中血流速度不一样的时候，血流速度大的血管将稳定保留下来，最终形成尾部静脉，血流速度小的血管发生内皮细胞重排，被修剪掉。机制上，研究发现血流动力学 -klf6atagln2 信号通过促进内皮细胞迁移和细胞骨架聚合调控斑马鱼尾部静脉形成。本章研究已建立一套将力学因素引入发育生物学研究的方法，验证了本书作者前期提出的假设（即：血流切应力参与调节血管发育过程，且是通过改变血管内皮细胞的细胞骨架状态、介导 ERK5 信号通路进而调节 klf2a 和 eNOS 基因表达来实现的），为深入理解和阐明血流切应力调节血管发育的力学生物学机制提供了新依据。

参考文献

陈荣贵. 模拟失重致血管自噬变化及自噬在血管内皮细胞功能异常中的作用 [D]. 西安：第四军医大学，2014.

金雪璞. Klf6a 参与血流动力学调控斑马鱼尾部静脉丛修剪的研究 [D]. 重庆：重庆大学, 2018.

毛秦雯，张立藩，马进. 尾部悬吊大鼠不同部位动脉血管的分化性结构重塑变化及其可逆性 [J]. 海洋学报，1999, 12（2）：17-21.

毛秦雯，张立藩，张乐宁，等. 模拟失重大鼠不同部位动脉血管壁超微结构的变化 [J]. 海洋学报, 1999, 12（4）：17-21.

孙婷，谢翔，汤川政，等. 模拟微重力对斑马鱼血管发育有显著影响 [A]. 中国力学学会，中国生物医学工程学会力学专业委员会，中国生物物理学会生物力学与生物流变学专业委员会. 第十届全国生物力学学术会议暨第十二届全国生物流变学学术会议论文摘要汇编 [C]. 中国力学学会，2012: 1.

孙婷，谢翔，张剑卿，等. 水平回转培养对斑马鱼血管发育的影响 [J]. 遗传，2013（4）：502-510.

王贵学，Flow-dependent vessel pruning governs zebrafish CV formation by klf6a/tagln2 axis [C]. 第七届中美生物医学工程与生物力学研讨会大会报告. 重庆，2019.

谢翔，胡建军，王贵学. 生物力学——胚胎血管系统发育研究新视野 [J]. 遗传，2012, 34（9）：1123-1132.

谢翔. 血流动力学对动脉粥样硬化疾病及血管发育影响的机制研究 [D]. 重庆：重庆大学，2013.

谢翔. 血流动力学因素影响斑马鱼血管发育的力学生物学机制研究 [C]. 重庆：重庆大学博士后研究工作报告，2018.

张倩. PI3K-nos2b 参与模拟微重力调控斑马鱼血管发育过程的研究 [D]. 重庆：重庆大学，2016.

Alarcon-martinez L, Yilmaz-ozcan S, Yemisci M, et al. Capillary pericytes express a-smooth muscle actin, which requires prevention of filamentous-actin depolymerization for detection [J]. Elife, 2018, 7: e34861.

Boon R A, Horrevoets A J. Key transcriptional regulators of the vasoprotective effects of shear stress [J]. Hamostaseologie, 2009, 29: 39-43.

Boon R A, Leyen T A, Fontijn R D, et al. KLF2-induced actin shear fibers control both alignment to flow and JNK signaling in vascular endothelium [J]. Blood, 2010, 115: 2533-2542.

Buravkova L, Romanov Y, Rykova M. Cell to cell interactions in changed gravity: ground-based and flight experiments [J]. Acta Astronaut, 2005, 57: 67-74.

Cai W J, Kocsis E, Luo X, et al. Expression of endothelial nitric oxide synthase in the vascular wall during arteriogenesis［J］. Mol Cell Biochem, 2004, 264: 193-200.

Campinho P, Lamperti P, Boselli F, et al. Blood flow limits endothelial cell extrusion in the zebrafish dorsal aorta ［J］. Cell Rep, 2020, 31（2）: 107505.

Dai X, Faber J E. Endothelial nitric oxide synthase deficiency causes collateral vessel rarefaction and impairs activation of a cell cycle gene network during arteriogenesis［J］. Circ Res, 2010, 106: 1870-1881.

Lei D, Jin X, Wen L, et al. Bmp3 is required for integrity of blood brain barrier by promoting pericyte coverage in zebrafish embryos［J］. Curr Mol Med, 2017, 17（4）: 298-303.

Dekker R J, Boon R A, Rondaij M G, et al. KLF2 provokes a gene expression pattern that establishes functional quiescent differentiation of the endothelium［J］. Blood, 2006, 107: 4354-4363.

Dekker R J, Thienen J V, Elderkamp Y W, et al. Endothelial KLF2 links local arterial shear stress levels to the expression of vascular-tone regulating genes［J］. Am J Pathol, 2005, 167: 609-618.

Dudzinski D M, Igarashi J, Greif D, et al. The regulation and pharma-cology of endothelial nitric oxide synthase ［J］. Annu Rev Pharmacol Toxicol, 2006, 46: 235-276.

Farzam P, Buckley E M, Lin P Y, et al. Shedding light on the neonatal brain: probing cerebral hemodynamics by diffuse optical spectroscopic methods［J］. Sci Rep, 2017, 7（1）: 15786.

Ferranti F, Caruso M, Cammarota M, et al. Cytoskeleton modifications and autophagy induction in tcam-2 seminoma cells exposed to simulated microgravity［J］. Biomed Res Int, 2014, 2014（8）: 66-70.

Forstermann U, Boissel J P, Kleinert H. Expressional control of the constitutive isoforms of nitric oxide synthase （NOS Ⅰ and NOS Ⅲ）［J］. FASEB J, 1998, 12: 773-790.

Fritsche R, Schwerte T, Pelster B. Nitric oxide and vascular reactivity in developing zebrafish, Danio rerio［J］. Am J Physiol Regulatory Integrative Comp Physiol, 2000, 279: R2200-2207.

Gebala V, Collins R, Geudens I, et al. Blood flow drives lumen formation by inverse membrane blebbing during angiogenesis in vivo［J］. Nat Cell Biol, 2016, 18（4）: 443-50.

Gray C, Packham I M, Wurmser F, et al. Ischemia is not required for arteriogenesis in zebrafish embryos［J］. Arterioscler Thromb Vasc Biol, 2007, 27（10）: 2135-2141.

Groenendijk B C W, Hierck B P, Gittenberger-de A C, et al. Development-related changes in the expression of shear stress responsive genes KLF-2, ET-1, and NOS-3 in the developing cardiovascular system of chicken embryos ［J］. Dev Dyn, 2004, 230: 57-68.

Groenendijk B C W, Hierck B P, Vrolijk J, et al. Changes in shear stress-related gene expression after experimentally altered venous return in the chicken embryo［J］. Circ Res, 2005, 96: 1291-1298.

Kharbanda R K, Deanfield J E. Functions of the healthy endothelium［J］. Coronary Artery Dis, 2001, 12: 485-491.

Kondrikov D, Han H R, Block E R, et al. Growth and density-dependent regulation of NO synthase by the actin cytoskeleton in pulmonary artery endothelial cells［J］. Am J Physiol Lung Cell Mol Physiol, 2006, 290: L41-L50.

Kubes P, Suzuki M, Granger D N. Nitric oxide: an endogenous modulator of leukocyte adhesion［J］. Proc Natl Acad Sci USA, 1991, 88: 4651-4655.

Lee J S, Yu Q, Shin J T, et al. Klf2 is an essential regulator of vascular hemodynamic forces in vivo［J］. Developmental Cell, 2006, 11: 845-857.

Lei D X, Jin X P, Wen L, et al. Bmp3 is required for integrity of blood brain barrier by promoting pericyte coverage in zebrafish embryos［J］. Curr Mol Med, 2017, 17: 298-303.

Lepiller S, Franche N, Solary E, et al. Comparative analysis of zebrafish nos2a and nos2b genes［J］. Gene, 2009, 15, 445（1-2）: 58-65.

Lee S H, Chun W, Kong P J, et al. Sustained activation of akt by melatonin coniributes to the protection against kainic acid-induced neuronal death in hippocampus［J］. J Pineal Res, 2006, 40: 79-85.

Li L, Qu Y, Mao M, et al. The involvement of phosphoinositid 3-kinase/akt pathway in the activation of hypoxia-inducible factor-lalpha in the developing rat brain after hypoxia-ischemia［J］. Brain Res, 2008, 1197: 152-158.

Lin Z, Kumar A, SenBanerjee S, et al. Kruppel-lLike fFactor 2（KLF2）regulates endothelial thrombotic function［J］. Circ Res, 2005, 96: e48-e57.

Loufrani L, Henrion D. Role of the cytoskeleton in flow（shear stress）-induced dilation and remodeling in resistance arteries［J］. Med Biol Eng Comput, 2008, 46（5）: 451-460.

Lucitti J L, Jones E A, Huang C, et al. Vascular remodeling of the mouse yolk sac requires hemodynamic force［J］. Development, 2007, 134（18）: 3317-3326.

McCue S, Noria S, Langille B L. Shear-induced reorganization of endothelial cell cytoskeleton and adhesion complexes［J］. Trends Cardiovasc Med, 2004, 14: 143-151.

Momken I, Lechene P, Ventura-Clapier R, et al. Voluntary physical activity alterations in endothelial nitric oxide synthase knockout mice［J］. Am J Physiol Heart Circ Physiol, 2004, 287（2）: H914-H920.

Moncada S. The 1991 ulf von euler lecture. The L-arginine: nitric oxide pathway［J］. Acta Physiol Scand, 1992, 145: 201–227.

Nicoli S, Standley C, Walker P, et al. MicroRNA-mediated integration of haemodynamics and Vegf signalling during angiogenesis［J］. Nature, 2010, 464: 1196-1200.

Parmar K M, Larman H B, Dai G, et al. Integration of flow-dependent endothelial phenotypes by Kruppel-like factor 2［J］. J Clin Invest, 2006, 116: 49-58.

Pelster B, Grillitsch S, Schwerte T. NO as a mediator during the early development of the cardiovascular system in the zebrafish［J］. Comp Biochem Physiol B Biochem Mol Biol, 2005, 142: 215-220.

Poelmann R E, Gittenberger-de A C, Hierck B P. The development of the heart and microcirculation: role of shear stress［J］. Med Biol Eng Comput, 2008, 46: 479-484.

Searles C D, Ide L, Davis M E, et al. Actin cytoskeleton organization and posttranscriptional regulation of endothelial nitric oxide synthase during cell growth［J］. Circ Res, 2004, 95: 488-495.

SenBanerjee S, Lin Z, Atkins G B, et al. KLF2 is a novel transcriptional regulator of endothelial proinflammatory activation［J］. J Exp Med, 2004, 199（10）: 1305-1315.

Silvia V, Alessandro V, Silvia B, et al. Alterations of the actin cytoskeleton and increased nitric oxide synthesis are common features in human primary endothelial cell response to changes in gravity［J］. Biochim Biophys Acta, 2007, 1773（11）: 1645-1652.

Su Y, Edwards-Bennett S, Bubb M R, et al. Regulation of endothelial nitric oxide synthase by the actin cytoskeleton ［J］. Am J Physiol Cell Physiol, 2003, 284: C1542-C1549.

Uruno A, Sugawara A, Kanatsuka H, et al. Hepatocyte growth factor stimulates nitric oxide production through endothelialnitric oxide synthase activation by the phosphoinositide 3-kinase/Akt pathway and possibly by mitogen-activated protein kinase kinase in vascular endothelialcells［J］. Hypertens Res, 2004, 27（11）: 887-895.

Vartanian K B, Berny M A, McCarty O J, et al. Cytoskeletal structure regulates endothelial cell immunogenicity independent of fluid shear stress［J］. Am J Physiol Cell Physiol, 2010, 298: C333-341.

Vaziri N D, Ding Y, Sangha D S, et al. Upregulation of NOS by simulated microgravity, potential cause of orthostatic intolerance［J］. J Appl Physiol, 2000, 89（1）: 338-344.

Veerasamy M, Bagnall A, Neely D, et al. Endothelial dysfunction and coronary artery disease: a state of the art review［J］. Cardiol Rev, 2015, 23: 119-129.

Wang N, Miao H, Li Y S, et al. Shear stress regulation of Kruppel-like factor 2 expression is flow pattern-specific［J］. Biochem Biophys Res Commun, 2006, 341: 1244-1251.

Weinberg E J, Mack P J, Schoen F J, et al. Hemodynamic environments from opposing sides of human aortic valve leaflets evoke distinct endothelial phenotypes in vitro［J］. Cardiovasc Eng, 2010, 10: 5-11.

Xie X, Wang G X. Effect of simulated microgravity induced PI3K-nos2b signalling on zebrafish cardiovascular plexus network formation［J］. J Biomech, 2019, 87: 83-92.

Xie X, Tan J, Wei D, et al. In vitro and in vivo investigations on the effects of low-density lipoprotein concentration polarization and haemodynamics on atherosclerotic localization in rabbit and zebrafish［J］. J R Soc Interface, 2013, 10（82）: 20121053.

Xie X, Wang G, Tan J, et al. Angiogenesis during embryonic development is dependent on blood flow in zebrafish ［J］. Circulation, 2010, 122: A18135.

Xie X, Lei D X, Zhang Q, et al. Effect of simulated microgravity induced PI3K-nos2b signalling on zebrafish cardiovascular plexus network formation［J］. J Biomech, 2019, 87: 83-92.

Xie X, Liu D, Lei D X, et al. Effects of simulated microgravity on vascular development in zebrafish［J］. Mol

Cell Biomech, 2017, 14（3）: 171-186.

Xie X, Zhou T, Wang Y, et al. Blood flow regulates zebrafish caudal vein plexus angiogenesis by ERK5-klf2a-nos2b signaling［J］. Curr Mol Med, 2018, 18（1）: 3-14.

Young A, Wu W, Sun W, et al. Flow activation of AMP-Activated protein kinase in vascular endothelium leads to Kruppel-like factor 2 expression［J］. Arterioscler Thromb Vasc Biol, 2009, 29（11）: 1902-1908.

Zhao X, Lu X, Feng Q. Deficiency in endothelial nitric oxide synthase impairs myocardial angiogenesis［J］. Am J Physiol Heart Circ Physiol, 2002, 283（6）: H2371-2378.

第5章　动脉粥样硬化斑块形成的力学生物学机制

本章从血流动力学因素，特别是切应力的变化对与 AS 相关的血管内皮功能障碍、炎症反应和血管生成等方面的影响入手，介绍血流切应力对 AS 形成的影响及其调控机制；重点论述血流动力学变化影响 AS 斑块稳定性及致病的力学机制，以及调控血流切应力对临床治疗 AS 的指导意义，并简述其他力学生物学因素在 AS 斑块治疗中的潜在应用。

5.1　切应力和动脉粥样硬化

5.1.1　切应力和动脉粥样硬化相关的血管内皮功能障碍

动脉血管内皮功能障碍是导致血管硬化性疾病的早期事件。从组织、细胞和分子水平上均可以观察到 VECs 的功能失活影响着 AS 的发生和发展进程。切应力调节许多 AS 相关基因的表达，并在很大程度上影响内皮功能。长期以来，研究者通过 eNOS 活性和 NO 产生来评价血管内皮功能，二者从根本上具有调节内皮细胞的生理活性的作用。VECs 中 NO 的释放，可以从转录水平上增强 eNOS 的表达进行调节，也可以通过 eNOS 蛋白磷酸化从转录后水平上进行调节。对 VECs 施加层流切应力可显著促进 NO 的释放。研究结果表明：在切应力作用于 VECs 8 ~ 24 h 后，VECs 中 NO 分泌量相对于静态培养组均有显著增加。特别是 $\tau = 15$ dyn/cm² 时，NO 的分泌较其他切应力水平均有显著增加。然而，在伴有扰动流的动脉区域往往表现出内皮功能障碍，主要是由于 NO 的产生能力受到明显限制，结合其他内皮的局部危险因素进一步诱发 AS 的形成（图 5-1）。例如，体内研究结果表明，在受到紊流影响的斑块破裂多发位点，可引发 eNOS 的下调并激活相关 AS 因子。此外，AS 部位的切应力变化会下调内皮血管舒张因子如前列环素（prostacyclin，PGI2），并上调血管收缩因子如内皮素 -1（endothelin-1，ET-1），从而促进了 AS 的发展。本书著者实验室研究结果表明，与静态培养对照比较，低流体切应力（5 dyn/cm²、10 dyn/cm²）显著促进了 ET-1 的分泌，而较高的流体切应力（15 dyn/cm^2）则显著抑制了 ET-1 的分泌，且较高的流体切应力对 ET-1 在胞内累积量的影响更大。此外，ET-1 分泌量高低不仅取决于切应力大小，还依赖于剪切作用时间（图 5-2）。因此，体内多种 AS 诱发因子和 AS 保护因子之间可通过动态地协调内皮细胞稳态，在平衡内皮功能对切应力的响应方面起着重要作用。总的来说，高速、单向的血流所产生的层流切应力（≥ 15 dyn/cm^2）具有抗血栓、抗增生和抗炎症等作用，而低速、震荡、回旋的血流所产生的异常切应力（＜ 15 dyn/cm^2）能够促进炎症发生并导致 AS。

虽然在 VECs 表面的剪切传感机制已被广泛研究，但 VECs 表面多种受体如何响应血流动力学信号，整合力学信号转化为化学信号影响血管内皮功能，并最终如何决定 AS 的发生和发展仍不完全清楚。

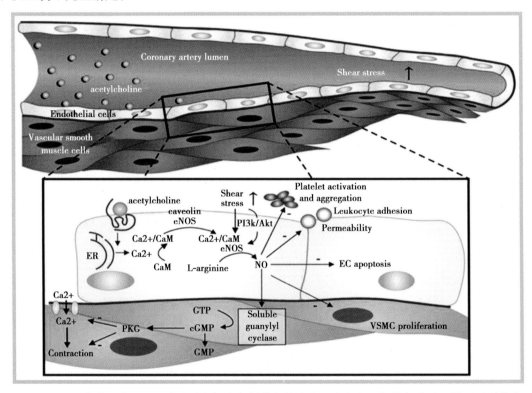

图 5-1 NO 合成示意图。乙酰胆碱和切应力刺激血管内皮细胞产生一氧化氮合酶，再通过受体和非受体和钙依赖性和非钙依赖性途径，导致内皮细胞的一氧化氮（NO）的产生。[引自：Herrmann J, et al. Simply say yes to no? Nitric oxide（NO）sensor-based assessment of coronary endothelial function [J]. Eur Heart J, 2010, 31（23）: 2834-2836.]

Figure 5-1 Synthesis of NO. Illustration of the stimulation of endothelial NO synthase by acetylcholine and shear stress leading to increased nitric oxide（NO）production in endothelial cells by receptor and non-receptor and calcium-dependent and non-calcium-dependent pathways. [Adapted from: Herrmann J, et al. Simply say yes to no? Nitric oxide（NO）sensor-based assessment of coronary endothelial function [J]. Eur Heart J, 2010, 31（23）: 2834-2836.]

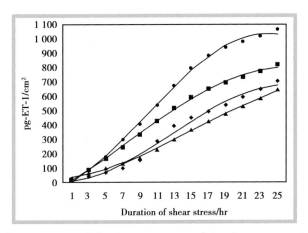

图 5-2　在静态（◆）、5 dyn/cm² （■）、10 dyn/cm² （●）和 15 dyn/cm² （▲）处理条件下内皮细胞在不同时间的 ET-1 累计释放量。［引自：Wang GX, et al. Shear-induced changes in endothelin-1 secretion of microvascular endothelial cells ［J］. Microvasc Res, 2002, 63 （2）：209-217.］

Figure 5-2　Cumulative ET-1 secretion of ECs under static conditions （◆）or exposed to steady laminar shear stress of 5 dyn/cm² （■）, 10 dyn/cm² （●）, and 15 dyn/cm² （▲）at different time points. ［Adapted from: Wang GX, et al. Shear-induced changes in endothelin-1 secretion of microvascular endothelial cells ［J］. Microvasc Res, 2002, 63 （2）：209-217.］

5.1.2　切应力和动脉粥样硬化相关的炎症

AS 被认为是一种慢性炎症性疾病，炎症程度对 AS 病变的发展起着决定性作用。炎性细胞在血管壁内膜的聚集和浸润是形成 AS 的重要事件。切应力激活或抑制某些转录因子和后影响相关基因的表达，是影响 AS 斑块炎症状态的一个关键因素，并最终介导了血液循环中白细胞在血管内皮层的归巢、滚动和黏附。在伴有紊流的动脉血管区域，切应力上调了促炎性转录因子 NF-κB，引发 AS 病变区域炎症的逐步激活。低切应力被认为是通过部分激活 NF-κB 依赖性促炎症基因的表达，包括黏附分子如细胞间黏附分子 -1（CAM-1）、细胞趋化因子如单核细胞趋化蛋白（MCP-1）、促炎细胞因子如肿瘤坏死因子（TNF-α）等，加速个体冠状动脉血管内斑块的形成。这些促炎因子的共同作用增加了白细胞和单核细胞的归巢，单核细胞深入内皮层分化为巨噬细胞，并吞噬脂质而转化为泡沫细胞。另一方面，泡沫细胞又会产生大量的炎性细胞因子、生长因子、活性氧和基质降解酶，从而进一步加快 AS 斑块的发展。与此相反的是，暴露于层流切应力下的 VECs 拥有抗炎和抗氧化的能力。Kruppel 样因子 2（KLF2）和核转录相关因子（NF-E2-related factor 2, Nrf2）是构成切应力诱发动脉粥样硬化转录的关键因素，它们可上调抗炎和抗氧化基因，如 eNOS 和血红素加氧酶（HO-1）的表达。体内研究证明，这两个转录因子利于维持动脉功能，并揭示了其在脉管系统保护区域选择性激活的作用。此外，研究证实了血流作用调控 KLF2 表达的分子机制，包括通过 MEK5/ERK5/MEF2 信号途径的激活，组蛋白去乙酰化酶 5（HDAC5）介导的活性转录调控，硫氧还原蛋白的互作蛋白，以及 microRNA 的转录后调控等。Nrf2 的调节作用目前仍未完全阐明，已有研究揭示 Nrf2 在静止状态下可与 KELCH 状 ECH 相关蛋白 1（Keap-1）

螯合并响应层流切应力，通过 PI3K/Akt 转移至细胞核内积聚。更重要的是，NF-κB、KLF2 和 Nrf2 之间可以相互作用，但作用机制是否受到切应力的调控仍不明了。

5.1.3　切应力与动脉粥样硬化中血管生成的关系

斑块破裂是动脉血栓形成最常见的原因，导致了大约 75% 急性动脉血栓发生。虽然斑块破裂总是伴随着纤维帽的局部炎症，但炎症浸润并不覆盖整个斑块，大多数斑块成分的特点是很少或者没有炎性细胞，并且稳定斑块中也经常存在炎症。因此，切应力诱发的单独的炎症反应不能被完全确定为斑块破裂并引起急性冠脉事件的诱因。

斑块内出血已被确定是在 AS 斑块进程中导致斑块破裂的关键因素。传统的观念认为外膜滋养血管，孕育外层血管壁，起抵抗 AS 的作用。不过，也有学者认为，新生血管的形成让斑块扩展超过了临界厚度，也是 AS 的一个诱因。此外，滋养血管的密度被认为是 AS 发展过程最直接相关的因素。研究发现滋养血管的移除或抑制可导致内膜的变化，类似于 AS 的发生过程。中层坏死细胞、巨噬细胞和 VSMCs 的浸润，甚至连同形态学上完整的内皮组织，在 AS 发生的初始阶段支持着外膜的血管滋养管的作用。此外，研究还发现阿托伐他汀药物抑制血管滋养管的同时也抑制了 AS 过程，该抑制效果并不依赖于胆固醇水平的降低。因此，人们逐渐认为血管滋养管在 AS 的起始和发展过程中发挥着重要的作用。随着医学成像技术的进步，利用全新的超声造影手段已实现血管滋养管和斑块内新血管形成过程可视化，并已发展为确定早期 AS 斑块部位的诊断方法。

切应力在出芽式血管新生和微脉管网络的形成中起着重要作用，影响着 AS 斑块的发展。研究发现狭窄血管近心端的高切应力区域血管新生明显（图 5-3（a），（c）），而狭窄血管远心端的低切应力区域血管新生数量极低（图 5-3（b），（d））。低切应力很可能通过刺激促血管生成因子的分泌来促进内膜血管形成，其中最典型的例子是 VEGF。除了通过切应力增加 VEGF 活力和后续 VEGF- 依赖型血管内皮生长因子受体（VEGFR2）激活来促血管生成（图 5-4），已经证明切应力引导的 VEGFR2 配体独立型激活对多重细胞信号响应很重要。VEGFR2 的切应力依赖型活化引起 p38 和 ERK1/2 激活，从而导致切应力诱导型血管生成。此外，血管生成素 -2（angiopoietin-2，ANG2）是另一种切应力介导的血管生成和斑块内出血的重要的促血管生成因子。更具体地说，振荡切应力上调 ANG2 促进了血管生成，而层流切应力下调 ANG2 并抑制血管管腔的形成。切应力调节 ANG2 表达的具体机制可归因于 PI3K/AKT 通路被抑制后，转录因子 FOXO1 迅速诱导 ANG2 表达。因此，层流切应力激活 PI3K/AKT 通路，可能导致磷酸化的 FOXO1 抑制了 ANG2 表达。

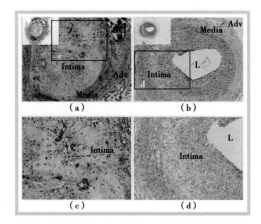

图 5-3　**新生微血管主要集中在狭窄血管的近心端，而远心端并不明显。**图（a）和（c）表示狭窄血管近心端高切应力区域，而（b）和（d）表示狭窄血管远心端的低切应力区域，（c）和（d）分别表示斑块的增生内膜微结构。图（c）中血管数量很多，但是其他细胞数量较少，而图（d）大量的细胞增生，而几乎没有可见的新生血管。图（a）和（b）（100×），图（c）和（d）（200×）。［引自：邱菊辉 . Id1 调控血管新生参与动脉粥样硬化易损斑块形成的力学生物学机制［D］. 重庆：重庆大学，2011.］

Figure 5-3　MVD Increases with Atherosclerotic Progression in the upstream of Carotid Collar Placement.（a）（c）Detail of hematoxylin and eosin-stained the upstream and the downstream of Carotid Collar Placement with thick cap fibroatheroma（necrotic core, NC）; inset shows entire coronary artery. Boxed regions（c）and（d）illustrate the regions of interest and correspond to（c）showing microvessels in the intraplaque region.（a, b100×; c, d 200×）.［Adapted from: Qiu JH. The mechanogical mechanisms of Id1-induced angiogenesis in rupture-prone plaque formation［D］. Chongqing: Chongqing University, 2011.］

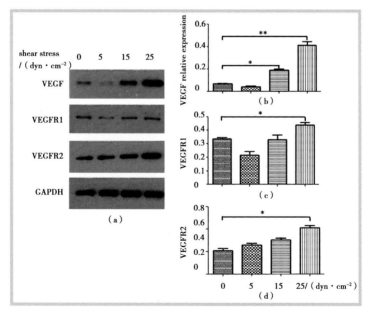

图 5-4　**不同的切应力调节内皮细胞的 VEGF、VEGFR1 和 VEGFR2 的表达。**（a）WB 检测 VEGF、VEGFR1 和 VEGFR2 在内皮细胞中的表达。（b—d）VEGF、VEGFR1 和 VEGFR2 在内皮细胞中的表达的数据统计［引自：Ling B, et al. Shear stress and oxidized LDL regulates endothelial cell tube formation through VEGF signaling［J］. MCB, 2017, 14（4）: 197-211.］

Figure 5-4　Different shear stress regulates VEGF, VEGFR1, VEGFR2 protein expression in EC.（a）Western blot detects expression of the VEGF, VEGFR1, VEGFR2 protein in EC.（b）-（d）The statistic of the expression of VEGF, VEGFR1, VEGFR2 protein expression in EC［Adapted from: Ling B, et al. Shear stress and oxidized LDL regulates endothelial cell tube formation through VEGF signaling［J］. MCB, 2017, 14（4）: 197-211.］

5.1.4　血流切应力高低对动脉粥样硬化形成的影响

受血液流速特性的影响，动脉和静脉血管树中的切应力各有不同。动脉壁切应力在 $10 \sim 70 \ dyn/cm^2$，而相应静脉切应力的正常值比动脉明显要低（$1 \sim 6 \ dyn/cm^2$）。在脉管系统中，高切应力的区域也存在，特别是在因血管解剖结构或几何形状引起湍流或流速增加，如弓动脉样的弯曲、分叉和血管吻合处等。而且由于逆流的存在，切应力的方向也可能会改变，这依赖于血流动力学的状况。低切应力区常伴有不稳定流体的存在，如湍流、血液回流区域、血液"停滞"区域（淤血）等，这些情况常常在大动脉或动脉分叉处可以看到。

AS 与诸多危险因素如高血压、高胆固醇血症、低 HDL 血症、糖尿病以及吸烟等有密切联系，但 AS 的损害分布是非随机的，呈现高度的局灶性且无明显的个体差。AS 斑块大都会发生于冠状动脉、颈动脉、脑动脉、腹主动脉、股动脉等复杂的血液流动区域，且多在动脉的分叉、狭窄或弯曲等几何形状和血流速度都有改变的部位。而血管直径、血流速度和血液黏度决定了切应力的高低。

（1）正常血流切应力的影响

在正常生理状况下，层流切应力是维持血管健康很重要的一个因素，它恒定在一定范围内并保持其方向和大小，可以阻止 AS、血栓形成、粒细胞的黏附、VSMCs 增殖以及血管重建、内皮细胞凋亡等。它对血管管径的调节、血管壁的细胞增殖、血栓形成及炎症的抑制等是非常重要的。层流切应力可刺激 VECs 释放多种生物活性物质，如超氧歧化酶（SOD）、谷胱甘肽、NO 和 ET-1 等。NO 可引起血管平滑肌舒张松弛，而 ET1 则使之收缩，两者的平衡能使血管张力保持在一定的范围内。NO 还可抑制血小板黏附，抑制 VECs 过度合成并释放生长因子，并阻止了 VSMCs 的过度增殖。因此，稳定的层流切应力是抗 AS 形成的一个重要因素。

近期研究表明，稳定的层流切应力会促进内皮细胞因子的释放、抑制凝血、白细胞迁移、引起 VSMCs 而导致血管舒张。$15 \sim 70 \ dyn/cm^2$ 正常生理范围的层流切应力可诱导内皮细胞处于静止期并维持抗 AS 基因的正常表达。低于 $4 \ dyn/cm^2$ 的切应力则刺激致 AS 基因的表达，高于 $70 \ dyn/cm^2$ 切应力则诱导早期血栓形成。

相关研究表明，稳定的层流可降低 VECs 的凋亡和 TNF-α 介导的 VECs 激活（图 5-5），效果与切应力大小成正比。VECs 凋亡或激活被认为是斑块缺损的主要原因，并可进一步引起血小板聚集。$12 \ dyn/cm^2$ 的稳定层流切应力作用于 HUVECs，受 TNF-α 刺激而激活三个 MAP 激酶（MAPK）：细胞外信号调节激酶（ERK 1/2）、c-Jun 氨基端激酶（JNK）和 p38。在 HUVECs 内，TNF-α 激活 ERK1/2、JNK 和 p38 最多只需 15 min，而预先将 HUVECs 放置在稳定层流中处理 10 min 后，JNK 的激活即被抑制，而 ERK1/2 和 p38 的激活无明显差异。将 HUVECs 与 PD98059（蛋白激酶 MEK1/2 的专一抑制剂）共孵育，会阻断血流切应力介导的对 TNT 激活 JNK 的抑制作用。

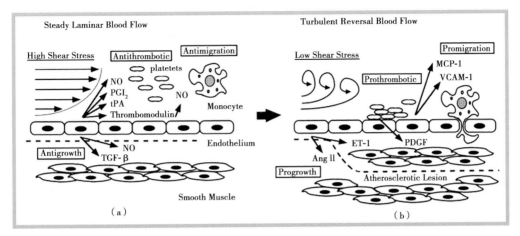

图 5-5 内皮细胞生物学和切应力。（a）稳定层流切应力促进内皮细胞白血球的凝固和迁移、平滑肌细胞增殖的因子的释放，同时提高内皮细胞的存活率。（b）相比之下，低切应力和扰动流改变分泌因子的轮廓，并使表面分子表达相反的效果，因此导致动脉粥样硬化的发展。PGI2 为环前列腺素；tPA 为组织纤溶酶原激活物；TGF-β 为转换生长因子 β；Ang Ⅱ 为血管紧张素 Ⅱ；ET-1 为内皮素 1；PDGF 为血小板源生长因子；MCP-1 为单核细胞趋化蛋白 1；VCAM-1 为血管细胞黏附分子 1。[引自：Yoshizumi M, et al. Stress and vascular responses: atheroprotective effect of laminar fluid shear stress in endothelial cells: possible role of mitogen-activated protein kinases [J]. J Pharmacol Sci, 2003, 91（3）: 172-176.]

Figure 5-5 **Endothelial cell biology and shear stress.** (a) Steady laminar shear stress promotes release of factors from endothelial cells that inhibit coagulation, migration of leukocytes, and smooth muscle proliferation, while simultaneously promoting endothelial cell survival. (b) In contrast, low shear stress and turbulent flow shift the profile of secreted factors and expressed surface molecules to one that favors the opposite effects, thereby contributing to the development of atherosclerosis. PGI2 indicates prostacyclin; tPA, tissue plasminogen activator; TGF-β; transforming growth factor-β; Ang Ⅱ, angiotensin Ⅱ; ET-1, endothelin-1; PDGF, platelet-derived growth factor; MCP-1, monocyte chemoattractant protein-1; VCAM-1, vascular cell adhesion molecule-1. [Adapted from: Yoshizumi M, et al. Stress and vascular responses: atheroprotective effect of laminar fluid shear stress in endothelial cells: possible role of mitogen-activated protein kinases [J]. J Pharmacol Sci, 2003, 91（3）: 172-176.]

（2）异常血流切应力的影响

在血管的分叉、分支出口以及弯曲处，非层流（湍流或扰流）因为流动方向的混乱，会形成各种旋涡并造成切应力大小的改变（图 5-6），这种血流类型的变化可引起血管内皮在细胞和分子水平不同的反应，这些反应与其他全身性危险因素一起协同促进 AS 形成。

1）高切应力的影响：早在 1968 年，研究认为 AS 形成的原因是局部的高切应力损伤了血管内皮细胞层，导致血脂质沉积和血小板聚集，进而形成斑块。该项研究所估计的能够损伤内皮细胞的切应力水平在 400 dyn/cm² 以上，然而，在正常的心血管循环系统中，动脉的最大切应力不超过 100 dyn/cm²，因此现在的研究者普遍不支持这种假设。

危当恒等的研究发现，在高切应力区，高切应力使内皮细胞胞间间隙增大，脂质以及炎症细胞容易进入内皮下沉积，最终引发内膜增生和粥样斑块的形成，该过程为一个急性反应的过程，并且导致斑块的不稳定性。而狭窄远心端是振荡的低切应力区，脂质在该区域堆积从而影响内皮细胞的通透性，导致脂质在内皮下沉积，引起平滑肌细胞的迁移和增殖，从而诱导内膜增生的形成和发展，是一个慢性反应过程。

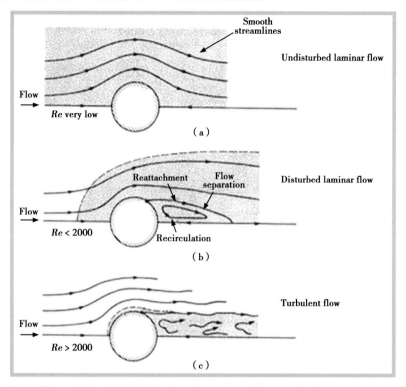

图 5-6　血液流型特征。说明流动模式特征的示意图。（a）未受干扰动的层流是一种平滑的流线型流动，其特征是血液同心层沿动脉平行移动。（b）受扰动的层流的特征是反向流动（即，流动分离、再循环和重新附着到正向流动）。（c）在湍流中，任何给定点的血流速度随时间不断变化，即使整体流动是稳定的。*Re* 为雷诺系数。［引自：Chatzizisis YS, et al. Role of endothelial shear stress in the natural history of coronary atherosclerosis and vascular remodeling: molecular, cellular, and vascular behavior［J］. J Am Coll Cardiol, 2007, 49（25）: 2379-2393.］

Figure 5-6　Characteristics of Flow Patterns. Schematic figure illustrating the characteristics of flow patterns. （a）Undisturbed laminar flow is a smooth streamlined flow characterized by concentric layers of blood moving in parallel along the course of the artery. （b）Disturbed laminar flow is characterized by reversed flow（i.e., flow separation, recirculation, and reattachment to forward flow）. （c）In turbulent flow the blood velocity at any given point varies continuously over time, even though the overall flow is steady. Re=Reynolds number. ［Adapted from: Chatzizisis YS, et al. Role of endothelial shear stress in the natural history of coronary atherosclerosis and vascular remodeling: molecular, cellular, and vascular behavior［J］. J Am Coll Cardiol, 2007, 49（25）: 2379-2393.］

　　近期研究显示，在动脉狭窄的近端，越接近狭窄部位，切应力愈高。但高切应力不易于 AS 发生是在一定范围内的，实验表明，高切应力区出现内皮通透性增高可以解释为超过非生理状态的高切应力，因为在超过 400 dyn/cm² 时内皮细胞功能将受到损害。由于在近端狭窄部位通透性增高，且切应力急剧升高，有两种类型的紧密连接蛋白的表达明显减少，但仍明显高于远端白蛋白和脂质通透性增高区域。这反映出与低切应力相比，高切应力的确对动脉硬化发生具有一定阻碍作用。

　　Yusaku Fukumoto 等认为局部高切应力可引发 AS 纤维帽破裂。高血流切应力可降低 VECs 增殖率和凋亡率，提高血管扩张性化学介质、旁分泌生长抑制因子、纤维蛋白原溶解因子和抗氧化剂的产生；抑制血管收缩性介质、旁分泌生长刺激因子、炎性介质和黏附分子的产生。

2）低切应力的影响：1978 年，Caro 提出致 AS 的低切应力作用假说，他认为 AS 损害发生在管壁切应力相对较低的区域。目前普遍认为，低切应力是动脉疾病最危险的血流动力学因素。处于低切应力或具有涡流区域的动脉壁与局部内皮细胞功能紊乱和 AS 斑块形成有关。Yoshizumi 等的研究表明 AS 主要发生在血管内湍流和低切应力的区域，而层流和高切应力因能降低 CD36（Ox-LDL 的受体）的表达和单核细胞黏附以及 ET-1 的产生、增加 NO 生成从而具有抗 AS 形成的作用。

姜宗来用家兔颈总动脉粥样硬化模型和猪颈总动脉体外应力培养模型的研究结果表明，低切应力明显促进了动脉粥样硬化的形成和发展。在低切应力作用下，动脉发生明显重建，VSMCs 增殖与凋亡在重建过程中都发挥了重要作用。低切应力使 VECs 的 NO 分泌受到抑制，促使 VSMCs 增殖增加、凋亡减弱。在低切应力作用下，抑癌基因蛋白 p53 和凋亡抑制基因蛋白 Bcl-2 表达发生变化，可能调节了 VSMCs 的凋亡过程。在与切应力有关的 VSMCs 增殖和凋亡的信号转导过程中，原癌基因 C-Fos 和 C-Myc 可能发挥了调节作用，从而参与血管重建。

部分研究认为低切应力状态持续维持 48 h 以上，血管内皮细胞明显增生，常伴有内皮细胞形态改变和伸展性下降、弹性纤维减少、单核细胞黏附性增加、血管细胞黏附分子表达增加；此外血流切应力下降还可促使血管内皮细胞凋亡，破坏血管内膜完整性，导致局部血栓形成。Chatzizisis 等的研究认为，低切应力的大小决定 AS 斑块的复杂性和异质性，可作为高风险 AS 斑块（大量脂质沉积、炎症严重、纤维帽变薄、严重的内弹力板退化和过度膨胀重建等）发生发展的独立预测因子（independent predictor）。

5.1.5　切应力调控的基因表达对动脉粥样硬化的影响

血流切应力可直接调控 VECs 内多种基因表达。目前已发现内皮细胞中受切应力调节的基因有 40 多种。根据其生物学特性，大致可分为血管活性物质、生长因子、黏附分子、趋化因子、凝血因子和原癌基因等。这些受切应力调节的基因，涉及了细胞的增殖、分化、血管紧张性的维持、血栓形成、细胞与基质及细胞与细胞之间的黏附和炎症或免疫系统的调节等许多方面。

动脉水平的切应力（$> 15 \, dyn/cm^2$）有诱导内皮细胞的抗 AS 基因的表达，而低的切应力（$< 4 \, dyn/cm^2$）部位多易于发生 AS，且刺激该处内皮细胞的 AS 基因的表达，从而加速 AS 形成。以往研究表明，层流切应力可提高 VECs 的抗炎症能力，可防止单核细胞黏附、增殖和细胞凋亡并抑制炎症细胞基因的表达。因此，层流切应力是一个通过调节内皮细胞基因表达来调节血管管壁生理病理至关重要的因素。

早期的许多研究已经表明，在层流切应力作用下，存在于某些内皮基因启动子的各种各样的切应力反应元件（SSREs），通过与各种各样的转录因子相互作用而调控它们的表达。如在 PDGF-B 的启动子上游有一个 GAGACC 的 6bp 序列，它与切应力的诱导作用有关。当这一序列发生改变时，内皮细胞对应力的反应性下降或消失。有研究表明 SSRE 与内皮细胞内 DNA 特异性结合，可使基因产物上调或下调，这类基因包括：eNOS，ET-1，原癌基因 C-Fos，C-Jun，转化生长因子 - β（TGF- β）和单细胞趋化蛋白 -1（MCP-1）等。早期研究发现 NO 调节切应力介导的 Egr-l 基因表达，这种调节是通过内皮细胞的胞外信号调节激酶（ERK）起作用。定场流动和 NO 供体介导产生的 NO 通过分别下调 NF- κ B 和 Egr-1 来分别抑制随时间变化的切应力作用下 MCP-1 和 PDGF-A 的表达。切应力是内皮细胞组织因子基因表达上调的触发因素之一，其触发机制与转录因子 Egr1 和 sp1 介导有关。

切应力可以直接调节内皮细胞生物活性物质的合成和分泌，其中包括诱导内皮细胞生成白介素 -8（IL-8），且 IL-8 的生成量与切应力作用时间有关。AS 发生时不仅有血流动力学的变化，也往往还伴有炎症反应。内皮细胞在流体切应力作用下可以表达多种趋化细胞因子。IL-8、MCP-1 和生长调节癌基因（GRO）均为趋化细胞因子，在调节炎症反应过程中起重要作用。

5.1.6 致动脉粥样硬化和抗动脉粥样硬化转录因子的应力调控

对切应力快速响应的主要元素，包括在腔膜中离子通道的开口、局部黏附复合体内整合素的活化和位于细胞 - 细胞连接处的黏附分子复合体。随后下游信号对切应力的响应被激活，包括各种激酶磷酸化，GTP 酶活化和活性氧产生，其中大部分主要汇成 MAPKs 通路。最终，这些途径导致致 AS 性转录因子的激活，如炎症因子 NF- κ B 和激活蛋白 -1（AP-1）；或激活抗 AS 的转录因子，如抗炎症因子 KLF2 和抗氧化核因子红细胞 2-like2（Nrf2）（图 5-7），这使得他们与多个靶基因结合，从而触发或抑制基因表达的转录调控，进而调节细胞的功能和疾病的发生进展。

这些致 AS 或抗 AS 保护转录因子之间微妙的平衡关系是通过多种分子释放支配血管生理学 / 病理学和 AS 发生发展的。具体来说，致 AS 的切应力通过降低 eNOS 的 mRNA 和蛋白表达来削弱 NO 的生物利用度，最终损害依赖于 NO 的血管舒张和动脉硬化保护作用。此外，致 AS 的切应力激活 NF- κ B 依赖性促炎基因的表达，包括黏附分子如 ICAM-1，VCAM-1 和 E-选择蛋白，趋化因子如 MCP-1；促炎细胞因子如 TNF- α，IL-1 和 IFN- γ。此外，致 AS 的切应力也通过增加酶的降解和减少基质的合成导致细胞外基质降解，这些均受到 NF- κ B 的调控。致 AS 的切应力增强斑块内的巨噬细胞和血管平滑肌细胞的累积，同时上调促炎性细胞因子（TNF- α，IL-1 和 IFN- γ）的表达，刺激它们产生大量与细胞外基质降解相关的蛋白酶，例如 MMP-2 和 MMP-9，同时抑制胞外基质合成，如 TGF-β 和 NO 介导的胶原蛋白的合成。此外，Nrf2 的活化上调抗氧化剂蛋白，如 HO-1 及 NQO-1，导致更少的氧化应激反应和炎症。同时，KLF2 与靶基因，例如 eNOS 结合，以促进 NO 的产生以及 ET-1 的下调，二者共同增强血管舒张。KLF2 也直接或间接地激活抗血栓蛋白如血栓或促凝血蛋白如组织因子，促进凝血。

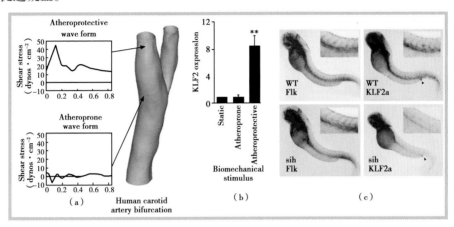

图 5-7　通过 MEK5/ERK5/MEF2 通路调节 KLF2 流量依赖性表达。（a）典型的动脉粥样硬化和人颈动脉易发生动脉粥样硬化区域的切应力波形。（b）静态（无流体）培养的人源脐静脉内皮细胞，在易发生动脉粥样硬化区或动脉粥样硬化的流体条件下培养 24 h，KLF2 mRNA 的表达用 RT-PCR（n=3；仪器为扫描电镜）测量。（c）全安装在野生型或 48 h 的 Sih 突变体胚胎的原位杂交，探测 Flk 或 KLF2a。插入显示主干血管的特写镜头。肛门括约肌染色由箭头指示。［引自：Parmar KM, et al. Integration of flow-dependent endothelial phenotypes by Kruppel-like factor 2. J Clin Invest, 2006, 116（1）：49-58.］

Figure 5-7　Flow-dependent expression of KLF2 and its regulation by a MEK5/ERK5/MEF2 pathway.（a）Archetypal atheroprotective and atheroprone shear stress waveforms derived from a human carotid artery. These 2 shear stress waveforms were recreated using a dynamic flow system and applied to cultured HUVECs.（b）HUVECs were cultured under static（no flow）, atheroprone, or atheroprotective flow conditions for 24 hours, and KLF2 mRNA expression was measured by RT-PCR（n=3; mean ± SEM）.（c）Whole-mount in situ hybridization of WT or sih mutant embryos at 48 hours, probed for Flk or KLF2a. Inserts show close-ups of the trunk vasculature. Anal sphincter staining is indicated by arrowheads.［Adapted from: Parmar KM, et al. Integration of flow-dependent endothelial phenotypes by Kruppel-like factor 2. J Clin Invest, 2006, 116（1）：49-58.］

　　更重要的是，目前的证据支持致 AS 或抗 AS 作用的转录因子之间的转录平衡，致 AS 和抗 AS 间对血流的响应平衡。NF-κB 和 AP-1 是典型的致 AS 性转录因子，它们促进密集型炎症和基质降解，损害 NO 依赖性血管舒张功能；而 KLF2 与 Nrf2 是典型的抗动脉粥样硬化性转录因子，可以减少氧化应激，降低凝血功能和增强血管舒张（图 5-8）。

　　AS 病变的好发于动脉分支点、分叉部位和动脉弯曲部位的内壁，那些部位常常伴随着致 AS 性的血流出现。对在动脉分叉、弯曲处，出现不稳定血流，促进该区域炎症性基因的上调和抗炎基因的下调；而直动脉段有高的层流切应力作用，较少或不受致 AS 血流影响，该区域炎症性基因受到抑制并且抗炎或抗氧化基因上调（图 5-9）。

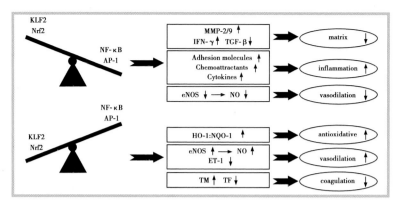

图 5-8　致动脉粥样硬化和抗动脉粥样硬化的转录因子的生物力学调控。缩写：MMP，基质金属蛋白酶；INF，干扰素；TGF，转化生长因子；ICAM，细胞间黏附分子；VCAM，血管细胞黏附分子；TNF，肿瘤坏死因子；MCP，单核细胞趋化蛋白；IL，白细胞介素；HO-1，血红素加氧酶1；NQO1，NAD（P）H 脱氢酶醌 1；ET-1，内皮素 -1；TM，血栓调节蛋白；TF，组织因子；VSMCs，血管平滑肌细胞。［引自：Zhou T, et al. Endothelial mechanotransduction mechanisms for vascular physiology and atherosclerosis［J］. Mech Med Bio, 2014, 14（5）: 1-31.］

Figure 5-8　Biomechanical control of atherogenic and atheroprotective transcription factors. Abbreviations: MMP, matrix metalloproteinase;INF, interferon; TGF, transforming growth factor; ICAM ,intracellular adhesion molecule;VCAM, vascular cell adhesion molecule; TNF, tumor necrosis factor; MCP, monocyte chemoattractant protein; IL, interleukin; HO-1, heme oxygenase-1; NQO1, NAD（P）H dehydrogenase quinone 1; ET-1,endothelin-1; TM, thrombomodulin; TF, tissue factor; VSMCs, vascular smooth muscle cells.［Adapted from: Zhou T, et al. Endothelial mechanotransduction mechanisms for vascular physiology and atherosclerosis［J］. J Mech Med Bio, 2014, 14（5）: 1-31.］

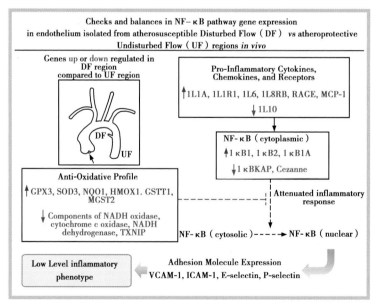

图 5-9　正常猪的动脉粥样感染区内皮细胞的基因差异表达。促炎细胞 NF-κB 通路激活并有增强抗氧化型因子存在可以减轻炎症水平。［引自：Davies PF, et al. The atherosusceptible endothelium: endothelial phenotypes in complex haemodynamic shear stress regions in vivo［J］. Cardiovasc Res, 2013,15, 99（2）: 315-327.］

Figure 5-9　Differential gene expression in the atherosusceptible endothelium of normal swine. Pro-inflammatory NF-κB pathway activation coexisting with an enhanced antioxidative profile attenuates inflammation to a low level.［Adapted from: Davies PF, et al. The atherosusceptible endothelium: endothelial phenotypes in complex haemodynamic shear stress regions in vivo［J］. Cardiovasc Res, 2013,15, 99（2）: 315-327.］

5.1.7　切应力作用对临床动脉粥样硬化治疗的指导意义

AS 斑块形成和发展与切应力直接相关，但是在 AS 斑块的研究方面，目前对血管本身的力学生物学特性与切应力特性的认识仍脱节，未建立起有效的相互关系。在 AS 斑块发生发展的力学机制研究过程中，以往主要集中在切应力的研究上，对血管本身的力学性质及血管的特性关注较少。然而，血管壁的组成成分及其力学特性对血管细胞的增殖和分化具有相当重要的意义，特别是在研究斑块破裂方面，血管壁的厚度和弹性模量等是斑块破裂引发血栓不容忽视的因素。目前 AS 斑块的治疗主要是药物治疗和介入治疗，不论是药物治疗还是支架介入治疗在一定程度上均可能通过改变血管的力学微环境来达到治疗或者是抑制 AS 斑块的目的。临床上使用的其他通过降低狭窄程度和降脂药物也直接或间接地通过改变血管的力学微环境或改变了斑块的组成成分来达到治疗目的。因此，今后重点在于采用多种离体和在体的实验模型，模拟多种力和复杂流动以研究其对斑块稳定性的影响。加强动脉斑块力学环境的基础临床研究是一项长期而艰巨的任务，临床治疗依赖于对斑块形成和破裂的机制进行深入研究。总之，从切应力角度研究 AS 斑块的形成和发展是一个重大的机遇，同时也面临着严峻的挑战。挑战主要来自两个方面：一是认识层面，二是来自技术层面。研究者要时刻铭记心血管系统就是个流动系统，局部的切应力发生改变，会导致整个心血管系统切应力发生改变。在使用药物治疗、介入治疗等手段时，不仅改变了局部的切应力，对整个心血管系统的切应力也是一个改变。

5.2　血流动力学变化与动脉粥样硬化斑块的稳定性

AS 病变形成后是否导致临床症状的出现，不仅取决于动脉管腔的狭窄程度，更重要的是斑块本身的性质是否稳定，以及是否有血栓形成等继发病变。临床显示大多数急性冠状动脉综合征患者的冠状动脉管腔狭窄并不严重（小于 50%），造影时仅见管腔内轻度狭窄。本节从血液动力学因素诱导动脉粥样斑块形成、发展和破裂的思路出发，分析综述了现有的关于血流动力学与斑块破裂机制的研究，为临床寻找合理的治疗及预防方案。

5.2.1　易损斑块的特点

通过病理学研究表明，易损斑块一般具有下列病理学特征：
①柔软而富含脂质的脂核（脂核体积超过斑块体积的 40%）。
②薄纤维帽。
③大量炎症细胞（包括巨噬细胞、T 淋巴细胞及肥大细胞）浸润。
④平滑肌细胞极少。
⑤偏心性斑块。

⑥斑块内大量血管新生。

在晚期的 AS 斑块内，新生血管有助于大量炎症细胞聚集至斑块内，更容易导致斑块内出血进而引起斑块的破裂。

具有易破裂特性的 AS 斑块通常没有严重的狭窄损伤，而是伴随扩张性血管重建以及急性的冠状动脉综合征，这是粥样斑块破裂的内在因素，而血流动力学因素的改变则是斑块破裂的重要外在因素。

5.2.2　斑块处的血流动力学特征及其对斑块发展的影响

（1）斑块处的血流动力学环境

血管向外扩张性重塑意味着斑块侵入内腔并不严重，这导致了低切应力区域的形成并促进了斑块的发展及破裂。低切应力作用下的血管扩张性重塑是导致斑块形成的重要因素。通过 AS 斑块动物模型的研究也发现，低切应力以及振荡流是 AS 形成的主要力学因素（图5-10 和图 5-11）。虽然血管狭窄前端切应力的增加可能导致纤维帽的破裂，但是斑块的破裂并不仅仅是由于切应力的作用，因为这些部位壁面切应力比由于周期性的血液搏动产生的张应力小得多。

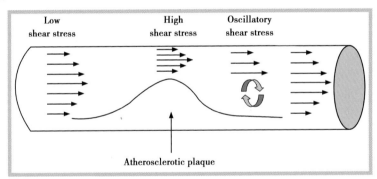

图 5-10　直动脉段近心端动脉粥样硬化斑块的切应力差异分布。［引自：Cecchi E, et al. Role of hemodynamic shear stress in cardiovascular disease［J］. Atherosclerosis, 2011, 214（2）: 249-256.］

Figure 5-10　Differential distribution of shear stress in a straight arterial segment proximal to a lumen-protruding atherosclerotic plaque.［Adapted from: Cecchi E, et al. Role of hemodynamic shear stress in cardiovascular disease［J］. Atherosclerosis, 2011, 214（2）: 249-256.］

周向应力即血流重复搏动对血管壁产生的张力，可能是导致斑块破裂以及血管内血栓形成的主要因素。斑块厚度的增加导致局部切应力的改变并不明显，但是斑块两肩的张应力显著增加，临床数据显示斑块破裂发生在斑块两肩与斑块中心的比例为 63 : 37。因此，周向应力的增加很可能是导致斑块破裂以及血栓形成最重要的因素。同时，血压也是斑块形成和发展的重要因素，特别是高血压和血液动力学的协同作用对斑块稳定性具有非常明显的影响。

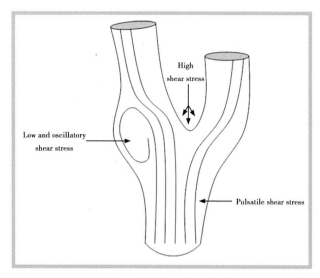

图 5-11　壁面剪应力在颈动脉分叉的分布。［引自：Cecchi E, et al. Role of hemodynamic shear stress in cardiovascular disease［J］. Atherosclerosis, 2011, 214（2）: 249-256.］

Figure 5-11　Distribution of wall shear stress in the carotid artery bifurcation.
［Adapted from: Cecchi E, et al. Role of hemodynamic shear stress in cardiovascular disease［J］.
Atherosclerosis, 2011, 214（2）: 249-256.］

（2）切应力与易损斑块的形成和发展

1）低切应力与斑块的形成：低切应力和紊流状态下会导致斑块的发展，此外，低切应力和振荡流将引起斑块组成成分的变化。低切应力区域斑块的组成变化主要包括 VSMCs 的含量降低、脂质池变大、纤维帽变薄并且胶原纤维含量降低，以及大量巨噬细胞聚集；而振荡流所形成的斑块体积小且稳定。易脆性斑块与稳定性斑块这两者的最主要区别是，在易脆性斑块内有大量炎症细胞聚集。低切应力导致炎症细胞聚集的主要原因是低切应力增加了 VECs 表面与炎症细胞相结合的黏附分子的表达，因而降低了炎症细胞在内皮层上的滚动速度。动物试验结果发现，在低切应力作用下，VCAM-1 和 ICAM-1 的表达都选择性上调。经在体内观察发现，低切应力区域有更多的单核细胞黏附到内皮细胞上。低切应力通过化学因子激活整合素，而内皮细胞通过激活的整合素捕获炎症细胞。随后的炎症反应刺激 Ox-LDL 促进内皮细胞捕获单核细胞，进而分化为巨噬细胞，巨噬细胞的大量存在降低了组织的强度，促进了 AS 的形成。同时，低切应力可激活 VSMCs 的金属基质蛋白酶（matrix metalloproteinases，MMPs），导致了内弹力板以及胞外基质的降解，从而形成了柔软而富含脂质的、大量炎症细胞聚集的、具有薄纤维帽结构和明显易脆特性的斑块。总之，低切应力增加了 AS 过程中的炎症分子的含量，因此改变了斑块的组成，导致易脆斑块形成。

2）高切应力对斑块分布的影响：斑块破裂主要发生在血管狭窄部位的上游区域，并且主要由巨噬细胞在该区域的聚集以及内皮下血栓引起。通过计算机三维重建技术与计算流体力学相结合的方法发现在血管狭窄部位近心端的高切应力区域，存在 Ox-LDL、泡状巨噬细胞及 MMPs 的大量聚集。胞外蛋白聚糖基质的降解是由于高切应力作用导致了内皮细胞大量分泌丝氨酸蛋白酶（包括纤维蛋白溶酶和尿激酶）。这些研究充分表明了高切应力与易脆斑块的纵向分布之间具有较大的相关性。高切应力能够促进内皮细胞和血小板表达上调，从而促进 AS 的发展。

研究发现，在高切应力区，高切应力梯度损伤内皮细胞，使内皮细胞通透性增大，脂质以及炎症细胞更容易进入内皮下沉积，最终引发内膜增生和粥样斑块的形成，为一个急性反应的过程，并且导致斑块的不稳定性。而在狭窄远心端由于是振荡的低切应力区，影响着脂质在该区域的沉积从而影响内皮细胞的通透性。内皮通透性的增加导致脂质在内皮下沉积，引起平滑肌细胞的迁移和增殖，从而诱导内膜增生的形成和发展，为一个慢性反应过程。凌博等的近期研究结果显示，在高胆固醇饮食的条件下，构建的小鼠颈动脉狭窄血管模型中模型组近心端高切应力区域斑块堵塞情况非常严重，斑块面积已经占据整个管腔，斑块内有明显的免疫细胞和脂质浸润，并有明显的出血和血管新生的趋势（图 5-12（a），（b））。而在模型组远心端低切应力区域斑块不明显，血管内膜有一定增生，但是斑块面积小，没有免疫细胞和脂质浸润，斑块内出血和血管新生趋势不明显（图 5-12（c），（d））。因此，高切应力和高脂协同作用能促进动脉易损斑块的形成和发展。

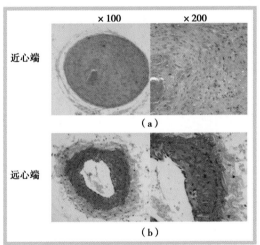

图 5-12　在高脂饮食情况下 8 周，小鼠颈动脉狭窄模型近心端和远心端斑块分布情况。（a）近心端（高切应力区域）斑块非常明显，内膜增生严重，血管管腔被斑块完全堵塞（放大倍数 100×）；斑块内有大量免疫细胞和脂质浸润（放大倍数 200×）。（b）远心端（低切应力区域）斑块不明显，内膜增生轻微，血管通畅（放大倍数 100×）；斑块内无明显免疫细胞和脂质浸润（放大倍数 200×）。［引自：凌博. 高切高脂通过 VEGF-VEGFR2 信号通路调控血管新生参与动脉粥样易损斑块形成［D］. 重庆：重庆大学，2015.］

Figure 5-12　Under high-fat diet for 8 weeks, the distribution of plaques in the proximal and distal end of the model group. (a) The plaque in proximal end (the high shear region) is very obvious, intimal hyperplasia is very serious, and the lumen is completely blocked by plaque (100×); There are large immune cells and lipid infiltrate in the plaque (200×). (b) The plaque in distal end (low shear region) is not obvious, intimal hyperplasia is slight, and the vessel is unobstructed (100×); The infiltration of immune cells and lipid in the plaque are not obvious (200×). [Adapted from: Ling B. The high shear stress and Ox-LDL by VEGF-VEGFR2 signal pathway induced angiogenesis involved in rupture-prone plaque formation [D]. Chongqing: Chongqing University, 2015.]

需要指出的是，由于缺乏更接近于人类成熟斑块的 AS 斑块动物模型和合适的体外研究装置及方法。血流动力学异常与 AS 斑块破裂之间的关系有待进一步的研究，而两者间关系的阐明也必将为 AS 斑块破裂所致心脑血管疾病的防治提供新的药物靶点。

3）高切应力促进易损斑块的形成：

① 高切应力引起斑块内出血和斑块坏死。具有向外扩张性重塑的斑块一般会逐渐发展为具有薄纤维帽的高风险斑块。为了评价高切应力是否会引起血管扩张性重塑，通过测量狭窄血管远心端的面积后发现，血管狭窄后，血管远心端重塑均较为明显，而狭窄血管近心端有严重向外的扩张性重塑。也就是说，高切应力引起血管严重的向外扩张性重塑，高切应力区域的血管纵切面积比低切应力区域增加了 0.8 倍，而低切应力区域发生收窄性重塑。我们实验室对此做了进一步研究，分别观察高切应力和低切应力区域血管，HE 染色切片的结果显示，斑块内出血和明显的斑块内坏死主要出现在高切应力区域（图 5-13）。其中，斑块内出血可以独立于明显的斑块坏死存在于高切应力区域，斑块内出血也会与明显的斑块坏死同时存在于高切应力区域。而在狭窄远心端的低切应力区域却没有明显的斑块内出血和斑块内坏死，仅形成较为严重的内膜增生，有大量的细胞成分和胞外基质沉积，未观察到斑块内出血等易损斑块症状出现（图 5-13（c））。经统计，在近心端高切应力区域斑块内出血和斑块坏死出现的概率是 83%，而狭窄远心端区域出现斑块内出血的概率低至 17%，并且没有观察到斑块内有坏死组织（图 5-13（d））。因此，高切应力明显促进了易损斑块的形成。

② 高切应力引起胶原纤维降解。狭窄血管近心端的高切应力区域胶原含量低于低切应力区域胶原含量（图 5-14）。从胶原纤维这个角度，说明了狭窄血管近心端的高切应力诱导易损斑块形成。Ⅰ型和Ⅲ型胶原既是血管内最主要的胶原蛋白，也是血管承受力学刺激并维持血管稳定性的胶原纤维。高切应力区域斑块内膜几乎没有胶原纤维，外膜胶原纤维的含量也极少，并且Ⅰ型和Ⅲ型胶原分散存在。而在低切应力区域，胶原纤维含量较多，外膜也有不同程度的增生，并且在血管外膜部位，Ⅰ型与Ⅲ型胶原交织在一起，形成稳定的网状结构。

③ 高切应力引起弹力纤维断裂（图 5-15）。血管中膜主要由弹力纤维组成，由于狭窄血管近心端扩张性重塑导致弹力纤维急剧拉升，并部分降解，因而引起狭窄血管近心端的弹力纤维内弹力板被拉直，并且部分区域发生缺损、断裂。

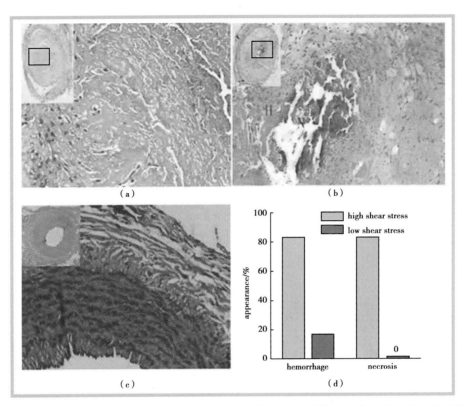

图 5-13 斑块内出血和明显的斑块内坏死主要出现在高切应力区域。（a）斑块内出血独立于明显的斑块坏死存在于高切应力区域。（b）斑块内出血与明显的斑块坏死同时存在于高切应力区域。（c）而狭窄远心端的低切应力区域却没有明显的斑块内出血和斑块内坏死出现。（d）粗略估计，斑块内出血和斑块坏死在近心端高切应力区域出现的概率是 83%，而狭窄远心端区域出现斑块内出血的概率低至 17%，并且没有观察到斑块内有坏死组织。［引自：邱菊辉．Id1 调控血管新生参与动脉粥样硬化易损斑块形成的力学生物学机制［D］．重庆：重庆大学，2011．］

Figure 5-13 Hemorrhaging and visible necrosis mainly localize in the high shear stress region. (a) Hemorrhages may exist without visible necrosis in the high shear region. (b) Hemorrhages can also exist with visible necrosis in the upstream direction of the stenosis with high shear stress. (c) No hemorrhaging or visible necrosis exists in low shear stress regions. Low shear stress regions were characterized with intimal hyperplasia. (d) On gross examination, frequent hemorrhaging and necrosis (83%) emerged in the upstream direction of carotid collar placement, while occasional hemorrhaging (17%) and the absence of visible necrosis (0) were observed in the downstream direction of carotid collar placement. H represents hemorrhaging and N represents necrosis. [Adapted from: Qiu JH. The mechanogical mechanisms of Id1-induced angiogenesis in rupture-prone plaque formation [D]. Chongqing: Chongqing University, 2011.]

④ 高切应力区域的 VSMCs 大量凋亡。已有的研究显示，VSMCs 凋亡事件本身是 AS 稳定斑块向易损斑块发展的关键环节。通过透射电镜和 TUNEL 染色分析了平滑肌细胞的凋亡。超微结构显示套环模型 8 周后的血管，狭窄血管近心端高切应力区域 VSMCs 的细胞核和细胞质均有凋亡的显著特点，染色质发生固缩形成新月形的结构，细胞核具有核物质严重聚集，染色质高度浓缩并出现边缘化、空泡等特点。以上结果说明了高切应力区域的 VSMCs 明显具有凋亡的早期特点。然而定位于低切应力区域的 VSMCs 线粒体数量大大增加，高尔基体和糙面型内质网数量也大大增加，具有明显的合成型表型（图 5-16）。

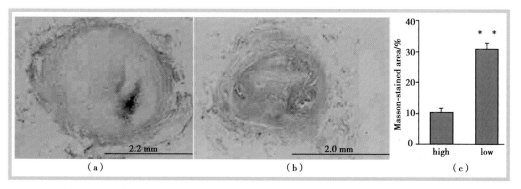

图 5-14　高切应力区域胶原纤维含量较低。狭窄模型并高脂饮食 8 周后，Masson 三色法对血管段进行染色，蓝色为胶原纤维，红色为细胞（放大倍数 40×）。（a）很少有胶原纤维存在在高切应力区域，特别是在新生内膜部位。（b）胶原纤维在低切应力区域的定位情况。（c）定量分析胶原纤维在高切应力和低切应力区域斑块内的百分比（**$p<0.01$，相对于高剪切应力区域）。［引自：邱菊辉 . Id1 调控血管新生参与动脉粥样硬化易损斑块形成的力学生物学机制［D］. 重庆：重庆大学，2011.］

Figure 5-14　Low collagen content is found in high shear stress regions. After 8 weeks of stenosis model and high-fat diet, Masson's trichrome stained vessel segments with collagen fibers in blue and cells in red (magnification 40x). (a) Few collagen fibers are present in areas of high shear stress, especially at neointimal sites. (b) Localization of collagen fibers in regions of low shear stress. (c) Quantitative analysis of the percentage of collagen fibers within the plaque in areas of high and low shear stress ($**p < 0.01$, relative to the high shear stress regions) . [Adapted from: Qiu JH. The mechanogical mechanisms of Id1-induced angiogenesis in rupture-prone plaque formation [D] . Chongqing: Chongqing University, 2011.]

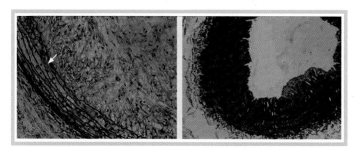

图 5-15　高切应力区域内弹力板发生明显的降解断裂。狭窄模型并高脂饮食 8 周后，VeRhoeff's van Gieson 对血管段进行染色，黑色为弹力纤维，红色为胶原纤维（放大倍数 100×），白色箭头表示高脂血症小鼠上游主动脉的缺陷。［引自：邱菊辉 . Id1 调控血管新生参与动脉粥样硬化易损斑块形成的力学生物学机制［D］. 重庆：重庆大学，2011.］

Figure 5-15　The elastic plate has obvious degradation and fracture in the high shear stress area. VeRhoeff's van Gieson method was used to stain vessel segments after 8 weeks of stenosis model and high-fat diet, with elastic fibers in black and collagen fibers in red (magnification 100×) . A white arrow indicates the defects in the upstream aorta of hyperlipidemic mice. [Adapted from: Qiu JH. The mechanogical mechanisms of Id1-induced angiogenesis in rupture-prone plaque formation [D] . Chongqing: Chongqing University, 2011.]

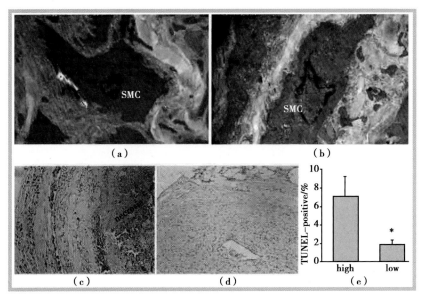

图 5-16　狭窄近心端的高切应力区域血管平滑肌大量凋亡。 透射电子显微照片和 TUNEL 免疫组化染色显示高、低剪切应力区斑块中 VSMCs 的凋亡。（a）透射电镜观察套环模型 8 周后的血管显示，高切应力的平滑肌细胞细胞核和细胞质均有凋亡的特点，染色质固缩形成新月形的结构，细胞核呈现核物质聚集，染色质高度浓缩并出现边缘化和空泡。（b）低切应力区域平滑肌细胞的主要特点是线粒体数量大大增加，高尔基体和糙面型内质网也大大增加，具有明显的合成型表型（8 900×magnification）。（c）高切应力区域的 TUNEL 染色观察血管平滑肌细胞的凋亡（100×magnification）。（d）低切应力区域平滑肌细胞凋亡极少。（e）定量分析 TUNEL 染色的阳性百分比（c，d），高切应力区域平滑肌细胞凋亡大大增加。高切应力与低切应力之间的凋亡比较（*$p < 0.05$）。[引自：邱菊辉. Id1 调控血管新生参与动脉粥样硬化易损斑块形成的力学生物学机制[D]. 重庆：重庆大学，2011.]

Figure 5-16　VSMCs have a high apoptotic rate in high shear stress regions. Transmission electron micrographs and immunohistochemical staining with TUNEL demonstrated the apoptosis of VSMCs in the plaque in high and low shear stress regions. (a) Electron micrographs from an artery 8 weeks after carotid collar placement showed nuclear and cytoplasmic abnormalities characteristic of apoptotic VSMCs in high shear stress regions. Condensed chromatin forming crescents in apposition to the nuclear envelope is characteristic of the early stages of apoptosis. (b) The main feature of smooth muscle cells in the low shear stress area is the greatly increased number of mitochondria, Golgi bodies and rough endoplasmic reticulum were also greatly increased, with a pronounced synthetic phenotype (8 900× magnification). (c) Apoptosis of vascular smooth muscle cells was observed by TUNEL-staining in high shear stress regions (100× magnification). (d) Fewer apoptotic cells are found in low shear stress regions. (e) Quantification of the percentage of positive areas for TUNEL-staining, and high shear stress administration increases apoptosis of the intimal VSMCs in atherosclerotic lesions. Apoptosis comparison between high and low shear stress (*$p < 0.05$). [Adapted from: Qiu JH. The mechanogical mechanisms of Id1-induced angiogenesis in rupture-prone plaque formation [D]. Chongqing: Chongqing University, 2011.]

（3）周向应力与斑块发展

　　我们实验室研究发现，当切应力和血管的刚度发生改变，血管壁细胞所受周向应力也发生相应的改变。是因为切应力引起血管组成和结构发生改变，使得血管壁的弹性模量等也发生改变。血管病变部位在形成低切应力的同时，具有较高的血管张力，高张力也可能是血管 AS 发展的一个重要因素。使用临床的核磁共振数据发现血管壁的厚度是 AS 发生发展过程中一个非常重要的因素，而壁面的低切应力并不是主要的 AS 预测因素。

5.2.3　动脉粥样硬化斑块破裂的力学机制

在阐明了易损斑块的发展后，大量的研究开始关注斑块破裂的具体位置和破裂的力学机制。临床研究表明，斑块破裂发生在斑块两肩的概率比发生在斑块中心的概率高得多，并且易损斑块局部切应力的改变并不明显，而斑块两肩的张应力显著增加。易损斑块的周应力与斑块稳定性有高度相关性，斑块的破裂区与应力集中区高度吻合。除了对斑块横断面形态特征的研究外，通过对尸检以及临床病理学对斑块沿动脉纵向分布特征的研究显示，斑块破裂主要发生在血管狭窄部位的上游区域。高切应力的斑块上游区域，血管损伤处血压降低，单轴张应力增加，压力急剧降低迫使斑块急剧变形，同时产生一个明显的单轴应变。而在 75% 的血管狭窄部位，因斑块上游壁面切应力比血液周期性搏动产生的张应力小得多，因此血管狭窄部位前端增加的张应力可能是纤维帽破裂的重要原因。但是尽管血流切应力不能够直接破坏纤维帽结构，局部切应力升高可能是纤维帽破裂的初发因素。所以当细胞外脂质池超过管壁的 45%，纤维帽上将形成一个应力集中区，在这个区域里若胶原含量减少且富含巨噬细胞，纤维帽极易破裂。

5.3　研究进展与展望

研究表明，动脉粥样硬化易发生在动脉的扰流（DF）区域，而在血流层流（UF）区域更少发生。大量的研究表明，DF 和 UF 能够调节血管内皮细胞（ECs）的不同的重要功能，如血管炎症、氧化应激、血管张力、细胞增殖、衰老、线粒体功能和葡萄糖代谢。ECs 膜上存在着各种力传感器来感知不同模式的血流。通过这些力学传感器，ECs 能够感知血流诱导的生物力学信号并将其转导到不同的力转导途径，从而导致力敏感转录因子（TFs）、表观遗传修饰酶、非编码 RNAs 和基因的表达 / 活性改变，进而产生一系列的生物学反应（即内皮功能的调节）。在这里，我们概述了内皮力调节因子在血管内皮中的发挥的作用，并介绍血流模拟化合物治疗内皮功能障碍和相关动脉粥样硬化性心血管疾病的潜力。

5.3.1　动脉粥样硬化、切变应力及内皮功能

大量的研究已经证实，AS 在动脉血管中的分布是不均匀的。造成 AS 局灶性的原因在于不同的血流模式在调节内皮功能和动脉粥样硬化的发展中发挥着不同的作用。UF 在胸主动脉和升主动脉大曲度处产生高的血流切应力（HSS），该处的 ECs 表现出的 AS 保护表型。而 DF 在有分支和急转弯的动脉区域产生低切应力（LSS），导致 ECs 的促炎反应和氧化应激，继而发生内皮损伤和 AS 的形成。血流导致的内皮功能障碍及 AS 发生发展的生物力学基础研究是一个研究的热点，该研究能为动脉粥样硬化性心血管疾病的治疗提供新的靶点。

5.3.2 动脉粥样硬化中的力传感器及敏感转录因子

（1）动脉粥样硬化中的力传感器

研究表明，在 ECs 中存在多个力传感器，如初级纤毛、糖萼、小窝、离子通道（如 Peizo1、TRPV4）、G 蛋白偶联受体 68（GPR68）以及最新发现的 Plexin-D1。下面我们将对这些力学传感器做简要的介绍。

初级纤毛是一种杆状微细胞器，能将细胞外的机械和化学刺激传递到细胞内空间。在体内研究中，丁斯莫尔等人通过 IFT88 基因修饰（无纤毛）的小鼠证实初级纤毛能够保护内皮功能正常功能从而抑制动脉粥样硬化的发生。

内皮糖萼被认为能减弱血流剪切力对内皮细胞的影响。敲除功能会导致 ECs 对切应力反应的阻断，炎症表型增加，加速 AS 发生发展。

异源三聚体 G 蛋白 G α q/11 与 ECs 血小板内皮细胞黏附分子 -1（PECAM-1）结合，这种结合在剪切力作用下迅速解离。G α q/11 与 PECAM-1 的结合也与糖萼存在联系。G α q/11 也是血流激活 RAS 所必需的。G 蛋白偶联受体（GPCRs）也是力敏感分子。

TRPV4 通过调节 ECs 一氧化氮的产生调节血管的舒张。TRPV4 被花生四烯酸（ARA）激活，而 ARA 是由磷脂酶 A2（PLA2）响应切应力合成的。

小窝结构主要存在于接受机械应力的细胞类型中，它在缓冲细胞膜抵抗机械应力方面起重要作用。透射电子显微镜图像显示受剪应力作用的内皮细胞腔表面的小窝密度增加。此外，切应力导致小窝蛋白 Cav1 向 ECs 上游边缘转移，这与小窝缓冲细胞膜抵抗高机械应力的假设相符。在 AS 模型中，Cav1 介导内皮炎症导致 AS，Cav1 的敲除阻断了 ECs 中应力纤维的形成，在切应力作用下 ECs 整合素 β1 的激活依赖于 Cav1。

受体酪氨酸激酶的 Tie 家族成员也与切应力感应有关。Tie1 在 DF 下的 ECs 中表达。Tie1 的缺失增加了内皮细胞一氧化氮合酶的激活，并导致内皮炎症信号的减少，表明 Tie1 是内皮感受扰动切应力的关键调节剂。

Piezo1 是一种内皮细胞膜上的力敏感非选择性阳离子通道，其能够被剪切力激活，层流区域导致 ECs 一氧化氮合酶的激活和一氧化氮的释放，湍流区域通过 NF-κB 途径导致内皮炎症和动脉粥样硬化。

Plexin D1（PLXND1）能直接感受血流剪切力，从而调节血管功能和动脉粥样硬化的位点特异性分布。在内 ECs 上 PLXND1 与神经纤毛蛋白 1 和 VEGFR2 形成复合物以响应血流。

（2）动脉粥样硬化中的力敏感转录因子

在 AS 的发生发展中，血管内血流对血管内壁细胞的力学刺激作用不可忽视。促 AS 的剪应力（振荡或湍流，非单向）和抗 AS 的剪应力（稳定或脉动，单向层流）都刺激活性氧（ROS）和活性氮（RNS）的产生，参与基因表达的信号转导。非单向切应力以一种依赖于超氧化物和一氧化氮生产的方式诱导编码黏附分子和趋化因子的促动脉粥样硬化基因。稳定或脉动的层流切应力诱导编码谷胱甘肽生物合成和解毒的细胞保护酶基因的表达。无论在哪种力学环境刺激下，对力学刺激敏感的转录因子在 AS 的预防发展治疗中都有重要作用。我们对 AS 中的力敏感转录因子和相关抑制剂激活剂进行梳理归纳，有助于认清调控 AS 发生发展的力学生物学机制。

目前根据前人研究可以认识到：在紊流情况下，可以通过刺激促进 AS（主要是促炎）的力敏感转录因子来增进 AS 的发生发展，如 YAP/TAZ、HIF1α、NF-κB、AP1 和 TLR4 等；在层流情况下，可以通过激活具有保护血管内皮细胞稳定功能和抑制氧化应激炎症反应的力敏感转录因子来阻碍 AS 的发生发展，如 TFEB、KLF2/KLF4 和 Nrf2（表 5-1）。

表 5-1　力敏感转录因子活性调节
Table 5-1　Activity regulation of force sensitive transcription factors

力敏感转录因子	层流条件下（UF）	紊流条件下（DF）	抑制剂 / 激活剂
Yap/Taz	被抑制	被激活；促炎	抑制剂：Verteporfin；SWI/SNF；TIAM1；VGLL4
HIF-1α	被抑制	被激活；增加血管通透性；招募免疫细胞；促进内皮细胞增殖	抑制剂：苯并吡喃酰 1,2,3-三唑；BIX01294；卡德内酯；甘油素；MPT0G157；醚菌酯类似物
NF-κB	被抑制	被激活；招募局势细胞，促炎，诱导 HIF-1α 转录增强，受 TLR-4 介导	抑制剂：阿奇霉素；BMS-06；长春西汀；黄酮类化合物；木犀草素
AP-1	被抑制，保护内皮细胞	被激活；血管细胞功能受碍	抑制剂：JNK 特异性抑制剂 SP600125；蛋白激酶 C（PKC）；PNRI-299
TFEB	被激活，抑制 NF-κB 的激活	被抑制，内皮细胞功能紊乱	激活剂：PKC；哺乳动物雷帕霉素靶蛋白（mTOR）；细胞外信号调节激酶 2（ERK2）；姜黄素；海藻糖
KLF2/ KLF4	被激活，抑制促炎症转录因子 NFκB 和 AP-1	被抑制	激活剂：HMG-CoA 还原酶抑制剂；白藜芦醇；组蛋白去乙酰化酶抑制剂（SAHA）；单宁酸（TA）；内皮型一氧化氮合酶（eNOS）转录激活剂 ERK5
NRF2	被激活，抑制氧化应激作用	下调，促进氧化应激	激活剂：白藜芦醇；KKPA4026；TBHQ；Keap1

随着系统生物学（如 RNA 测序、单细胞 RNA 测序、蛋白质组学、脂质组学和代谢组学）的广泛应用，越来越多的力调节因子被识别出来。该领域未来的发展方向包括：

①利用系统生物学技术，识别调节流体介导的生理和病理反应的新型力传感器。

②确定的力调节因子对 AS 性心血管疾病中的精确作用。

③鉴定新的生理配体（如信号素配体），其结合和调节力传感器，并调节内皮功能。

④通过使用已知的力敏感因子或调节剂的高通量药物筛选来鉴定新的药物（流模拟药物）。

⑤在临床前动物模型和人类患者中，系统研究这些血流模拟化合物在 AS 中的药理学、

毒理学和药效学特征。

为了解决这些问题和其他问题，我们必须促进细胞生理学、生物医学工程、药理学和功能基因组学等学科的多学科交叉研究，探索力生物学的转化前景和相关药物的研发。

5.3.3　动脉粥样硬化形成中血流动力学因素与系统性风险的协同效应

在高血脂、高血压和糖尿病患者中，缺乏运动、吸烟和肥胖等这些与个人年龄、性别及生活方式密切相关的因素共同引发了较高的心血管发病率。值得注意的是，系统性风险或血流动力学因素独立对 AS 的作用已经较为清楚，但这些系统性风险因素是如何协同作用而共同促进 AS 的发展仍然知之甚少。

（1）高脂血症

高脂血症是动脉粥样硬化和心血管疾病的主要代表性临床危险因素。在动脉粥样硬化发生过程中 LDL 进入动脉壁。LDL 在动脉血管内皮层的渗透和积累构成了 AS 发生早期最显著的事件之一。系统性高脂血症增强了血管内皮对于较小微粒的通透性，例如通过 LDL 受体介导的内吞活动，内皮细胞间缝隙连接的改变或者基底膜重塑，增强了血管内皮对 LDL 的通透性，从而促进 LDL 在内皮下的积累。滞留于动脉壁上的脂质进一步激活单核细胞和巨噬细胞介导的炎症反应。与此同时，氧化应激协同参与在 AS 易发区域内促进 LDL 氧化修饰成 Ox-LDL，Ox-LDL 更易引起内皮功能障碍和 AS 炎症。由于血管生成是促进稳定斑块向有破裂倾向性斑块转化的关键因素，并且脂蛋白的累积在 AS 斑块发展中起重要作用，因此有必要阐明 LDL 特别是 Ox-LDL 在调节血管新生介导的斑块发展方面的作用。

Ox-LDL 可抑制 VECs 增殖并加快 VECs 凋亡，从而解释了 AS 斑块形成前所具有的明显内皮功能障碍。基于以上结果可知，Ox-LDL 对内皮细胞存活极其不利的影响，包括对内皮细胞存活、增殖和迁移的血管新生复杂过程有抑制作用。如上所述，Ox-LDL 和血管新生之间呈负相关关系，那么 Ox-LDL 将不利于新生血管在高浓度 Ox-LDL 斑块内的扩展，进而影响在临床特征为斑块内出血的易损斑块内，脂质池与特征出芽式血管新生之间的相关性。我们的体外研究结果表明，小剂量（小于 20 μg/mL）的 Ox-LDL 可促进血管生成。研究结果之间的差异可能在于 Ox-LDL 的浓度，早期的报告经常使用高剂量（20～500 μg/mL）浓度，而这一浓度远高于其在正常人血清中的浓度。然而从已有的报道结果来看，同样难以准确地在病理条件下将临床相关的斑块内血管新生和脂质积聚相关联。困难主要在于，虽然循环 LDL 浓度可以准确测量和定义，但仍不了解动脉粥样硬化斑块内确切的 Ox-LDL 浓度。因此，有必要确定在特定斑块内的脂质含量与血管生成之间的紧密关系。更重要的是，我们的研究结果显示 AS 斑块局部伴有血液扰流和高胆固醇并发症，表明生物力学因素与高脂血症之间对 AS 的相互作用是正相关的。AS 斑块处的低切应力已被证明可促进 LDL 吸收与合成，增加了内皮层对 LDL 的渗透性，从而确定力学因素与 LDL 加重 AS 之间的显著相互作用。这主要是由于切应力可瞬时激活胆固醇调节元件结合蛋白（sterol regulatory element-binding proteins，SREBPs），调节多基因表达的关键转录因子参与胆固醇和脂肪酸的合成和受体介导的 LDL 的吸收。与此相反，低切应力诱导 SREBPs 的延迟激活。因此，在高脂血症存在时，切应力介导的 SREBPs 依赖 LDL 的吸收和合成，不断促进 LDL 的累积，在血流扰动的分支处和动脉弯曲区域位点促进特异性 AS 病变的形成。

此外，扰动流可显著增加 LDL 对 VECs 的通透性，从而促进 LDL 在易受 AS 影响且以复杂的流动模式为特征的区域的渗透和保留，塑造一个以 LDL 的吸收和合成为基础的 SREBPs 依赖性机制。AS 的切应力可加速内皮细胞的更新，具体来讲是在有丝分裂和细胞凋亡过程降低了内皮细胞之间的胞间连接，加速了 LDL 的在内皮层下的渗透和 AS 的发展。AS 病变部位的电子显微分析或单层内皮细胞连接蛋白的免疫组织化学法证实，内皮细胞间连接距离的增大与加速运转的内皮细胞的有丝分裂和凋亡有关。这些活动主要发生在低切应力和振荡切应力区域。切应力除了参与调控细胞更新介导的 LDL 对 VECs 的通透性，也可能参与其他的运输途径（图 5-17）介导的 LDL 在动脉壁上的累积，包括囊泡吞吐作用，通过紧密连接蛋白 Occludin 和 ZO-1 或者黏附连接 VE-cadherin 和 α-catenin、β-catenin，以及基质的重塑作用（经由 p21 活化的激酶）等。

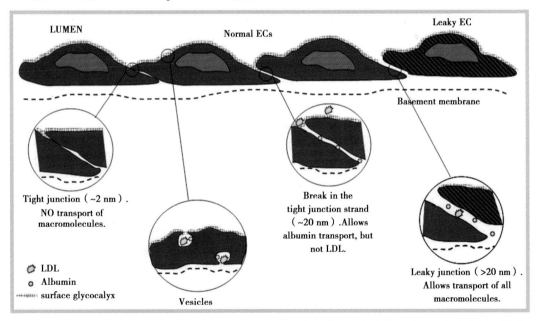

图 5-17　内皮细胞的运输途径。主要运输途径是：紧密连接，紧密连接间歇，囊泡和渗漏。糖萼覆盖了除渗漏外所有的运输途径。［引自：Tarbell JM. Shear stress and the endothelial transport barrier［J］. Cardiovasc Res, 2010, 87（2）: 320-330.］

Figure 5-17　**Transport pathways across the endothelium.** The major transport pathways are: the tight junctions, breaks in the tight junctions, vesicles, and leaky junctions. The surface glycocalyx covers the entrance to all but the leaky junctions［Adapted from: Tarbell JM. Shear stress and the endothelial transport barrier［J］. Cardiovasc Res, 2010, 87（2）: 320-330.］

（2）高血压

血压是 AS 发展的一个标志性的组成部分，这已经被广泛接受。尽管有例外，但一般情况下小鼠模型加载高血压会促进 AS 的发展。高血压是一种涉及多种 AS 过程的多因素病理学，包括内皮功能失调，血管收缩，血管重建，血栓形成及可能导致血管抵抗力增加的炎症反应。仔细研究收缩压升高在 AS 中的具体作用，得出结论，血压本身不是导致 AS 的决定性因素，而机体对加载高血压的反应中多个导致 AS 的过程似乎对 AS 有更显著的影响。显然，AS 中的这些过程在本质上是一样的，重要的是它们都由机械力驱动。切应力与内皮功能的调节、血管舒张、血管重建和血栓以及炎症密切相关。引起 AS 的切应力导致内皮功能障碍，长期抑制血管扩张剂的释放，如 NO 和环前列腺素，同时促进血管收缩剂的生产，如 ET-1，其中大部分最终不仅会导致血管紧张性升高，而且也能促进血管重建和新生内膜形成。此外，扰动流促进血小板在血管壁附近聚集或下调抗血栓剂的产生（eNOS、环前列腺素），从而促进血栓形成，因此高血压进展明显。另外，血流介导的炎症细胞渗出可能也发挥了作用，但其确切的作用机制还是未知的。所有的这些观察结果表明切应力和高血压在 AS 中通过内皮功能的调节，血管紧张性，血栓和可能的炎症发挥协同作用。

本质上，AS 发生在动脉高血压区，相比起来，静脉较低压力区没有 AS 病变，且血压随着血管直径减小而降低，这表明生物力学系统的扰动显示了高血压与动脉硬化之间明显的相关性。基本上，机械扰动（高血压和缺乏体育锻炼）与化学扰动（高脂血症，糖尿病和吸烟）相结合改变了血管硬度，因此扰乱了血管对正常血压或高血压负荷的拉伸响应。

（3）糖尿病

糖尿病，是一种与高血糖/高葡萄糖症密切相关的复杂疾病，也是一个导致 AS 的主要危险因素。尽管目前关于生物力学和高血糖因素之间的相互作用对 AS 的影响仍不了解，但最近提出了一些关于血管内皮功能调节、炎症和氧化应激的假设，或许可以解释两者的协同作用。病理性的切应力减少了 NO 的利用率，从而促进炎症和氧化应激反应的发生。在高血糖情况下，晚期糖基化终末产物（AGEs）产生，可通过受体介导依次促进炎症反应、氧化应激反应和内皮功能性障碍。实际上，AGEs 与晚期糖基化终末产生受体（RAGE）（GEs 的受体）的相互作用一直是糖尿病导致 AS 过程中最广泛的调节剂。晚期糖基化终末产物合成与血糖之间直接的相互作用至少部分通过 RAGE 信号通路介导炎症和氧化应激反应。具体来说，低切应力可激活 RAGE 和促进 RAGE 依赖性炎症反应，而高剪切强度则使两者减弱。低切应力保护高糖诱导的炎症活动，高切应力则是抑制作用，这和已有发现是相符的。此外，层流切应力抵消了高糖的作用，从而抑制氧化应激反应和脂质过氧化。总而言之，这些发现表明，高血糖与导致动脉粥样化的切应力协同控制炎症，氧化应激反应和其他导致粥样硬化的过程，并协同加速 AS 病变在动脉树的扰流区域的特定位点发生。

参考文献

姜宗来. 低切应力对血管重建的影响［A］. 中国病理生理学会. 国际心脏研究会中国分会第八届学术会议暨中国病理生理学会心血管专业委员会第十一届学术会议论文摘要集［C］. 中国病理生理学会：中国病理生理学会, 2004: 1.

邱菊辉. Id1 调控血管新生参与动脉粥样硬化易损斑块形成及其机制［D］. 重庆：重庆大学, 2011.

邱菊辉, 王贵学, 雷道希. 血流动力学与动脉粥样硬化斑块的稳定性及其机制［J］. 中国动脉硬化杂志, 2009, 17（06）：495–497.

危当恒, 王贵学, 王佐, 等. 剪切应力对家兔血管内膜增生及动脉粥样硬化斑块形成的影响［J］. 中国动脉硬化杂志, 2007, 15（6）：410–414.

王贵学. 切应力变化与动脉粥样硬化斑块的形成和破裂［J］. 中国动脉硬化杂志, 2009, 17（8）：625–628.

Blythe N M, Muraki K, Ludlow M J, et al. Mechanically activated Piezo1 channels of cardiac fibroblasts stimulate p38 mitogen-activated protein kinase activity and interleukin-6 secretion［J］. Journal of Biological Chemistry, 2019, 294: 17395-17408.

Cancel L M, Tarbell J M. The role of mitosis in LDL transport through cultured endothelial cell monolayers［J］. Am J Physiol Heart Circ Physiol, 2011, 300（3）：H769-H776.

Cancel L M, Tarbell J M. The role of apoptosis in LDL transport through cultured endothelial cell monolayers［J］. Atherosclerosis, 2010, 208（2）：335-341.

Cecchi E, Giglioli C, Valente S, et al. Role of hemodynamic shear stress in cardiovascular disease［J］. Atherosclerosis, 2011, 214（2）：249-256.

Chang L, Azzolin L, Biagio D, et al. The SWI/SNF complex is a mechanoregulated inhibitor of YAP and TAZ［J］. Nature, 2018, 563（7730）：265-269.

Chatzizisis Y S, Coskun A U, Jonas M, et al. Role of endothelial shear stress in the natural history of coronary atherosclerosis and vascular remodeling: molecular, cellular, and vascular behavior［J］. J Am Coll Cardiol, 2007, 49（25）：2379-2393.

Chatzizisis Y S, Giannoglou G D. Shear stress and inflammation: are we getting closer to the prediction of vulnerable plaque［J］. Expert Rev Cardiovasc Ther, 2010, 8（10）：1351-1353.

Chatzizisis Y S, Jonas M, Coskun A U, et al. Prediction of the localization of high-risk coronary atherosclerotic plaques on the basis of low endothelial shear stress: an intravascular ultrasound and histopathology natural history study［J］. Circulation, 2008, 117（8）：993-1002.

Chiu J J, Chien S. Effects of disturbed flow on vascular endothelium: pathophysiological basis and clinical perspectives［J］. Physiol Rev, 2011, 91（1）：327-387.

Clarke M C, Figg N, Maguire J J. Apoptosis of vascular smooth muscle cells induces features of plaque vulnerability in atherosclerosis [J]. Nat Med, 2006, 12（9）:1075-1080.

Cunningham K S, Gotlieb A L. The role of shear stress in the pathogenesis of atherosclerosis [J]. Lab Invest, 2005, 85（1）: 9-23.

Silva R F, Chambaz C, Stergiopulos N, et al. Transcriptional and post-transcriptional regulation of preproendothelin-1 by plaque-prone hemodynamics [J]. Atherosclerosis, 2007, 194（2）: 383-390.

Davies J E, Lopresto D, Apta B, et al. Using Yoda-1 to mimic laminar flow in vitro: a tool to simplify drug testing [J]. Biochemical Pharmacology, 2019, 168: 473-480.

Davies P F, Civelek M, Fang Y, et al. The atherosusceptible endothelium: endothelial phenotypes in complex haemodynamic shear stress regions in vivo [J]. Cardiovasc Res, 2013, 99（2）: 315-327.

Douguet D, Patel A, Xu A, et al. Piezo ion channels in cardiovascular Mechanogy [J]. Trends in Pharmacological Sciences, 2019, 40: 956-970.

Fang C, Schmaier A H. Novel anti-thrombotic mechanisms mediated by mas receptor as result of balanced activities between the kallikrein/kinin and the renin-angiotensin systems [J]. Pharmacol Res, 2020, 160: 105096.

Fisslthaler B, Boengler K, Fleming I, et al. Identification of a cis-element regulating transcriptional activity in response to fluid shear stress in bovine aortic endothelial cells [J]. Endothelium, 2003, 10（4-5）: 267-275.

Fukumoto Y, Hiro T, Fujii T, et al. Localized elevation of shear stress is related to coronary plaque rupture: a 3-dimensional intravascular ultrasound study with in-vivo color mapping of shear stress distribution [J]. J Am Coll Cardiol, 2008, 51（6）: 645-650.

Gijsen F J, Wentzel J J, Thury A, et al. A new imaging technique to study 3-D plaque and shear stress distribution in human coronary artery bifurcations in vivo [J]. J Biomech, 2007, 40（11）: 2349-2357.

Herrmann J, Lerman L, Lerman A. Simply say yes to no? Nitric oxide（NO）sensor-based assessment of coronary endothelial function [J]. Eur Heart J, 2010, 31（23）: 2834-2836.

Hsu P L, Chen J S, Wang C Y, et al. Shear-induced CCN1 promotes atheroprone endothelial phenotypes and atherosclerosis [J]. Circulation, 2019, 139（25）: 2877-2891.

Huang J, Pu Y, Zhang H, et al. KLF2 mediates the suppressive effect of laminar flow on vascular calcification by Inhibiting endothelial BMP/SMAD1/5 signaling [J]. Circ Res, 2021, DOI: 10.1161/CIRCRESAHA.120.318690.

Koskinas K C, Chatzizisis Y S, Papafaklis M I, et al. Synergistic effect of local endothelial shear stress and systemic hypercholesterolemia on coronary atherosclerotic plaque progression and composition in pigs [J]. Int J Cardiol, 2013, 169（6）: 394-401.

Liu S, Jiang X, Cui X, et al. Smooth muscle-specific hur knockout induces defective autophagy and atherosclerosis. Cell Death Dis, 2021, 12（4）: 385.

Mehta V, Pang K L, Givens C S, et al. Mechanical forces regulate endothelial-to-mesenchymal transition and atherosclerosis via an Alk5-Shc mechanotransduction pathway ［J］. Sci Adv, 2021, 7（28）: eabg5060.

Mehta V, Pang K L, Rozbesky D, et al. The guidance receptor plexin D1 is a mechanosensor in endothelial cells ［J］. Nature, 2020, 578: 290-295.

Meli V S, Atcha H, Veerasubramanian P K, et al. YAP-mediated mechanotransduction tunes the macrophage inflammatory response. Sci Adv, 2020, 6（49）: eabb8471.

Parmar K M, Larman H B, Dai G, et al. Integration of flow-dependent endothelial phenotypes by Kruppel-like factor 2 ［J］. J Clin Invest, 2006, 116（1）: 49-58.

Petzold T, Orr A W, Hahn C, et al. Focal adhesion kinase modulates activation of NF-kappaB by flow in endothelial cells ［J］. Am J Physiol Cell Physiol, 2009, 297（4）: C814-822.

Potje S R, Paula T D, Paulo M, et al. The Role of Glycocalyx and Caveolae in Vascular Homeostasis and Diseases ［J］. Front Physiol, 2021, 11:620840.

Qiu J, Peng Q, Zheng Y, et al. Ox-LDL stimulates Id1 nucleocytoplasmic shuttling in endothelial cell angiogenesis via PI3K pathway ［J］. Biochim Biophys Acta, 2012, 1821（10）: 1361-1369.

Qiu J, Wang G, Zheng Y, et al. Coordination of Id1 and p53 activation by oxidized LDL regulates endothelial cell proliferation and migration ［J］. Ann Biomed Eng, 2011, 39（12）: 2869-2878.

Souilhol C, Serbanovic-Canic J, Fragiadaki M, et al. Endothelial responses to shear stress in atherosclerosis: a novel role for developmental genes ［J］. Nat Rev Cardiol, 2020, 17（1）: 52-63.

Tarbell J M. Shear stress and the endothelial transport barrier ［J］. Cardiovasc Res, 2010, 87（2）: 320-330.

Verhamme P, Yi B A, Segers A, et al. ANT-005 TKA Investigators. Abelacimab for prevention of venous thromboembolism ［J］. N Engl J Med, 2021, 385（7）: 609-617.

Walther B K, Rajeeva N K, et al. Mechanotransduction-on-chip: vessel-chip model of endothelial YAP Mechanogy reveals matrix stiffness impedes shear response ［J］. Lab Chip, 2021, 21（9）: 1738-1751.

Wang G X, Cai S X, Wang P Q, et al. Shear-induced changes in endothelin-1 secretion of microvascular endothelial cells ［J］. Microvasc Res, 2002, 63（2）: 209-217.

Wang W, Ha C H, Jhun B S, et al. Fluid shear stress stimulates phosphorylation-dependent nuclear export of HDAC5 and mediates expression of KLF2 and eNOS ［J］. Blood, 2010, 115（14）: 2971-2979.

Warabi E, Takabe W, Minami T, et al. Shear stress stabilizes NF-E2-related factor 2 and induces antioxidant genes in endothelial cells: role of reactive oxygen/nitrogen species ［J］. Free Radic Biol Med, 2007, 42（2）: 260-269.

Xu S, Xu Y, Liu P, et al. The novel coronary artery disease risk gene JCAD/KIAA1462 promotes endothelial dysfunction and atherosclerosis ［J］. Eur Heart J, 2019, 40（29）: 2398-2408.

Yoshizumi M, Abe J, Tsuchiya K, et al. Stress and vascular responses: atheroprotective effect of laminar fluid shear stress in endothelial cells: possible role of mitogen-activated protein kinases ［J］. J Pharmacol Sci, 2003, 91（3）: 172-176.

Yu S, Wong S L, Lau C W, et al. Oxidized LDL at low concentration promotes in-vitro angiogenesis and activates nitric oxide synthase through PI3K/Akt/eNOS pathway in human coronary artery endothelial cells［J］. Biochem Biophys Res Commun, 2011, 407（1）: 44-48.

Zhou T, Zheng Y, Qiu J, et al. Endothelial mechanotransduction mechanisms for vascular physiology and atherosclerosis［J］. J Mech Med Biol, 2014, 14（5）: 1-31.

动脉粥样硬化的力学生物学基础与前沿

第6章 Id1调控脂质吸收参与动脉粥样硬化斑块形成的力学生物学机制

AS是指在动脉及其分支的血管壁内膜及内膜下有脂质沉着，同时伴有中层平滑肌细胞移行至内膜下并增殖，导致内膜增厚，形成粥样或纤维脂质斑块病灶的一种疾病。AS严重威胁人类健康，是导致多种心血管疾病的主要病因。许多研究及临床结果显示动脉粥样硬化斑块好发于血管分叉弯曲等血流紊乱的低震荡切应力区域，说明力学是AS形成的重要影响因素，同时也有研究表明AS形成也与脂蛋白密切相关。因此，进一步探讨低震荡切应力、脂质吸收及AS发生三者之间的关系，对深入了解和认识AS的发生发展机制、提出新的治疗措施具有重要意义。

DNA结合抑制因子又称为分化抑制因子（inhibitor of differentiation，Id），属于螺旋-环-螺旋转录因子家族的成员。Id蛋白家族包含Id1，Id2，Id3及Id4四个因子，其中Id1是该家族研究最为广泛并且贯穿整个胚胎心脑血管系统发育全过程的蛋白。

Id1蛋白具有多种生物学功能，尤其对血管新生起重要作用，它一直是癌症血管新生研究的热点。Id1能够通过诱导细胞增殖迁移及加速细胞周期参与肿瘤性血管新生。由于肿瘤和动脉粥样硬化有着诸多相似之处，因此，近年来关于Id1在动脉粥样硬化中的作用得到众多关注。

我们实验室前期体外实验结果显示切应力可以调控Id1的表达，随着切应力增加，Id1的表达量也逐渐增加。Ni等通过对小鼠颈动脉进行结扎构建了低震荡切应力（oscillatory shear stress，OSS）模型，基因微阵列分析后发现OSS抑制血管内皮细胞中Id1基因的表达，但OSS调控Id1表达后的引起的内皮功能的变化等没有进一步的研究报道。此外，还有研究发现Id1在脂肪组织中高表达，暗示Id1可能参与脂质代谢过程，但具体机制仍不清楚，基于此，推测OSS可能通过调控脂质代谢促进了动脉粥样硬化斑块形成，而Id1在此过程中起到重要作用。

6.1 低震荡切应力模型血管的蛋白组学分析

蛋白质组学是以特定环境下的特定组织的全套蛋白质为研究对象，研究内容包括蛋白质分析鉴定、表达水平、翻译后修饰、蛋白质功能、蛋白质相互作用等，用以鉴定疾病、药物对生命过程的影响，以及解释基因表达调控的机制。本节通过 ApoE$^{-/-}$ 小鼠颈动脉低震荡切应力模型（图 6-1），应用蛋白组技术研究不同切应力下血管蛋白的表达差异情况，并且通过 GO 分析及 KEGG 信号通路分析方法分析差异表达蛋白可能参与的信号通路及引起的生物学效应，这将有助于更深入的了解血流动力学如何影响动脉粥样硬化的发生发展。

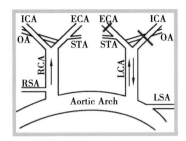

图 6-1 ApoE$^{-/-}$ 小鼠颈动脉结扎模型示意图［引自：张康.Id1 调控脂质吸收参与动脉粥样硬化斑块形成的力学生物学机制［D］. 重庆：重庆大学，2018.］

Figure 6-1 Schematic diagram of carotid artery ligation model in ApoE$^{-/-}$ mice
［Adapted from: Zhang K. The mechanogical mechanisms of Id1-regulated lipid uptake in atherosclerosis plaque formation［D］. Chongqing: Chongqing University, 2018.］

对 ApoE$^{-/-}$ 小鼠进行左颈动脉结扎手术处理并喂养 48 h 过后，使用小动物超声仪（VisualSonics，Canada）检测小鼠左颈总动脉（left carotid artery, LCA）和右颈总动脉（right carotid artery, RCA）的血流流速。结果如图 6-2 所示，左颈动脉血液出现两个呈相反方向的血流，即形成低震荡流（LCA1 和 LCA2），此时血管内的切应力为往复的低震荡切应力，而右侧颈动脉为单一方向的层流，血管内的切应力为层流切应力。并且左颈动脉血流流速低于右颈动脉，统计结果如图 6-2（b）所示。由此结果说明小鼠低震荡切应力模型构建成功。

将 2 个名为 LCA（OSS）以及 RCA（LSS）的小鼠样品进行同位素标记定量（isobaric tags for relative and absolute quantification，iTRAQ）鉴定。最终将差异表达蛋白定义为 1.5 倍变化（比较组的平均值）和 p 值（比较组的 t 检验）小于 0.05。经分析 LCA（OSS）与 RCA（LSS）相比有 168 个差异表达蛋白，其中有 18 个蛋白表达下调，150 个蛋白表达上调，结果见表 6-1。

对差异蛋白进行 GO 富集和 KEGG pathway 富集分析，试图找到其可能涉及的生物学过程及相关信号通路。对差异表达蛋白进行了 GO 功能注释及功能富集，除去未被标记注释的蛋白外，其他差异表达蛋白显著富集到 46 个细胞成分中（corrected p-value<0.05），其中最富集的 6 个 GO 分析组见表 6-2：大分子复合物（macromolecular complex）、非膜包裹细胞器（non-membrane-bounded organelle）、胞内非膜包裹细胞器（intracellular non-membrane-bounded organelle）、胞外区域（extracellular region）、细胞质（cytosol）、核糖核蛋白复合物（ribonucleoprotein complex）；分子功能分析中，见表 6-3，差异蛋白最富集的 10 个 GO-terms 是：分子结构活性（structural molecule activity）、核糖体结构组成（structural constituent of ribosome）、核酸结合（nucleic acid binding）、RNA 结合（RNA binding）、酶调节剂活性（enzyme regulator activity）、酶抑制剂活性（enzyme inhibitor activity）、

糖 胺 聚 糖 结 合（glycosaminoglycan binding）、糖 衍 生 物 结 合（carbohydrate derivative binding）、肝素结合（heparin binding）、硫化合物结合（sulfur compound binding）；生物过程分析中，差异蛋白显著富集在 452 个生物过程中（corrected p-value<0.05），最富集的 10 个生物过程见表 6-4，包括：单一生物过程（single-organism process）、大分子代谢过程（macromolecule metabolic process）、细胞组分构建或生物发生（cellular component organization or biogenesis）、响应刺激（response to stimulus）、定位（localization）、蛋白质代谢过程（protein metabolic process）、运输过程（transport）、氮化合物代谢过程（nitrogen compound metabolic process）、单体运输（single-organism transport）、细胞蛋白质代谢过程（cellular protein metabolic process）等。

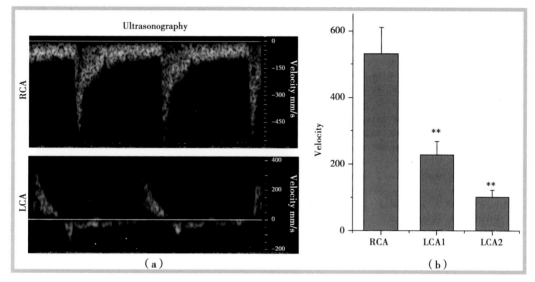

图 6-2　结扎模型手术后 48 h 可以诱导低震荡切应力形成。（a）结扎 48 h 后，通过小动物超声检测右颈动脉（RCA）及左颈动脉（LCA）血管内血液情况。（b）统计分析 RCA 及 LCA 的血流流速大小（n=3）。**p<0.001 表示与 RCA 相比有显著差异。[引自：张康. Id1 调控脂质吸收参与动脉粥样硬化斑块形成的力学生物学机制 [D]. 重庆：重庆大学, 2018.]

Figure 6-2　The ligation model can be induced OSS 48 hours later after partial ligated. （a）Ultrasonography was used to detect the right and left carotid artery blood flow velocities 48 hours after ligation. （b）Statistical analysis of blood flow velocity of RCA and LCA（n=3）. **p<0.001 indicates a significant difference compared to RCA . [Adapted from: Zhang K. The mechanogical mechanisms of Id1-regulated lipid uptake in atherosclerosis plaque formation [D] . Chongqing: Chongqing University, 2018.]

表 6-1　差异表达蛋白信息

Table 6-1　Differentially expressed proteins information

Compare_group	Up-regulated	Down-regulated	All-regulated
LCA（OSS）-VS-RCA（LSS）	150	18	168

表 6-2 差异表达蛋白最富集的 6 个细胞组分

Table 6-2 Differentially expressed proteins were the most enriched in six cellular components
（ p-value<0.05 ）

Gene Ontology term	Cluster frequency	p-value
macromolecular complex（大分子复合物）	93 out of 156 genes, 59.6%	$5.097\,216 \times 10^{-8}$
non-membrane-bounded organelle（非膜包裹细胞器）	77 out of 156 genes, 49.4%	$6.057\,551 \times 10^{-7}$
intracellular non-membrane-bounded organelle 胞内非膜包裹细胞器）	77 out of 156 genes, 49.4%	$6.057\,551 \times 10^{-7}$
extracellular region（胞外区域）	59 out of 156 genes, 37.8%	$1.421\,225 \times 10^{-17}$
cytosol（细胞质）	54 out of 156 genes, 34.6%	$0.000\,121\,648$
ribonucleoprotein complex（核糖核蛋白复合物）	46 out of 156 genes, 29.5%	$3.782\,956 \times 10^{-18}$

表 6-3 差异表达蛋白最富集的 10 个分子功能

Table 6-3 Differentially expressed proteins were the most enriched in ten molecular functions
（ p-value<0.05 ）

Gene Ontology term	Cluster frequency	p-value
structural constituent of ribosome（核糖体结构组成）	42 out of 153 genes, 27.5%	$6.895\,091 \times 10^{-37}$
structural molecule activity（分子结构活性）	53 out of 153 genes, 34.6%	$6.07\,364 \times 10^{-27}$
heparin binding（肝素结合）	16 out of 153 genes, 10.5%	$3.451\,969 \times 10^{-10}$
enzyme inhibitor activity（酶抑制剂活性）	22 out of 153 genes, 14.4%	$3.512\,298 \times 10^{-10}$
glycosaminoglycan binding（糖胺聚糖结合）	17 out of 153 genes, 11.1%	$1.535\,196 \times 10^{-9}$
carbohydrate derivative binding（糖衍生物结合）	17 out of 153 genes, 11.1%	$9.175\,853 \times 10^{-9}$
sulfur compound binding（硫化合物结合）	16 out of 153 genes, 10.5%	$6.468\,008 \times 10^{-8}$
enzyme regulator activity（酶调节剂活性）	28 out of 153 genes, 18.3%	$3.004\,928 \times 10^{-5}$
nucleic acid binding（核酸结合）	41 out of 153 genes, 26.8%	$0.000\,876\,482$
RNA binding（RNA 结合）	8 out of 153 genes, 5.2%	$0.002\,123\,512$

表 6-4　差异表达蛋白最富集的 10 个生物过程

Table 6-4　Differentially expressed proteins were enriched in these biological process terms
（ p-value<0.05 ）

Gene Ontology term	Cluster frequency	p-value
single-organism process（单一生物过程）	122 out of 150 genes, 81.3%	0.001 326 895
macromolecule metabolic process（大分子代谢过程）	84 out of 150 genes, 56.0%	$6.350\ 928 \times 10^{-6}$
cellular component organization or biogenesis（细胞组分构建或生物发生）	84 out of 150 genes, 56.0%	$1.204\ 832 \times 10^{-9}$
response to stimulus（响应刺激）	73 out of 150 genes, 48.7%	0.047 532 2
localization（定位）	71 out of 150 genes, 47.3%	0.000 344 203
protein metabolic process（蛋白质代谢过程）	68 out of 150 genes, 45.3%	$5.477\ 249 \times 10^{-6}$
Transport（运输过程）	64 out of 150 genes, 42.7%	$7.910\ 75 \times 10^{-5}$
nitrogen compound metabolic process（氮化合物代谢过程）	61 out of 150 genes, 40.7%	0.001 366 074
single-organism transport（单体运输）	60 out of 150 genes, 40.0%	$6.444\ 084 \times 10^{-9}$
cellular protein metabolic process（细胞蛋白质代谢过程）	57 out of 150 genes, 38.0%	$6.622\ 942 \times 10^{-5}$

　　KEGG 信号通路分析发现差异表达蛋白显著富集于 20 个信号通路中（ corrected p-value<0.05 ），结果图 6-3 所示，其中补体及凝血途径（ complement and coagulation cascades ）、造血（ hematopoietic cell lineage ）、吞噬（ phagosome ）、脂肪消化与吸收（ fat digestion and absorption ）、矿物质吸收（ mineral absorption ）、细胞黏附分子（ cell adhesion molecules ）等信号通路与动脉粥样硬化发生发展密切相关，这说明 OSS 可能通过这些途径影响了 AS 的形成。

　　由于脂质代谢过程对 AS 形成至关重要，我们对小鼠颈动脉血管切应力进行干预后发现许多脂质消化吸收相关因子表达发生变化，如 ApoA- Ⅰ、ApoA- Ⅳ 表达上调，CD36 表达下调，结果如图 6-4 所示，红色为表达上调的蛋白，绿色为表达下调的蛋白。除此之外，我们还发现低震荡切应力可以促进凝血酶敏感蛋白 1（TSP1）表达（图 6-5），这与 Tressel 等人对内皮细胞体外力学加载后蛋白组研究结果相符合。

　　TSP1 是一个胞外基质糖蛋白，血管内皮细胞、单核细胞等许多正常及肿瘤细胞中都能检测到其表达。有研究显示 TSP1 是 Id1 蛋白的下游靶点，Id1 蛋白可以抑制 TSP1 的表达；我们的蛋白组鉴定结果显示 OSS 促进 TSP1 蛋白表达，KEGG 信号通路分析发现 Id1 蛋白可以抑制 TSP1 蛋白表达，参与 RAP1 信号通路过程（图 6-7）；Ni 等对 LSS 及 OSS 下血管的内皮细胞基因进行微阵列分析后发现 OSS 抑制血管内皮细胞中 Id1 基因的表达。通过前人的研究与我们的结果相结合，得出一种可能性，即 OSS 抑制血管内皮细胞中 Id1 蛋白的表达进而促进其下游蛋白表达。

　　血管壁由内皮细胞、平滑肌细胞、成纤维细胞以及胞外基质组成。切应力作用于血管壁时，内皮细胞一方面可以直接感受力学信号并将信号传入胞内从而影响其功能，另一方面在感应力学刺激后还可以通过释放一些生长因子影响平滑肌细胞及胞外基质，从而使血管壁结构发生变化。切应力相关的蛋白组研究大多集中在体外培养的血管及内皮细胞力学加载后的检测上，本章研究考虑到血管是一个整体，力学变化会引起血管各个细胞及胞外基质发生变化，因此，我们通过手术手段改变小鼠颈动脉血管内的切应力后，提取了整根血管的蛋白进行差异蛋白组分析，这可以帮助我们以全局视角去了解整个血管受 OSS 刺激后差异表达蛋白所引起的生物学效应。

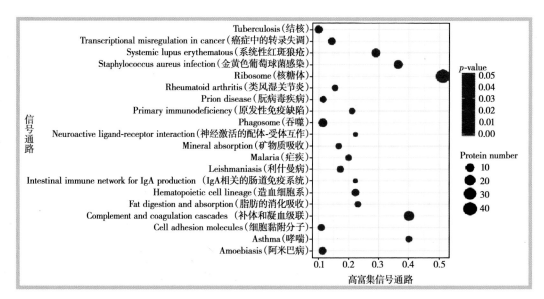

图 6-3　差异表达蛋白的 KEGG 信号通路分析［引自：张康 .Id1 调控脂质吸收参与动脉粥样硬化斑块形成的力学生物学机制［D］.重庆：重庆大学，2018.］

Figure 6-3　Differentially expressed proteins were analyzed by KEGG pathway ［Adapted from: Zhang K. The mechanogical mechanisms of Id1-regulated lipid uptake in atherosclerosis plaque formation［D］. Chongqing: Chongqing University, 2018.］

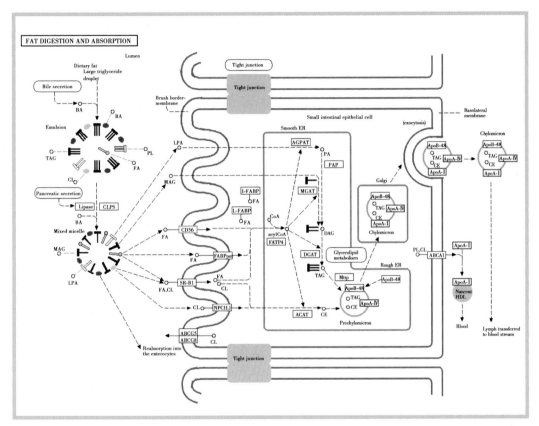

图 6-4　差异表达蛋白参与脂质消化及吸收过程。红色框为表达上调的蛋白，绿色框为表达下调的蛋白。（ApoA- I / IV：载脂蛋白 A- I / IV，参与脂质的代谢和运转，与动脉粥样硬化密切相关；CD36：白细胞分化抗原 36，是一种高度糖基化的单链跨膜蛋白，属 B 型清道夫受体，参与动脉粥样硬化病变过程）［引自：张康 .Id1 调控脂质吸收参与动脉粥样硬化斑块形成的力学生物学机制［D］. 重庆：重庆大学，2018.］

Figure 6-4　Differentially expressed proteins were involved in fat digestion and absorption. The red boxes are the up-regulated proteins and the green box is the down-regulated protein（ApoA- I / IV：apolipoprotein A- I / IV，involued in lipid metabolism and operation, closely related to atherosclerosis; CD36: leukocyte differentiation antigen 36, which is a highly glycosylated single-chain transmembrane protein, a type B scavenger receptor, involved in the process of atherosclerotic lesions）. [Adapted from: Zhang K. The mechanogical mechanisms of Id1-regulated lipid uptake in atherosclerosis plaque formation ［D］. Chongqing: Chongqing University, 2018.]

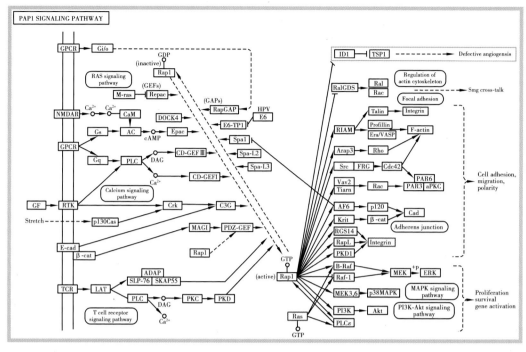

图 6-5 差异表达蛋白参与 RAP1 信号通路过程。红色框为表达上调的蛋白。黄色框为受 Id1 调控的蛋白。（TSP1：血小板反应蛋白；Ras：属于三磷酸鸟苷（GTP）结合蛋白，在传递细胞生长分化信号方面起重要作用；Integrin：整联蛋白，介导细胞间黏附）［引自：张康 .Id1 调控脂质吸收参与动脉粥样硬化斑块形成的力学生物学机制［D］. 重庆：重庆大学，2018.］

Figure 6-5 Differentially expressed proteins were involved in RAP1 signaling pathway. The red boxes are the up-regulated proteins, and the yellow box is the protein regulated by Id1. [Adapted from: Zhang K. The mechanogical mechanisms of Id1-regulated lipid uptake in atherosclerosis plaque formation [D] . Chongqing: Chongqing University, 2018.]

6.2 低震荡切应力引起脂质堆积促进 AS 斑块形成

血管内脂质沉积受多种因素调控。一方面，Karino 等提出的动脉粥样硬化脂质浓度极化假说认为血液中的脂质存在浓度极化现象，通过斑马鱼实验及数值模拟证实在血流流场紊乱的低震荡流区域，壁面脂质浓度会高于其他层流区域，这更容易促进脂质在这些区域渗透及沉积；另一方面，低震荡流会影响内皮层功能，促进内皮细胞通透性，更加剧脂质的沉积，并且低震荡切应力刺激内皮细胞后，会调控内皮细胞中脂质相关蛋白如胆固醇调节元件结合蛋白 -1（sterol-regulatory element binding protein-1，SREBP1）的表达，这些分子的表达又会加速细胞对的脂质吸收。但是目前关于低震荡切应力调控脂质沉积进而促进斑块发生发展的相关机制并没有完全阐述清楚。

基于前人的研究结果，利用小鼠低震荡切应力模型以及体外力学加载装置，研究 OSS 对脂质沉积及斑块形成的影响。

将小鼠分成两组：低震荡切应力组和对照组。低震荡切应力组中，小鼠左颈动脉分支进行结扎而对侧的右颈动脉只进行假手术处理；对照组中，小鼠左颈及右颈动脉都只进行假手术处理。分别取两组小鼠血液，进行总胆固醇（total cholesterol，TC）、甘油三酯（triglyceride，TG）、LDL 以及 HDL 的含量检测，结果如图 6-6 所示，低震荡切应力组和对照组中，手术前后血液中的 TG 和 HDL 的含量随着时间的增加没有发生明显变化。TC 及 LDL 的含量结果显示，手术后低震荡切应力组和对照组都有上升趋势，但随着时间的增加，这种上升趋势又开始下降。第 2 周、4 周及 6 周的 TC 及 LDL 与手术前基本上没有差异，低震荡切应力组和对照组之间也没有差异。有差异的时间点主要集中在手术后 24 h 的样本，LDL 的变化趋势与 TC 类似，细微的差别在于对照组手术后 24 h 血液中 LDL 的含量显著高于手术前。我们分析 TC 以及 LDL 的这种差异可能是由于结扎手术造成的损伤较假手术更大而引起。

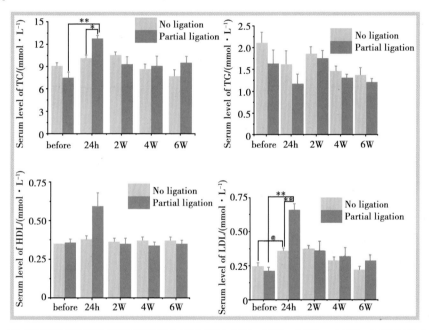

图 6-6　手术前后对照组及低震荡切应力组血液中 TC、TG、LDL、HDL 含量检测（$n=5$）。
$**p<0.001$ 表示与低震荡切应力组手术前相比有极显著差异，$^{\#}p<0.05$、$^{\#\#}p<0.001$ 表示与对照组手术后 24 h 相比有显著/极显著差异，$^{@}p<0.05$ 表示与对照组手术前相比有显著差异。No ligation 指对照组，Partial ligation 指低震荡切应力组。［引自：张康.Id1 调控脂质吸收参与动脉粥样硬化斑块形成的力学生物学机制［D］.重庆：重庆大学，2018.］

Figure 6-6　Serum lipid profile analysis before and after surgery in the control groups and OSS groups（total cholesterol, TC; triglyceride, TG; low-densitylipoprotein, LDL; high-densitylipoprotein, HDL）（$n=5$）.$**p<0.001$ vs the OSS groups before surgery, $^{\#}p<0.05$ and $^{\#\#}p<0.001$ vs the control groups 24 hours after surgery, $^{@}p<0.05$ vs the control groups before surgery. No ligation is the control groups. Partial ligation is the OSS groups.（Adapted from: Zhang K. The mechanogical mechanisms of Id1-regulated lipid uptake in atherosclerosis plaque formation［D］. Chongqing: Chongqing University, 2018.］

　　对左颈动脉低震荡切应力区域的血管、对侧右颈动脉层流切应力区域的血管以及对照组左颈及右颈总动脉血管进行石蜡切片及 HE 染色，发现低震荡切应力组的左颈总动脉从第 2 周开始血管内膜出现增厚，随着结扎时间的增加血管内膜增生越来越明显，并且出现胆固醇结晶及脂质坏死核，到第 10 周斑块几乎堵塞整个血管。而对侧的右颈动脉以及对照组血管管腔没有明显的内膜增生及斑块形成（图 6-7（a）和（b）），说明低震荡切应力可以促进内膜增生及斑块形成。

大体油红染色结果显示（图 6-8），从第 4 周开始低震荡切应力组小鼠的左颈总动脉内脂质逐渐开始积累，此后，随着时间的增加（6—10 周），脂质沉积逐渐增多，尤其是到第 10 周，脂质几乎遍布整个管腔。而对侧的右颈总动脉及对照组小鼠的左及右颈总动脉血管内一直没有出现明显的脂质沉积。冰冻切片 CD31 及 BODIPY 荧光染色结果如图 6-9 所示，低震荡切应力组小鼠左颈总动脉血管内膜中脂质吸收明显增多，而对侧右颈总动脉及对照组小鼠左颈及右颈动脉内膜中的脂质非常少。对内皮细胞脂质吸收情况进行统计后发现，低震荡切应力组中，左颈总动脉内皮细胞吸收的脂质明显高于对侧右颈动脉及对照组左颈及右颈动脉，并且随着结扎时间的延长，脂质的积累也越来越多。以上结果表明 OSS 可以促进血管内皮细胞吸收更多脂质。

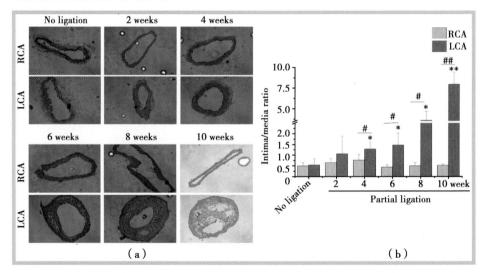

图 6-7　OSS 促进动脉粥样硬化斑块形成。（a）HE 染色分析低震荡切应力组和对照组手术后（2，4，6，8，10 weeks）的左右颈动脉斑块形成情况。（b）定量分析各个血管的内膜和中膜比（$n=4$）。*$p<0.05$ 和 **$p<0.001$ 表示与对照组的 LCA 相比有显著 / 极显著差异。#$p<0.05$ and ##$p<0.001$ 表示与低震荡切应力组 RCA 相比有显著差异。No ligation 指对照组，Partial ligation 指低震荡切应力组。[引自：张康 .Id1 调控脂质吸收参与动脉粥样硬化斑块形成的力学生物学机制 [D]．重庆：重庆大学，2018．]

Figure 6-7　OSS induced plaque formation. (a) HE staining was used to analyse the plaque formation in left and right carotid arteries of OSS groups and control groups after surgery (2, 4, 6, 8, 10 weeks). (b) Quantitative analysis the intima/media ratio ($n=4$). *$p<0.05$ and **$p<0.001$ vs the LCA of the control groups. #$p<0.05$ and ##$p<0.001$ vs the RCA of the OSS groups. No ligation is the control groups. Partial ligation is the OSS groups. [Adapted from: Zhang K. The mechanogical mechanisms of Id1-regulated lipid uptake in atherosclerosis plaque formation [D]. Chongqing: Chongqing University, 2018.]

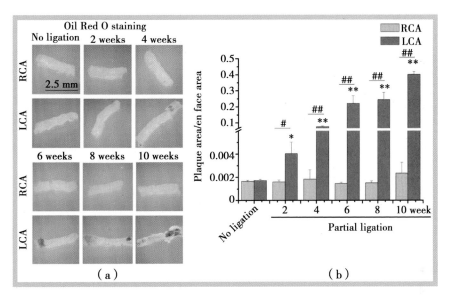

图 6-8 OSS 促进脂质在血管内沉积。（a）油红染色检测对照组及低震荡切应力组手术后 RCA 和 LCA 内的脂质堆积情况（2，4，6，8，10 weeks）。（b）统计分析油红染色区域（$n=4$）。*$p<0.05$ 和 **$p<0.001$ 表示与对照组的 LCA 相比有显著/极显著差异。#$p<0.05$ and ##$p<0.001$ 表示与低震荡切应力组的 RCA 相比有显著差异。No ligation 指对照组，Partial ligation 指低震荡切应力组。[引自：张康. Id1 调控脂质吸收参与动脉粥样硬化斑块形成的力学生物学机制[D]. 重庆：重庆大学，2018.]

Figure 6-8 OSS promoted lipid accumulation in vessels.（a）Oil Red O staining analysis of time-course lipid accumulation in left and right carotid arteries of the control groups and OSS groups（2, 4, 6, 8, 10 weeks）.（b）Quantitative analysis the Oil red O staining areas（$n=4$）. *$p<0.05$ and **$p<0.001$ vs the LCA of control groups. #$p<0.05$ and ##$p<0.001$ vs the contralateral RCA of the OSS groups. No ligation is the control groups. Partial ligation is the OSS groups. [Adapted from: Zhang K. The mechanogical mechanisms of Id1-regulated lipid uptake in atherosclerosis plaque formation [D]. Chongqing: Chongqing University, 2018.]

对 HUVECs 进行体外静态（static）、层流切应力（12 dyn/cm²）及低震荡切应力（0.5 ± 4 dyn/cm²）加载并用 Dil-LDL 处理，通过荧光显微镜观察细胞脂质吸收情况，结果如图 6-10 所示，与静态及 LSS 相比，OSS 可以促进内皮细胞吸收更多低密度脂蛋白。体外加载实验再次证明 OSS 可以促进内皮细胞对脂质的吸收。

前期研究发现低震荡流可通过促进内皮炎症反应及 EC 增殖，进而加速斑块的形成。将内皮细胞与 BCECF-AM 标记的 THP-1 细胞与内皮细胞共培养，发现 OSS 处理及随后的脂质吸收显著促进内皮细胞对 THP-1 细胞的黏附。Ki67 免疫荧光染色检测 ECs 增殖情况，结果显示 OSS 处理及随后的脂质吸收促进 EC 增殖。

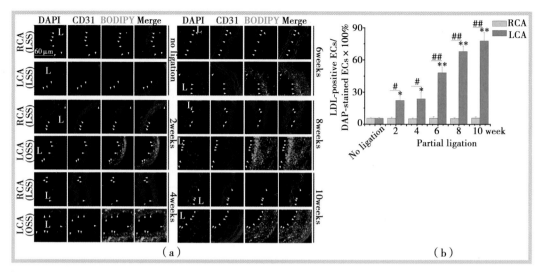

图 6-9　OSS 促进在体血管内皮细胞的脂质吸收。（a）免疫荧光检测对照组及低震荡切应力组手术后，随着时间的增加，血管内皮细胞脂质吸收情况（2、4、6、8、10 weeks）。L 表示血管管腔。白色箭头指血管内皮细胞。（b）统计分析 BODIPY，DAPI 和 CD31 三阳性细胞与 DAPI，CD31 双阳性细胞的百分比（$n=4$）。*$p<0.05$ 和 **$p<0.001$ 表示与对照组的 LCA 相比有显著差异。#$p<0.05$ and ##$p<0.001$ 表示与低震荡切应力组对侧的 RCA 相比有显著差异。No ligation 指对照组，Partial ligation 指低震荡切应力组。［引自：Zhang K, et al. A novel role of Id1 in regulating oscillatory shear stress-mediated lipid uptake in endothelial cells［J］. Ann Biomed Eng, 2018, 46（6）:849-863.］

Figure 6-9　OSS promoted endothelial cells lipid uptake in vivo.
（a）Immunofluorescence staining analysis of time-course lipid accumulation in left and right carotid arteries of the control groups and OSS groups（2, 4, 6, 8, 10 weeks）; L, lumen. White arrow, endothelial cells.（b）Quantitative analysis of the percentage of BODIPY, DAPI and CD31 triple positive cells relative to DAPI and CD31 double positive cells in intima（$n=4$）. *$p<0.05$ and **$p<0.001$ vs the LCA of the control groups. #$p<0.05$ and ##$p<0.001$ vs the RCA of the OSS groups. No ligation is the control groups. Partial ligation is the OSS groups.［Adapted from: Zhang K, et al. A novel role of Id1 in regulating oscillatory shear stress-mediated lipid uptake in endothelial cells［J］. Ann Biomed Eng, 2018, 46（6）:849-863.］

　　本节通过构建小鼠颈动脉结扎模型及体外力学加载实验来研究切应力在动脉粥样硬化斑块形成中的作用。对手术前及手术后 24 h、2 周、4 周、6 周的血浆脂蛋白进行检测，发现低震荡切应力对血浆脂蛋白的含量没有显著影响；HE 染色及大体油红染色发现 OSS 区域更易形成斑块并且脂质沉积随着时间的增加而加重。冰冻切片免疫荧光染色发现，OSS 会促进血管内皮细胞吸收更多脂质。通过体外力学加载装置对内皮细胞进行 LSS 及 OSS 加载证实 OSS 可以促进内皮细胞吸收脂质；而 THP-1 与 HUVECs 的黏附实验以及 Ki67 免疫荧光染色实验发现 OSS 处理及随后的 LDL 吸收可以促进内皮细胞的增殖及与炎症细胞的黏附。

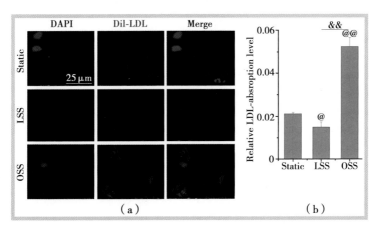

图6-10　OSS促进内皮细胞脂质吸收。（a）荧光分析力学处理后的内皮细胞脂质吸收情况。（b）统计分析荧光强度（$n=4$）。$^@p<0.05$ 和 $^{@@}p<0.001$ 表示与静态相比有显著／极显著差异。$^{\&\&}p<0.001$ 表示与LSS相比有显著差异。［引自：Zhang K, et al. A novel role of Id1 in regulating oscillatory shear stress-mediated lipid uptake in endothelial cells［J］. Ann Biomed Eng, 2018, 46（6）:849-863.］

Figure 6-10　OSS promoted endothelial cells lipid uptake in vitro.（a）Immunofluorescence analysis of LDL uptake in ECs treated with static, LSS and OSS for 24 h.（b）Quantitative analysis the mean fluorescence intensity of LDL（$n=4$）. $^@p<0.05$ and $^{@@}p<0.001$ vs the static controls. $^{\&\&}p<0.001$ vs the LSS controls.［Adapted from: Zhang K, et al. A novel role of Id1 in regulating oscillatory shear stress-mediated lipid uptake in endothelial cells［J］. Ann Biomed Eng, 2018, 46（6）:849-863.］

6.3　Id1参与低震荡切应力引起的脂质吸收过程

在血管中，内皮细胞通过膜上感受器直接感应血流及其引起的各种应力如切应力、牵张力与周应力等。当血流动力学因素出现异常，如剪切力分布不均匀或者局部出现低震荡流时都会引起细胞内基因及蛋白异常表达从而影响内皮细胞正常的生物学功能。一旦内皮细胞功能发生紊乱，将导致细胞分泌促动脉粥样硬化相关因子，进而影响平滑肌细胞及炎症细胞功能发生变化，导致动脉粥样硬化病的发生发展。

Id1是调控细胞周期和分化的重要转录因子，前期报道TSP1是Id1蛋白的下游靶点，Id1蛋白抑制TSP1的表达；第1节中蛋白组鉴定结果显示OSS可促进TSP1蛋白表达，Id1蛋白可以抑制TSP1蛋白表达，参与RAP1信号通路过程；Chih-Wen Ni等对小鼠低震荡流区域血管内皮细胞的RNA进行微阵列芯片分析，发现低震荡流抑制Id1的表达，但Id1表达变化后会引起细胞发生什么样的功能障碍等并未做过多研究。基于以上结果，对小鼠颈动脉进行结扎手术后24 h进行血管内皮细胞Id1蛋白表达检测。表面（en face）染色结果发现结扎的左颈动血管内皮细胞中Id1蛋白的荧光强度明显下降，左颈动脉血管内皮中Id1蛋白阳性细胞大约比右颈动脉内皮细胞降低2.5倍，左颈动脉血管内皮中Id1蛋白表达明显低于右颈动脉。同时对结扎手术48 h后的血管进行en face检测，发现Id1蛋白的表达结果与24 h趋势一致。由于结扎后的左颈动脉血管内为低震荡切应力，而对侧假手术的右颈动脉血管内为层流切应力，由此确定，低震荡切应力可以抑制 Id1 蛋白的表达。对人脐静脉内皮细胞进行力学加载 24 h，检测 Id1 蛋白的表达情况。Western blot 结果显示层流切应力（12 dyn/cm²）可以促进 Id1 蛋白的表达，低震荡切应力（0.5 ± 4 dyn/cm²）可以瞬间促进 Id1 蛋白的表达（图 6-11）。

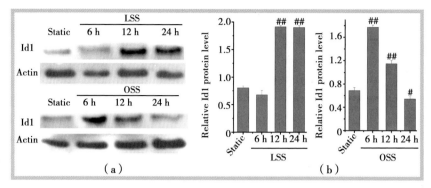

图 6-11　人脐静脉内皮细胞中 Id1 蛋白的表达受到力学调控。（a）Western blot 分析随着时间的增加，OSS 及 LSS 下 Id1 蛋白的表达变化。（b）统计分析 Id1 蛋白的表达量，通过与 Actin 进行比较定量分析（n=3）。##p<0.001 表示与静态相比有显著差异。[引自：Zhang K, et al. A novel role of Id1 in regulating oscillatory shear stress-mediated lipid uptake in endothelial cells [J]. Ann Biomed Eng, 2018, 46（6）:849-863.]

Figure 6-11　Id1 protein expression was regulated by shear stress in HUVECs.（a）Western blot analysis of the level of Id1 treated with LSS and OSS over a time course of 24 h.（b）Quantitative analysis of Id1 expression, the expression was normalized to that of Actin（n=3）. ##p<0.001 vs the static controls. [Adapted from: Zhang K, et al. A novel role of Id1 in regulating oscillatory shear stress-mediated lipid uptake in endothelial cells [J]. Ann Biomed Eng, 2018, 46（6）:849-863.]

　　构建 Id1 过表达的细胞并加载 LSS（12 dyn/cm²）及 OSS（0.5 ± 4 dyn/cm²），验证 Id1 在 OSS 调控的脂质吸收过程中的作用。力学加载 24 h 后对细胞进行 Dil-LDL 处理，然后荧光观察分析细胞内 Dil-LDL 的吸收情况，发现无论是 Flag-Id1 细胞还是 Flag-con 细胞，OSS 处理后细胞吸收的脂质明显高于 LSS 处理组（图 6-12），说明 OSS 可以促进细胞内脂质的吸收，而 OSS 处理下 Flag-Id1 细胞吸收的脂质显著低于 Flag-con 细胞，说明 Id1 参与了 OSS 对内皮细胞脂质吸收的调控过程，并且 Id1 过表达可以抑制 OSS 的作用（图 6-12）。

　　为了确定在动脉粥样硬化疾病中 Id1 会与哪些蛋白发生作用从而参与 OSS 引起的血管功能变化，我们用 IPA（ingenuity pathway analysis，IPA）软件进行了预测。相关上游调控因子结果如图 6-13 所示。这些预测的结果说明 Id1 在动脉粥样硬化疾病中起重要作用，可以受许多因子的调控，也可以调控许多因子的表达来影响动脉粥样硬化斑块的形成。还通过 IPA 分析了可能与 Id1 有作用的与脂质代谢相关的因子，结果如图 6-14 所示，Id1 与 LDLR、SREBP1、过氧化物酶体增殖物激活受体 γ（Peroxisome proliferator-activated receptor γ，PPAR γ）等脂质相关因子都有关系。

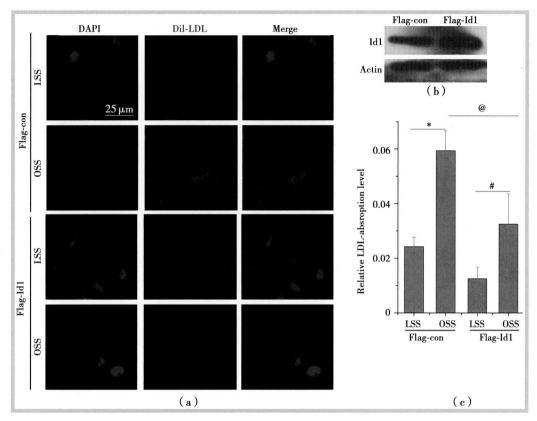

图 6-12　过表达 Id1 可以抑制 OSS 引起的内皮细胞脂质吸收过程。（a）对 Id1 过表达及对照组细胞分别进行力学加载后，荧光观察细胞内 LDL 的吸收情况。（b）Western blot 分析对照（Flag-con）及过表达（Flag-Id1）细胞中 Id1 蛋白的表达量。（c）统计分析细胞吸收的荧光 LDL 的量（$n=4$）。*$p<0.05$ 表示与对照组加载层流切应力（Flag-con LSS）相比有显著差异。#$p<0.05$ 表示与过表达组加载层流切应力（Flag-Id1 LSS）相比有显著差异。@$p<0.05$ 表示与对照组加载低震荡切应力（Flag-con OSS）相比有显著差异。［引自：Zhang K, et al. A novel role of Id1 in regulating oscillatory shear stress-mediated lipid uptake in endothelial cells［J］. Ann Biomed Eng, 2018, 46（6）:849-863.］

Figure 6-12　Id1 overexpression can abolish OSS-mediated lipid uptake in ECs.
（a）Immunofluorescence analysis of LDL uptake in Id1 overexpression（Flag-Id1）and control（Flag-con）ECs treated with shear stress.（b）Western blot was used to analysis the protein level of Id1 in Flag-Id1 and Flag-con ECs.（c）Quantitative analysis the mean fluorescence intensity of LDL in Flag-Id1 and Flag-con ECs（$n=4$）. *$p<0.05$ vs the Flag-con LSS. #$p<0.05$ vs Flag-Id1 LSS, @$p<0.05$ vs Flag-con OSS.［Adapted from: Zhang K, et al. A novel role of Id1 in regulating oscillatory shear stress-mediated lipid uptake in endothelial cells［J］. Ann Biomed Eng, 2018, 46（6）:849-863.］

　　对小鼠颈动脉进行结扎手术进行 en face 染色发现 OSS 会抑制血管内皮细胞中 Id1 蛋白的表达；体外力学加载装置对血管内皮细胞进行 LSS 及 OSS 加载，结果发现：与静态相比，LSS（12 dyn/cm^2）促进内皮细胞中 Id1 蛋白的表达，且随着时间的增加蛋白表达增加，12 h 达到顶峰。与静态相比，OSS（0.5±4 dyn/cm^2）在第 6 h 促进了 Id1 的表达，但随着加载时间的延长 Id1 蛋白表达被抑制，到第 24 h Id1 的表达低于静态水平。这说明与静态相比，不管是 LSS 还是 OSS 都可以调控 Id1 的表达，但是 LSS 和 OSS 对 Id1 的表达影响是不同的，LSS 促进 Id1 蛋白的表达，而 OSS 抑制其表达。为了研究 Id1 蛋白是否参与了 OSS 对脂质吸收的调控过程构建了 Id1 过表达及对照细胞株。通过对这两种细胞加载层流切应力及低震荡切应力后检测 Dil-LDL 的吸收情况，结果发现 OSS 促进内皮细胞对脂质的吸收过程，但是 Id1 过表达后，OSS 对内皮脂质吸收的促进作用则被部分抑制；通过 IPA 软件预测了动脉粥样硬化疾病中与 Id1 有相互调控作用因子，以及 Id1 可能调控的脂质相关蛋白，结果显示 Id1 调控了许多与 AS 相关的蛋白的表达，并且 Id1 与 LDLR 之间可能存在调控关系。

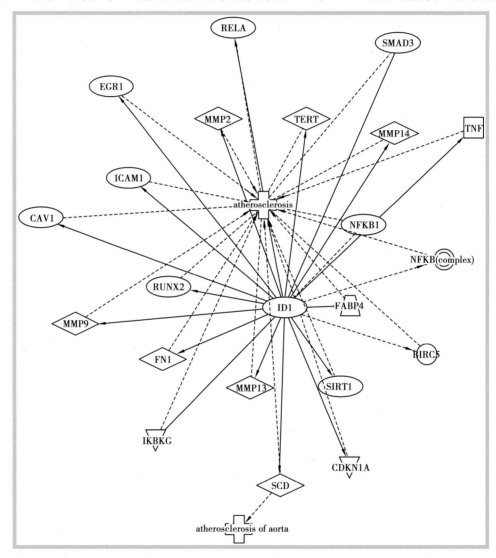

图 6-13 IPA 用于分析动脉粥样硬化中受 Id1 调控的分子。 动脉粥样硬化疾病中，Id1 可以调控许多与 AS 疾病密切相关的因子的表达，如 NF-kB（核因子 -kB）、CAV1（小窝蛋白）、MMP13（基质金属蛋白酶 13）等。［引自：张康 .Id1 调控脂质吸收参与动脉粥样硬化斑块形成的力学生物学机制［D］. 重庆 : 重庆大学 ,2018.］

Figure 6-13 IPA was used to analysis the molecules that regulated by Id1in atherosclerosis. In atherosclerotic diseases, Id1 can regulate the expression of many factors closely related to AS diseases, such nuclear factor-kB, CAV1, MMP13, etc. ［Adapted from: Zhang K. The mechanogical mechanisms of Id1-regulated lipid uptake in atherosclerosis plaque formation ［D］. Chongqing: Chongqing University, 2018. ］

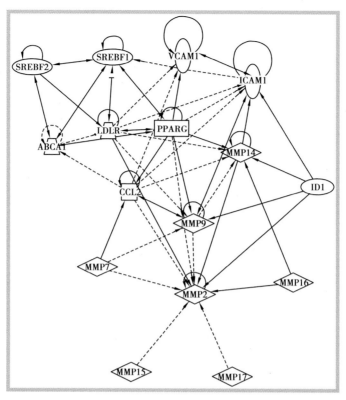

图 6-14 脂质代谢相关分子与 Id1 的关系。IPA 预测显示 Id1 与 LDLR（低密度脂蛋白受体）、SREBP1（胆固醇调节元件结合蛋白 -1）等脂质相关因子都有关系。[引自：张康 .Id1 调控脂质吸收参与动脉粥样硬化斑块形成的力学生物学机制 [D].重庆：重庆大学, 2018.]

Figure 6-14 The relationship between Id1 and lipid metabolism related molecules. IPA prediction showed that Id1 was associated with LDLR（low density lipoprotein receptor）, SREBP1（cholesterol regulatory element binding protein-1）and other lipid related factors. [Adapted from: Zhang K. The mechanogical mechanisms of Id1-regulated lipid uptake in atherosclerosis plaque formation [D]. Chongqing: Chongqing University, 2018.]

对小鼠颈动脉进行结扎手术进行 en face 染色发现 OSS 会抑制血管内皮细胞中 Id1 蛋白的表达；体外力学加载装置对血管内皮细胞进行 LSS 及 OSS 加载。结果发现：与静态相比，LSS（12 dyn/cm²）促进内皮细胞中 Id1 蛋白的表达，且随着时间的增加蛋白表达增加，直到 12 h 达到顶峰。与静态相比，OSS（0.5 ± 4 dyn/cm²）在第 6 h 促进了 Id1 的表达，但随着加载时间的延长 Id1 蛋白表达被抑制，到第 24 h Id1 的表达低于静态水平。这说明与静态相比，不管是 LSS 还是 OSS 都可以调控 Id1 的表达，但是 LSS 和 OSS 对 Id1 的表达影响是不同的，LSS 促进 Id1 蛋白的表达，而 OSS 抑制其表达；为了研究 Id1 蛋白是否参与了 OSS 对脂质吸收的调控过程构建了 Id1 过表达及对照细胞株。通过对这两种细胞加载层流切应力及低震荡切应力后检测 Dil-LDL 的吸收情况，结果发现 OSS 促进内皮细胞对脂质的吸收过程，但是 Id1 过表达后，OSS 对内皮脂质吸收的促进作用则被部分抑制；通过 IPA 软件预测了动脉粥样硬化疾病中与 Id1 有相互调控作用因子，以及 Id1 可能调控的脂质相关蛋白，结果显示 Id1 调控了许多与 AS 相关的蛋白的表达，并且 Id1 与 LDLR 之间可能存在调控关系。

6.4 Id1 通过调控 LDLR 的表达参与低震荡切应力引起的内皮脂质吸收过程

动脉粥样硬化斑块起始于 LDL 在血管壁的沉积，而细胞内 LDL 的吸收主要是通过低密度脂蛋白受体（LDLR）内吞实现的，此途径又称为 LDLR 途径。对于 LDLR 表达的调控，目前在分子水平开展了诸多研究工作。其中，SREBP1 是调控 LDLR 表达的重要转录因子，属于 bHLH 家族，可以与胆固醇调节元件 1（SRE-l）特异性结合从而调控基因的表达。本章研究中 IPA 分析也发现 Id1 可能与 LDLR 存在调控关系，本节通过在体及体外方法研究了 LDLR 在 OSS 调控血管内皮细胞脂质吸收的作用及 Id1 与 LDLR 之间的关系。

将实验分为 Id1 过表达对照组（Flag-con），Id1 过表达组（Flag-Id1）；Id1 干扰对照组（si-con）、Id1 干扰组（si-Id1），分别探讨各组中 Id1 以及 LDLR 的表达变化情况。结果显示，过表达组中 Id1 蛋白的表达量比过表达对照组增加了近一倍，明显高于对照组（图 6-15（a），（b）），而干扰组细胞中 Id1 蛋白的表达量相比干扰对照组也下降近 $\frac{1}{2}$，这说明过表达及干扰细胞都分别达到了过表达及干扰效果（图 6-15（c），（d））。在此基础上我们检测了 LDLR 蛋白的表达情况，结果如图 6-15 所示，当 Id1 过表达时，LDLR 蛋白的表达被抑制，而当 Id1 被干扰后，LDLR 的表达量明显增加。通过荧光定量 PCR 分析 Id1-t、con-t、si-Id1 和 si-con 细胞中 LDLR 的表达，结果如图 6-15（e），（f）所示，与蛋白结果趋势相同，Id1 过表达细胞中 LDLR 的表达降低，而 Id1 干扰细胞中，LDLR 表达增加。这说明 Id1 负调控 LDLR 的表达。

为研究 Id1 如何影响细胞对 LDL 的吸收，以及 LDLR 是否参与了此过程，构建了 Id1 与 LDLR 共转染细胞（si-Id1+si-LDLR），并通过对照组细胞内绿色荧光确定 siRNA 成功转入细胞内（图 6-16）。Western blot 检测共转染细胞内 Id1 及 LDLR 的表达情况后发现，相对于 si-con 组、si-Id1 及 si-Id1+si-LDLR 组中 Id1 的表达量明显下降，说明干扰细胞达到了干扰 Id1 蛋白表达的效果。LDLR 蛋白的表达结果显示：相对于 si-con 组，si-Id1 中 LDLR 表达增加，说明 Id1 被干扰后 LDLR 被激活，而 si-Id1+si-LDLR 组中 LDLR 的表达比 si-Id1 低，说明 si-LDLR 达到了干扰效果（图 6-17）。用 Dil-LDL 对 Flag-con、Flag-Id1、si-con、si-Id1 及 si-Id1+si-LDLR 细胞进行处理，结果显示 Id1 过表达时细胞吸收的 LDL 相比对照组明显降低（图 6-18（a），（b）），当 Id1 及 LDLR 同时被干扰后，Id1 干扰引起的 LDL 吸收则被抑制（图 6-18（c），（d）），说明 Id1 调控了 LDLR 介导的脂质吸收途径。

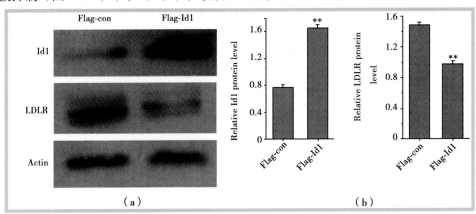

（a）　　　　　　　　　　　　　　　（b）

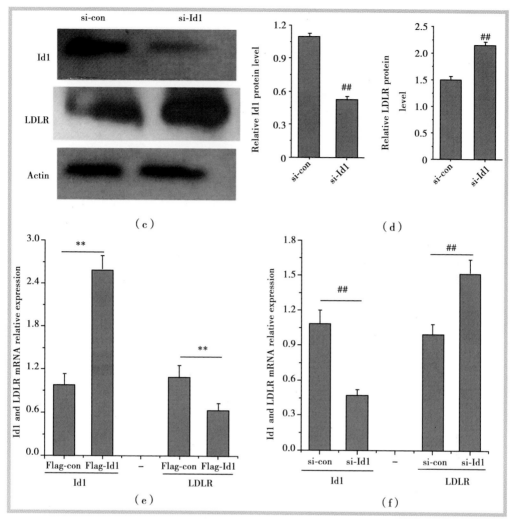

图 6-15　Id1 调控 LDLR 的表达。（a）Western blot 分析过表达对照（Flag-con）及过表达（Flag-Id1）细胞中 Id1 及 LDLR 蛋白的表达量。（b）统计分析 Id1 及 LDLR 蛋白的表达量，通过与 Actin 进行比较定量分析（$n=3$）。（c）Western blot 分析干扰对照（si-con）及干扰（si-Id1）细胞中 Id1 及 LDLR 蛋白的表达量。（d）统计分析 Id1 及 LDLR 蛋白的表达量，通过与 Actin 进行比较定量分析（$n=3$）。（e）定量 PCR 分析 Id1 过表达及对照细胞中 Id1 及 LDLR 的表达情况（$n=3$）。（f）定量 PCR 分析 Id1 干扰及对照细胞中 Id1 及 LDLR 的表达情况（$n=3$）。**$p<0.001$ 表示与过表达对照组（Flag-con）相比有显著差异。##$p<0.001$ 表示与干扰对照组（si-con）相比有显著差异。[引自：张康 .Id1 调控脂质吸收参与动脉粥样硬化斑块形成的力学生物学机制 [D]. 重庆：重庆大学，2018.]

Figure 6-15　Id1 can regulate the expression of LDLR. (a) Western blot was used to analysis the expression of Id1 and LDLR protein in Flag-Id1 and Flag-con ECs. (b) Quantitative analysis of Id1 and LDLR expression, the expression was normalized to that of Actin ($n=3$). (c) Western blot was used to analysis the expression of Id1 and LDLR protein in Id1 knockdown (si-Id1) and control (si-con) ECs. (d) Quantitative analysis of Id1 and LDLR expression, the expression was normalized to that of Actin ($n=3$). (e) Real-time PCR was used to detect Id1 and LDLR expression level in Flag-Id1 and Flag-con ECs ($n=3$). (f) Real-time PCR was used to detect Id1 and LDLR expression level in si-Id1 and si-con ECs ($n=3$). **$p<0.001$ vs the Flag-con controls. ##$p<0.001$ vs the si-con controls. [Adapted from: Zhang K. The mechanogical mechanisms of Id1-regulated lipid uptake in atherosclerosis plaque formation [D]. Chongqing: Chongqing University, 2018.]

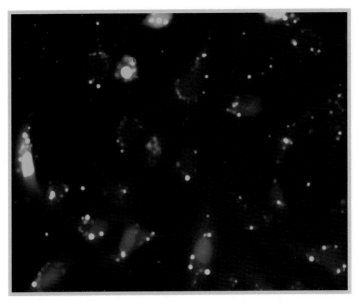

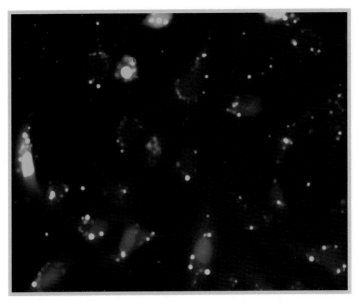

图 6-16　siRNA 转染后，干扰对照组内呈现较强的绿色荧光。［引自：张康 . Id1 调控脂质吸收参与动脉粥样硬化斑块形成的力学生物学机制［D］. 重庆：重庆大学，2018.］

Figure 6-16　After transfection, si-con cells had very strong green fluorescence. ［Adapted from: Zhang K. The mechanogical mechanisms of Id1-regulated lipid uptake in atherosclerosis plaque formation［D］. Chongqing: Chongqing University, 2018.］

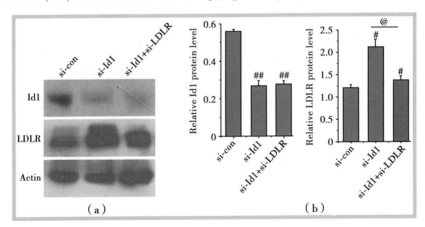

图 6-17　siRNA 双转后 Id1 及 LDLR 的表达情况分析。（a）Western blot 分析 si-con，si-Id1 及 si-Id1+si-LDLR 细胞中 Id1 及 LDLR 蛋白的表达量。（b）统计分析 Id1 及 LDLR 蛋白的表达量，通过与 Actin 进行比较定量分析（$n=3$）。#$p<0.05$ 和 ##$p<0.001$ 表示与干扰对照组（si-con）相比有显著差异，@$p<0.05$ 表示与 Id1 干扰组（si-Id1）相比有显著差异。［引自：Zhang K, et al. A novel role of Id1 in regulating oscillatory shear stress-mediated lipid uptake in endothelial cells［J］. Ann Biomed Eng. 2018, 46（6）:849-863.］

Figure 6-17　Expression analysis of Id1 and LDLR after double siRNA transfection.（a）Western blot analysis of the protein level of Id1 and LDLR in si-con, si-Id1 and si-Id1+si-LDLR ECs.（b）Quantitative analysis of Id1 and LDLR expression, the expression was normalized to that of Actin.（$n=3$）. #$p<0.05$ and ##$p<0.001$ vs the si-con controls. @$p<0.05$ vs the si-Id1 groups. ［Adapted from: Zhang K, et al. A novel role of Id1 in regulating oscillatory shear stress-mediated lipid uptake in endothelial cells［J］. Ann Biomed Eng. 2018, 46（6）:849-863.］

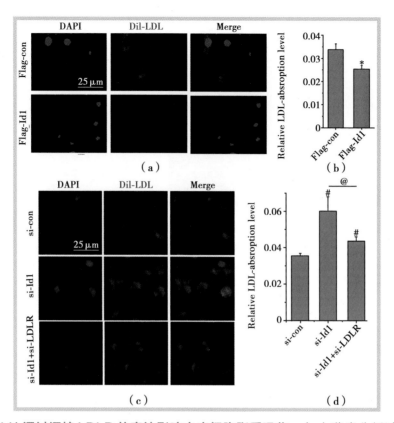

图 6-18　**Id1 通过调控 LDLR 的表达影响内皮细胞脂质吸收。**（a）荧光分析过表达对照（Flag-con）及过表达（Flag-Id1）细胞中的脂质吸收情况。（b）统计分析 Dil-LDL 的荧光强度（*n*=4）。（c）免疫荧光分析 si-con、si-Id1 及 si-Id1+si-LDLR 细胞中的脂质吸收情况。（d）统计分析 Dil-LDL 的荧光强度（*n*=4）。*p<0.05 表示与过表达对照（Flag-con）相比有显著差异；#p<0.05 表示与干扰对照（si-con）相比有显著差异；@p<0.05 表示与 Id1 干扰组（si-Id1）相比有显著差异。［引自：Zhang K, et al. A novel role of Id1 in regulating oscillatory shear stress-mediated lipid uptake in endothelial cells［J］. Ann Biomed Eng, 2018, 46（6）:849-863.］

Figure 6-18　Id1 influenced LDL uptake by regulated LDLR expression in ECs.（a）Immunofluorescence analysis of LDL uptake in Flag-Id1 and Flag-con ECs.（b）Quantitative analysis the mean fluorescence intensity of LDL（*n*=4）.（c）Immunofluorescence analysis of LDL accumulation in si-con, si-Id1 and si-Id1+si-LDLR ECs.（d）Quantitative analysis the mean fluorescence intensity of LDL（*n*=4）. *p<0.05 vs the Flag-con controls; #p<0.05 vs the si-con controls; @p<0.05 vs the si-Id1 groups.［Adapted from: Zhang K, et al. A novel role of Id1 in regulating oscillatory shear stress-mediated lipid uptake in endothelial cells［J］. Ann Biomed Eng, 2018, 46（6）:849-863.］

　　接着研究了 OSS 是否会通过 Id1 调控 LDLR 的表达影响脂质吸收。首先在小鼠低震荡切应力模型中检测了血管内皮细胞中 LDLR 蛋白是否受到低震荡切应力的影响。分别对小鼠左颈动脉及右颈动脉进行结扎及假手术操作，24 h 后，取颈动脉血管进行 en face 染色检测。结果发现与右颈动脉 LSS 相比，结扎的左颈动脉 OSS 区域内皮细胞中 LDLR 的荧光强度明显升高（图 6-19（a））。通过对 LDLR 阳性细胞及 DAPI 阳性细胞数量进行统计发现，左颈动脉 OSS 区域的 LDLR 阳性内皮细胞大约是右颈动脉 LSS 区域的 4 倍（图 6-19（b））。对 LDLR 的荧光灰度进行分析发现 OSS 区域的 LDLR 表达大约是 LSS 区域的 3 倍（图 6-19（b））。

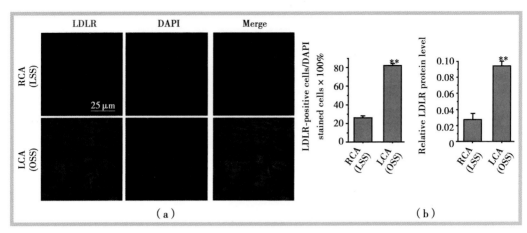

图 6-19   在结扎 24 h 后，左颈及右颈动脉血管内皮细胞中 LDLR 蛋白表达情况。
（a）对左颈动脉及右颈动脉内皮细胞中的 LDLR 蛋白进行 en face 染色，左颈动脉（LCA）中的荧光强度远远强于右颈动脉（RCA）。（b）统计分析 LDLR 阳性细胞与 DAPI 阳性细胞的比值以及 LDLR 的荧光灰度值（n=3）。**p<0.001 表示与 RCA（LSS）相比有显著差异。[引自：Zhang K, et al. A novel role of Id1 in regulating oscillatory shear stress-mediated lipid uptake in endothelial cells [J]. Ann Biomed Eng, 2018, 46（6）:849-863.]

Figure 6-19   The expression of LDLR in left and right carotid arteries was detected 24 hours later after ligated.（a）En face staining analysis of the level of LDLR, the fluorescence intensity in LCA is significantly higher than RCA.（b）Quantitative analysis of the percentage of numbers of LDLR-positive cells relative to DAPI-stained cells and the mean fluorescence intensity of LDLR（n=3）. **p<0.001 vs the RCA（LSS）controls. [Adapted from: Zhang K, et al. A novel role of Id1 in regulating oscillatory shear stress-mediated lipid uptake in endothelial cells [J]. Ann Biomed Eng, 2018, 46（6）:849-863.]

  对人脐静脉内皮细胞进行力学加载，检测体外力学加载后 LDLR 蛋白的表达模式。结果如图 6-20 所示，对细胞进行 LSS 加载后，与静止状态相比，随着加载时间的延长，LDLR 蛋白的表达呈上升趋势，加载到 12 h 表达量达到顶峰，但随着加载时间增加到 24 h 后，LDLR 的表达量开始下降，并低于静止状态的表达量，说明层流瞬间促进 LDLR 的表达，但到一定时间后会抑制其表达（图 6-20（a））。而对细胞进行 OSS 加载后，与静止状态相比，随着加载时间的增加，LDLR 蛋白的表达量持续增加，24 h 表达量最多（图 6-20（a））。通过对 Western blot 的结果进行统计分析发现，与静态相比，LSS 瞬时促进 LDLR 的表达，随着时间的增加，LDLR 的表达开始呈下降趋势，而 OSS 则持续的激活 LDLR 的表达（图 6-20（b））。在体及体外的结果说明 OSS 可以促进 LDLR 的表达，而第 3 章中我们发现 OSS 会促进内皮细胞内的脂质吸收，因此，我们对内皮细胞进行 LDLR 干扰处理（si-LDLR），以此来检测 OSS 是否可以通过影响 LDLR 的表达来影响脂质吸收。LDLR 被成功干扰后（图 6-21（a）），对对照组细胞（si-con）及 si-LDLR 细胞进行 OSS 加载，随后检测细胞内的脂质吸收情况，结果显示 si-LDLR 细胞内的脂质吸收量明显低于 si-con 组细胞（图 6-21（b），（c））。说明 LDLR 介导了 OSS 对细胞脂质吸收的调控过程。

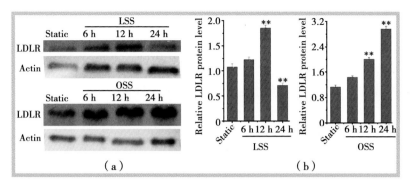

图 6-20　人脐静脉内皮细胞中 LDLR 蛋白受到剪切应力调控。（a）Western blot 分析随着时间的增加，低震荡切应力及层流切应力下 LDLR 蛋白的表达变化情况。（b）统计分析 LDLR 蛋白的表达，通过与 Actin 进行比较定量分析（n=3）。**p<0.001 表示与静态相比有显著差异。［引自：张康 .Id1 调控脂质吸收参与动脉粥样硬化斑块形成的力学生物学机制［D］. 重庆：重庆大学，2018.］

Figure 6-20　LDLR protein expression was regulated by shear stress in HUVECs. (a) Western blot was used to analysis the protein level of LDLR treated with LSS and OSS over a time course of 24 h. (b) Quantitative analysis of LDLR expression, the expression was normalized to that of Actin (n=3). **p<0.001 vs the static controls. [Adapted from: Zhang K. The mechanogical mechanisms of Id1-regulated lipid uptake in atherosclerosis plaque formation [D]. Chongqing: Chongqing University, 2018.]

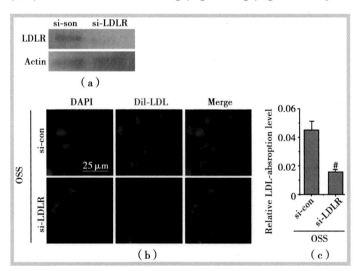

图 6-21　OSS 通过 LDLR 影响内皮脂质吸收。（a）Western blot 分析干扰对照（si-con）及干扰细胞（si-LDLR）内 LDLR 蛋白的表达量。（b）荧光分析 OSS 处理后干扰对照（si-con）及干扰（si-LDLR）细胞中脂质吸收情况。（c）统计分析 Dil-LDL 的荧光强度（n=4）。*p<0.05 表示与干扰对照（si-con）相比有显著差异。［引自：张康 .Id1 调控脂质吸收参与动脉粥样硬化斑块形成的力学生物学机制［D］. 重庆：重庆大学，2018.］

Figure 6-21　OSS influenced LDL uptake through LDLR in ECs. (a) Western blot analysis of the protein level of LDLR in si-con and si-LDLR ECs. (b) Immunofluorescence analysis of LDL uptake in si-con and si-LDLR ECs treated with OSS for 24h. (c) Quantitative analysis the mean fluorescence intensity of LDL (n=4). *p<0.05 vs si-con controls. [Adapted from: Zhang K. The mechanogical mechanisms of Id1-regulated lipid uptake in atherosclerosis plaque formation [D]. Chongqing: Chongqing University, 2018.]

对内皮细胞进行24 h的力学加载，然后检测 Id1 及 LDLR 的表达情况。力学加载结束后，将加载的玻片取出并进行免疫荧光染色，结果显示与静态及 LSS 相比，OSS 处理后 Id1 的荧光强度明显降低。对荧光灰度进行统计分析，结果显示 OSS 可以抑制 Id1 的表达（图 6-22（a），（b））。而 OSS 处理后 LDLR 的荧光强度明显升高，统计分析结果显示 OSS 可以促进 LDLR 的表达（图 6-22（c），（d））。提取经 LSS 及 OSS 处理过的细胞全蛋白并进行 Western blot 检测，结果如图 6-23 所示，与静态及 LSS 相比，OSS 处理后 Id1 蛋白的表达明显下降，而 LDLR 蛋白的表达显著上升，两个蛋白的表达模式相反。Western blot 结果与免疫荧光结果相吻合，并且证实了我们前期的猜测，即 Id1 与 LDLR 均受到 OSS 调控，并且呈负相关趋势。

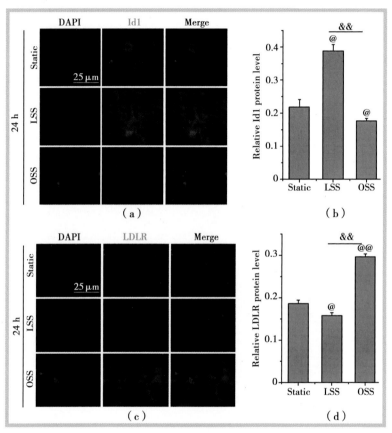

图 6-22　静态及力学处理后 Id1 及 LDLR 蛋白的表达情况分析。（a）免疫荧光分析静态（Static）、层流切应力（LSS）及低震荡切应力（OSS）处理 24 h 后 Id1 的表达。（b）统计分析 Id1 蛋白的荧光强度（$n=3$）。（c）免疫荧光分析 Static、LSS 及 OSS 处理 24 h 后 LDLR 的表达。（d）统计分析 LDLR 蛋白的荧光强度（$n=3$）。$^@p<0.05$ 和 $^{@@}p<0.001$ 表示与静态相比有显著差异；$^{\&\&}p<0.001$ 表示与层流（LSS）相比有显著差异。［引自：张康.Id1 调控脂质吸收参与动脉粥样硬化斑块形成的力学生物学机制［D］.重庆：重庆大学，2018.］

Figure 6-22　Expression of Id1 and LDLR in ECs treated with Static, LSS and OSS. （a）Immunofluorescence analysis of Id1 expression in ECs treated with Static, LSS and OSS for 24 hour.（b）Quantitative analysis the mean fluorescence intensity of Id1（$n=3$）.（c）Immunofluorescence analysis of LDLR expression in ECs treated with Static, LSS and OSS for 24 hour.（d）Quantitative analysis the mean fluorescence intensity of LDLR（$n=3$）. $^@p<0.05$ and $^{@@}p<0.001$ vs the static controls; $^{\&\&}p<0.001$ vs the LSS controls. ［Adapted from: Zhang K. The mechanogical mechanisms of Id1-regulated lipid uptake in atherosclerosis plaque formation［D］. Chongqing: Chongqing University, 2018.］

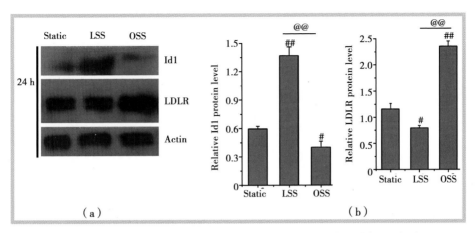

图 6-23　静态及切应力处理内皮细胞后，Id1 及 LDLR 蛋白的表达分析。（a）Western blot 分析静态（Static）、层流切应力（LSS）及低震荡切应力（OSS）处理 24 h 后 Id1 及 LDLR 蛋白的表达。（b）统计分析 Id1 及 LDLR 蛋白的表达量，通过与 Actin 进行比较定量分析（$n=3$）。$^{\#}p<0.05$ 和 $^{\#\#}p<0.001$ 表示与静态相比有显著/极显著差异；$^{@@}p<0.001$ 表示与层流（LSS）相比有极显著差异。[引自：Zhang K, et al. A novel role of Id1 in regulating oscillatory shear stress-mediated lipid uptake in endothelial cells [J]. Ann Biomed Eng. 2018, 46（6）:849-863.]

Figure 6-23　Expression of Id1 and LDLR in ECs treated with Static, LSS and OSS. （a）Western blot analysis of the protein level of Id1 and LDLR treated with Static, LSS and OSS for 24 h. （b）Quantitative analysis of Id1 and LDLR expression, the expression was normalized to that of Actin（$n=3$）. $^{\#}p<0.05$ 和 $^{\#\#}p<0.001$ vs the static controls; $^{@@}p<0.001$ vs the LSS controls. [Adapted from: Zhang K, et al. A novel role of Id1 in regulating oscillatory shear stress-mediated lipid uptake in endothelial cells [J]. Ann Biomed Eng. 2018, 46（6）:849-863.]

OSS 抑制 Id1 的表达，促进 LDLR 的表达，并且 Id1 也可以调控 LDLR 的表达，那么 Id1 是否参与了 OSS 对 LDLR 的调控过程呢？对 Id1 过表达及对照细胞进行力学加载 24 h 后提取蛋白并通过 Western blot 检测 LDLR 的表达情况，结果如图 6-24 所示，OSS 处理后的 Flag-con 细胞 LDLR 的表达量明显高于 LSS 处理后的 Flag-con 细胞；对 Flag-Id1 进行 OSS 加载 24 h，然后检测 LDLR 的表达，发现同样是 OSS 处理情况下，Flag-Id1 细胞中 LDLR 的表达量明显低于 Flag-con 细胞（图 6-24），说明 Id1 参与了 OSS 对 LDLR 的调控过程，OSS 促进 LDLR 的表达是通过对 Id1 的抑制实现的。

之前有研究表明，Id1 可能通过与 SREBP1 结合，抑制 SREBP1 的功能，从而抑制 LDLR 的表达。为验证此想法，首先提取了 Flag-Id1 细胞的蛋白，并且分别用 Flag 及 SREBP1 抗体进行免疫共沉淀实验来验证 Flag-Id1 是否与 SREBP1 有相互作用。结果如图 6-25（a）所示，当用 SREBP1 抗体拉取与 SREBP1 结合的蛋白并通过 Flag 抗体进行 Western blot 验证后发现，外源的 Id1 可以与 SREBP1 结合。相反，用 Flag 抗体拉取与 Flag-Id1 结合的蛋白，并通过 SREBP1 抗体进行 Western blot 验证后发现 SREBP1 可以与外源的 Id1 结合。免疫共沉淀的结果说明外源 Id1 蛋白与 SREBP1 蛋白有互作。通过荧光共定位的方法检测 Id1 与 SREBP1 是否存在共定位现象，结果如图 6-25（b）所示，绿色荧光代表 Id1 蛋白、红色荧光代表 SREBP1 蛋白、蓝色代表细胞核，合成绿色和红色荧光后发现绿色的 Id1 蛋白和红色的 SREBP1 蛋白有共定位（白色箭头指示）。免疫共沉淀结合荧光共定位的结果说明 Id1 与 SREBP1 在细胞中存在物理结合。此外我们提取了 Flag-con，Flag-Id1，si-con，si-Id1 细胞蛋白，通过 Western blot 实验分析 SREBP1 的表达情况，统计结果发现 Id1 的异常表达没有影响 SREBP1 蛋白的表达（图 6-25（c），（d））。以上结果说明 Id1 可以与 SREBP1 形成复合体。

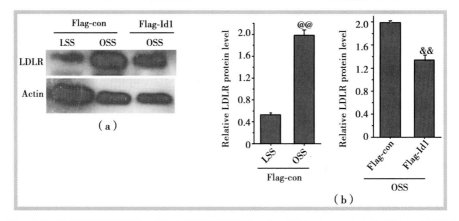

图 6-24　Id1 参与了 OSS 对 LDLR 的调控过程。（a）Western blot 分析 Id1 过表达及其对照细胞加载层流切应力及低震荡切应力后 LDLR 蛋白的表达。（b）统计分析 LDLR 蛋白的表达量，通过与 Actin 进行比较定量分析（$n=3$）。$^{@@}p<0.001$ 表示与对照组层流相比（Flag-con LSS controls）存在极显著差异；$^{\&\&}p<0.001$ 表示与对照组低震荡切应力处理相比（Flag-con OSS controls）存在极显著差异。［引自：Zhang K, et al. A novel role of Id1 in regulating oscillatory shear stress-mediated lipid uptake in endothelial cells［J］. Ann Biomed Eng, 2018, 46（6）:849-863.］

Figure 6-24　Id1 was involved in OSS-regulated LDLR expression.（a）Western blot analysis LDLR expression in Flag-Id1 and Flag-con ECs applied with LSS and OSS.（b）Quantitative analysis of LDLR expression, the expression was normalized to that of Actin（$n=3$）. $^{@@}p<0.001$ vs the Flag-con LSS controls. $^{\&\&}p<0.001$ vs the Flag-con OSS controls. ［Adapted from: Zhang K et al. A novel role of Id1 in regulating oscillatory shear stress-mediated lipid uptake in endotheliál cells［J］. Ann Biomed Eng, 2018, 46（6）: 849-863.］

　　本章通过细胞分子生物学、生物化学等方法研究了 Id1 蛋白参与 OSS 调控脂质吸收的相关分子机制：构建 Id1 过表达及干扰细胞后检测 LDLR 的表达情况及脂质吸收情况，结果显示 Id1 过表达会抑制 LDLR 蛋白的表达，并且抑制内皮细胞对 LDL 的吸收；相反的，Id1 被干扰后会上调 LDLR 蛋白的表达且促进内皮细胞对 LDL 的吸收；同时将 Id1 及 LDLR 干扰后可以抑制 Id1 单独干扰引起的脂质吸收过程。说明 Id1 通过调控 LDLR 的表达影响细胞脂质吸收；在体 en face 染色及体外 Western blot 检测结果显示 OSS 会抑制 Id1 蛋白的表达，持续的促进 LDLR 的表达。将 LDLR 干扰后，OSS 引起的脂质吸收过程被抑制，说明 OSS 通过调控 LDLR 的表达影响细胞内的脂质吸收过程。对 Id1 过表达及对照组细胞进行力学加载，Western blot 检测细胞中 LDLR 的表达变化情况，结果显示 Id1 过表达抑制了 OSS 对的 LDLR 促进作用，这说明 OSS 通过 Id1 调控 LDLR 表达。通过免疫共沉淀、荧光共定位及 Western blot 方法检测 Id1 与 SREBP1 的关系，发现 Id1 可以与 SREBP1 相结合形成复合体，这种结合可能对 Id1 调控 LDLR 的表达起到重要作用。

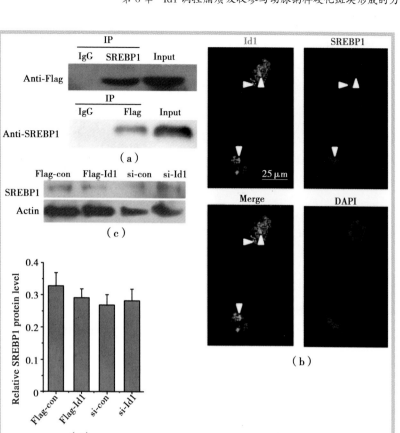

图 6-25　Id1 与 SREBP1 存在相互作用。（a）免疫共沉淀检测 SREBP1 与 Id1 的结合情况，先用 SREBP1 的抗体拉蛋白，然后用 Flag 抗体进行 Western blot 检测，发现 Id1 有表达（上面的条带）。随后用 Flag 抗体拉蛋白，用 SREBP1 的抗体进行 Western blot 检测，发现有 SREBP1 的表达（下面的条带），小鼠 IgG 作为阴性对照（n=3）。（b）Id1 与 SREBP1 荧光共定位。用兔抗 Id1 抗体（绿色）及鼠抗 SREBP1 抗体孵育细胞，并用对应的驴抗兔二抗（带绿色荧光）及山羊抗鼠二抗（带红色荧光）进行染色，DAPI 染核（蓝色）。白色箭头指红色荧光和绿色荧光存在共定位（n=5）。（c）Western blot 检测 Id1 过表达及干扰细胞中 SREBP1 蛋白的表达情况。（d）统计分析 SREBP1 蛋白的表达量，通过与 Actin 进行比较定量分析（n=3）。〔引自：Zhang K, et al. A novel role of Id1 in regulating oscillatory shear stress-mediated lipid uptake in endothelial cells〔J〕. Ann Biomed Eng, 2018, 46（6）:849-863.〕

Figure 6-25　Id1can interact with SREBP1.（a）Immunoprecipitations were carried out using anti-SREBP1 antibody, and coimmunoprecipitated Id1 was detected by Western blot using anti-Flag antibody（top panel）. Then Immunoprecipitations were carried out using anti-Flag antibody, and coimmunoprecipitated SREBP1 was detected by Western blot using anti-SREBP1 antibody（bottom panel）.As a negative control, mouse control IgG was used for immunoprecipitation（n=3）.（b）Colocalization of SREBP1 and Id1 in ECs. ECs were stained with a rabbit anti-Id1 polyclonal antibody（green）or a mouse anti‐SREBP1 monoclonal antibody（red）. White arrow indicates the colocalization of red fluorescence and green fluorescence（n=5）.（c）Western blot was used to analysis the protein level of SREBP1 in Flag-con, Flag-Id1, si-con and si-Id1 cells.（d）Quantitative analysis of SREBP1 expression in Flag-con, Flag-Id1, si-con and si-Id1 groups（n=3）.〔Adapted from: Zhang K, et al. A novel role of Id1 in regulating oscillatory shear stress-mediated lipid uptake in endothelial cells〔J〕. Ann Biomed Eng, 2018, 46（6）:849-863.〕

6.5 研究进展与展望

动脉粥样硬化具有发病率高、并发症多等特点，且发病后期会因脂质等的沉积产生 AS 斑块。而 AS 斑块破裂和血栓的形成，将导致急性冠状动脉综合征、急性心肌梗死、心力衰竭、缺血性脑卒中等严重的心脑血管疾病。切应力贯穿于动脉粥样硬化发生发展的整个过程，研究响应切应力调控动脉粥样硬化的分子信号通路，能够为治疗动脉粥样硬化提供了新的思路。

Id 蛋白家族由于缺乏与 DNA 结合的碱性结构域，因此 Id 蛋白发挥作用是通过与 bHLH 转录因子结合，从而抑制 bHLH 与 DNA 结合，通过调控 bHLH 转录因子下游基因的表达影响细胞的功能。目前，关于 Id1 的研究大多集中在肿瘤中，Id1 在肿瘤血管新生和肿瘤细胞的迁移中发挥着举足轻重的作用。肿瘤细胞中 Id1 会影响许多因子的表达，如整合素、VCAM、ICAM 等。一个力敏感因子相关的组学研究发现内皮细胞中 Id1 的表达受切应力变化的影响。无独有偶，也有研究者用不同大小的剪切力刺激内皮细胞后对 Id1 蛋白表达量进行检测，证实了 Id1 能够响应力学信号。

6.5.1 Id1 影响内皮细胞对 LDL 的摄取

Id1 参与脂质的形成和代谢，在小鼠和人体的脂肪组织中高表达，血管内皮细胞对脂质的吸收很可能受 Id1 的调节。Id1 与碱性 HLH 转录因子相互作用并抑制其转录活性，HLH 家族中的转录因子 SREBP1 是脂质合成的主要调节剂，参与脂肪、胆固醇的合成和 LDL 受体（LDLR）介导的吸收。血液中 LSS 会瞬时激活管壁内皮细胞中的 SREBP1，而 OSS 则会引起 SREBP1 持续的激活状态。这种血流动力学的改变不仅增加脂肪酸和胆固醇在细胞内合成，而且上调 LDLR 的表达从而增加 LDL 的摄取。因此，Id1 与 SREBP1 互作并调节 LDLR 表达，在接收到血流动力学改变的信号时，对内皮细胞摄取 LDL 造成影响。

6.5.2 Id1 参与动脉粥样硬化的形成

Id1 家族具有多种生物学功能，尤其是对血管新生具有重要作用，如 Id1$^{-/-}$ 和 Id3$^{-/-}$ 双敲除的小鼠会因为血管系统异常而死亡，Id1$^{+/-}$Id3$^{-/-}$ 小鼠却可以存活下来。Id1 在各种胃癌、乳腺癌、肠癌的血管新生和炎症反应占据重要地位，很多关于 Id1 的研究都聚焦于其能够通过诱导细胞增殖迁移及加速细胞周期参与肿瘤性血管新生。该功能与动脉粥样硬化的发生高度重合，力学介导的 Id1-p53 信号通路可以通过调控斑块内血管新生，促进动脉粥样硬化易损斑块的形成。动脉斑块内的很多刺激因素，如氧化应激、炎症细胞浸润、高脂、血管内缺氧诱导因子、VEGF 等都可以上调 Id1 的表达来调控斑块的发展。在人脐静脉内皮细胞中，缺氧诱导因子 1 能上调 VEGF（vascular endothelial growth factor）、Id1 的表达，Id1 上调也能促进 VEGF 的表达。

　　Id1 还参与炎症细胞的浸润及吞噬过程，NADPH 氧化酶促进 Id1 表达上调，肿瘤坏死因子（TNF-α）参与了 Id1 生理功能的表达，而抑制 Id1 的表达则降低白细胞、巨噬细胞的聚集。Id1 可以在正常小鼠肾脏中的内皮细胞中表达，并且是对损伤的正常反应所必需的。在 Id1 敲除的小鼠中，小鼠的肾小球膜和肌成纤维细胞增殖、基质沉积和蛋白尿增加。电镜结果表明，Id1 敲除小鼠的毛细血管 EC 损伤和管腔变窄。并且细胞中的衰老途径被激活。因此，内皮细胞中 Id1 上调可防止微血管损伤、衰老等过程。利用不同硬度的聚丙烯酰胺水凝胶分析硬度变化是否会影响内皮细胞黏附 THP-1 细胞的能力，发现 Id1 分子参与了该调节过程，HUVECs 中的 Id1 过表达后，细胞黏附因子 ICAM-1、VCAM-1 以及趋化因子 MCP-1 也出现高表达。因此，基底硬度的改变可能会影响 Id1 的表达，从而与动脉粥样硬化的发展具有一定关系。

　　诱发动脉粥样硬化的危险因素复杂多样，比如高血脂、糖尿病、高血压、吸烟、家族遗传等，但无论上述何种因素是动脉粥样硬化发生的主要因素，最终的动脉粥样硬化的病变位置都具有一定偏好性。低震荡流能够促进动脉粥样硬化的发生发展，而高切应力或者层流等不会加剧动脉粥样硬化的发生发展。Id1 可以响应力学影响内皮细胞对单核细胞的黏附过程以及影响脂质的摄取等，从而对动脉粥样硬化的发生发展过程产生作用。虽然目前已经找到许多力学敏感因子，但大多仅停留于实验阶段，几乎没有针对力学敏感因子开发的药物，甚至缺乏从力学方面来治疗动脉粥样硬化的方法。因此，从力学敏感的靶点出发，开发相应的药物或者方法来预防以及治疗动脉粥样硬化具有重要意义。

参考文献

邱菊辉 . Id1 调控血管新生参与动脉粥样硬化易损斑块形成及其机制［D］. 重庆：重庆大学，2011.

危当恒，王贵学，唐朝君，等 . 狭窄血管远心端低密度脂蛋白浓度极化促进动脉粥样硬化形成 [J]. 生理学报，2007（6）：831-839.

张康 . Id1 调控脂质吸收参与动脉粥样硬化斑块形成的力学生物学机制［D］. 重庆：重庆大学，2018.

张田 . 基底硬度对人脐静脉内皮细胞黏附 THP-1 细胞及对其黏附相关分子表达的影响［D］. 重庆：重庆大学，2016.

Ajami N E, Gupta S, Maurya M R, et al. Systems biology analysis of longitudinal functional response of endothelial cells to shear stress［J］. Proc Natl Acad Sci USA, 2017, 114（41）: 10990-10995.

Bäck M, Yurdagul A, Tabas I, et al. Inflammation and its resolution in atherosclerosis: mediators and therapeutic opportunities［J］. Nat Rev Cardiol, 2019, 16（7）: 389-406.

Baratchi S, Khoshmanesh K, Woodman O L, et al. Molecular sensors of blood flow in endothelial cells［J］. Trends Mol Med, 2017, 23（9）: 850-868.

Brown A J, Teng Z, Evans P C, et al. Role of biomechanical forces in the natural history of coronary atherosclerosis［J］. Nat Rev Cardiol, 2016, 13（4）: 210-220.

Brown M S, Goldstein J L. Receptor-mediated endocytosis: insights from the lipoprotein receptor system［J］. Proc Natl Acad Sci USA, 1979, 76（7）: 3330-3337.

Castañón E, Soltermann A, López I, et al. The inhibitor of differentiation-1（Id1）enables lung cancer liver colonization through activation of an EMT program in tumor cells and establishment of the pre-metastatic niche［J］. Cancer Lett, 2017, 402: 43-51.

Ciarrocchi A, Jankovic V, Shaked Y, et al. Id1 restrains p21 expression to control endothelial progenitor cell formation ［J］. PLoS One, 2007, 2（12）: e1338.

Cohn J N. Arterial stiffness, vascular disease, and risk of cardiovascular events［J］. Circulation, 2006, 113（5）: 601-603.

Cuhlmann S, Heiden K, Saliba D, et al. Disturbed blood flow induces rela expression via c-jun n-terminal kinase 1: a novel mode of NF-kappaB regulation that promotes arterial inflammation［J］. Circ Res, 2011, 108（8）: 950-959.

Eberle D, Hegarty B, Bossard P, et al. SREBP transcription factors: master regulators of lipid homeostasis［J］. Biochimie, 2004, 86（11）: 839-848.

Fang J S, Coon B G, Gillis N, et al. Shear-induced notch-Cx37-p27 axis arrests endothelial cell cycle to enable arterial specification［J］. Nat Commun, 2017, 8（1）: 2149.

Farmer S R. Transcriptional control of adipocyte formation［J］. Cell Metabolism, 2006, 4（4）:263-273.

Feng S, Bowden N, Fragiadaki M, et al. Mechanical activation of hypoxia-inducible factor 1α drives endothelial dysfunction at atheroprone sites［J］. Arterioscler Thromb Vasc Biol, 2017, 37（11）: 2087-2101.

Gijsen F J, Wentzel J J, Thury A, et al. Strain distribution over plaques in human coronary arteries relates to shear stress［J］. Am J Physiol Heart Circ Physiol, 2008, 295（4）: H1608-1614.

Gimbrone M A Jr, García-Cardeña G. Endothelial cell dysfunction and the pathobiology of atherosclerosis［J］. Circ Res, 2016, 118（4）: 620-636.

Guo D, Chien S, Shyy J Y. Regulation of endothelial cell cycle by laminar versus oscillatory flow: distinct modes of interactions of AMP-activated protein kinase and akt pathways［J］. Circ Res, 2007, 100（4）: 564-571.

Hua X, Yokoyama C, Wu J, et al. SREBP-2, a second basic-helix-loop-helix-leucine zipper protein that stimulates transcription by binding to a sterol regulatory element［J］. Proc Natl Acad Sci USA, 1993, 90（24）: 11603-11607.

Hu X M, Lin T, Huang X Y, et al. ID1 contributes to cell growth invasion and migration in salivary adenoid cystic carcinoma [J]. Mol Med Rep, 2017, 16 (6): 8907-8915.

Ivanova E A, Myasoedova V A, Melnichenko A A, et al. Small dense low-density lipoprotein as biomarker for atherosclerotic diseases [J]. Oxid Med Cell Longev, 2017, 2017: 1273042.

Jin X, Jin X, Kim L J Y, et al. Inhibition of ID1-BMPR2 intrinsic signaling sensitizes glioma stem cells to differentiation therapy [J]. Clin Cancer Res, 2018, 24 (2): 383-394.

Kumar S, Williams D, Sur S, et al. Role of flow-sensitive microRNAs and long noncoding RNAs in vascular dysfunction and atherosclerosis [J]. Vascul Pharmacol, 2019, 114: 76-92.

Lasorella A, Benezra R, Iavarone A. The id proteins: master regulators of cancer stem cells and tumour aggressiveness [J]. Nat Rev Cancer, 2014, 14 (2): 77-91.

Li R, Beebe T, Jen N, et al. Shear stress-activated wnt-angiopoietin-2 signaling recapitulates vascular repair in zebrafish embryos [J]. Arterioscler Thromb Vasc Biol, 2014, 34 (10): 2268-2275.

Li Y S, Haga J H, Chien S. Molecular basis of the effects of shear stress on vascular endothelial cells [J]. J Biomech, 2005, 38 (10): 1949-1971.

Mahmoud M M, Kim H R, Xing R, et al. TWIST1 integrates endothelial responses to flow in vascular dysfunction and atherosclerosis [J]. Circ Res, 2016, 119 (3): 450-462.

Maimari N. Integration of flow studies for robust selection of mechanoresponsive genes [J]. Thromb Haemost, 2016, 115: 474-483.

Maw M K, Fujimoto J, Tamaya T. Overexpression of inhibitor of DNA-binding (ID)-1 protein related to angiogenesis in tumor advancement of ovarian cancers [J]. BMC Cancer, 2009, 9: 430.

Moreno P R, Purushothaman K R, Fuster V, et al. Plaque neovascularization is increased in ruptured atherosclerotic lesions of human aorta: implications for plaque vulnerability [J]. Circulation, 2004, 110 (14): 2032-2038.

Neto F, Klaus-Bergmann A, Ong Y T, et al. YAP and TAZ regulate adherens junction dynamics and endothelial cell distribution during vascular development [J]. Elife, 2018, 7: e31037.

Ni C W, Qiu H, Rezvan A, et al. Discovery of novel mechanosensitive genes in vivo using mouse carotid artery endothelium exposed to disturbed flow [J]. Blood, 2010, 116 (15): e66-73.

Patil M, Sharma B K, Satyanarayana A. Id transcriptional regulators in adipogenesis and adipose tissue metabolism [J]. Front Biosci (Landmark Ed), 2014, 19: 1386-1397.

Pedrigi R M, Poulsen C B, Mehta V V, et al. Inducing persistent flow disturbances accelerates atherogenesis and promotes thin cap fibroatheroma development in D374Y-PCSK9 hypercholesterolemic minipigs [J]. Circulation, 2015, 132 (11): 1003-1012.

Rosen E D, Walkey C J, Puigserver P, et al. Transcriptional regulation of adipogenesis[J]. Genes Dev, 2000, 14(11): 1293-1307.

Rosenson R S, Brewer H B, Ansell B J, et al. Dysfunctional HDL and atherosclerotic cardiovascular disease ［ J ］. Nat Rev Cardiol, 2016, 13 (1) : 48-60.

Ruzinova M B, Schoer R A, Gerald W, et al. Effect of angiogenesis inhibition by Id loss and the contribution of bone-marrow-derived endothelial cells in spontaneous murine tumors ［ J ］. Cancer Cell, 2003, 4 (4) : 277-289.

Satyanarayana A, Klarmann K D, Gavrilova O, et al. Ablation of the transcriptional regulator Id1 enhances energy expenditure, increases insulin sensitivity, and protects against age and diet induced insulin resistance, and hepatosteatosis ［ J ］. Faseb J, 2012, 26 (1) : 309-323.

Seale P, Kajimura S, Spiegelman B M. Transcriptional control of brown adipocyte development and physiological function of mice and men ［ J ］. Genes Dev, 2009, 23 (7) : 788-797.

Serbanovic-Canic J, Luca A, Warboys C, et al. Zebrafish model for functional screening of flow-responsive genes ［ J ］. Arterioscler Thromb Vasc Biol, 2017, 37 (1) : 130-143.

Shah R V, Murthy V L. Cardiac magnetic resonance detection of the human carotid: a new lens on neovascularization ［ J ］. Atherosclerosis, 2016, 245: 60-61.

Sharma S, Plotkin M. Id1 expression in kidney endothelial cells protects against diabetes-induced microvascular injury ［ J ］. FEBS Open Bio, 2020, 10 (8) : 1447-1462.

Souilhol C, Serbanovic-Canic J, Fragiadaki M, et al. Endothelial responses to shear stress in atherosclerosis: a novel role for developmental genes ［ J ］. Nat Rev Cardiol, 2020, 17 (1) : 52-63.

Tressel S L, Huang R P, Tomsen N, et al. Laminar shear inhibits tubule formation and migration of endothelial cells by an angiopoietin-2－dependent mechanism ［ J ］. ATVB, 2007, 27 (10) : 2150-2156.

Verwoert G C, Franco O H, Hoeks A P, et al. Arterial stiffness and hypertension in a large population of untreated individuals: the rotterdam study ［ J ］. J Hypertens, 2014, 32 (8) : 1606-1612.

Volpert O V, Pili R, Sikder H A, et al. Id1 regulates angiogenesis through transcriptional repression of thrombospondin-1 ［ J ］. Cancer Cell, 2002, 2 (6) : 473-483.

Wada S, Karino T. Theoretical study on flow-dependent concentration polarization of low density lipoproteins at the luminal surface of a straight artery ［ J ］. Biorheology, 1999, 36 (3) : 207-223.

Wang G, Deng X, Guidoin R. Concentration polarization of macromolecules in canine carotid arteries and its implication for the localization of atherogenesis ［ J ］. J Biomech. 2003, 36 (1) : 45-51.

Wang K C, Yeh Y T, Nguyen P, et al. Flow-dependent YAP/TAZ activities regulate endothelial phenotypes and atherosclerosis ［ J ］. Proc Natl Acad Sci USA, 2016, 113 (41) : 11525-11530.

Wang L, Luo J Y, Li B, et al. Integrin-YAP/TAZ-JNK cascade mediates atheroprotective effect of unidirectional shear flow [J] . Nature, 2016, 540（7634）: 579-582.

Wilkins M R, Sanchez J C, Gooley A A, et al. Progress with proteome projects: why all proteins expressed by a genome should be identified and how to do it [J] . Biotechnol Genet Eng Rev, 1996, 13: 19-50.

Yokoyama C, Wang X, Briggs M R, et al. SREBP-1, a basic-helix-loop-helix-leucine zipper protein that controls transcription of the low density lipoprotein receptor gene [J] . Cell, 1993, 75（1）: 187-197.

Zhang K, Chen Y D, Zhang T, et al. A novel role of Id1 in regulating oscillatory shear stress–mediated lipid uptake in endothelial cells [J] . Ann Biomed Eng, 2018, 46（6）:849-863.

第7章 血管内支架植入后支架内再狭窄和动脉粥样硬化的力学机制

近年来，由动脉粥样硬化引发的心血管疾病（cardiovascular diseases，CVDs）在世界范围内的发病人群数量直线上升。全球每年死于冠心病的人数达到了1 400多万，远高于其他疾病，预计到2030年全球每年因心血管疾病死亡的人数将达到2 300万。近年来经皮冠状动脉介入治疗（percutaneous coronary intervention，PCI）逐渐成为一种高度成熟有效的心血管疾病治疗方式，PCI具有操作简单、安全有效、创伤小等优点，对冠心病的传统治疗方式产生颠覆性改变，支架植入术主要是通过PCI技术进行实现。但与此同时，支架内再狭窄（in-stent restenosis，ISR）以及术后血管晚期血栓也一直是伴随支架技术发展的重要问题，从裸金属支架（bare metal stent，BMS）到药物洗脱支架（drug-eluting stent，DES），再到当前可降解支架，针对这个问题，研究人员从材料、力学、分子机制等多个方面展开了大量的研究工作。随着科学技术的不断发展进步，研究手段也在不断丰富可靠，对于支架内再狭窄和动脉粥样硬化的形成机制和治疗方案必然会有更深入的认识。

ISR的发生涉及以下方面：

①较低的壁切应力（wall shear stress，WSS）促进脂质分子和炎性因子在血管内皮上的沉积。

②血管中膜中平滑肌细胞的增殖加速。

③合成了大量的胶原蛋白和弹性蛋白，内膜层中的弹性纤维增加，使内膜变厚变硬。

许多研究表明，支架植入后血管内机械微环境的变化是引起ISR的重要因素。除炎症反应、药物抵抗、血栓、排异、细胞外基质作用等病理生理原因及病人客观因素外，支架植入后的局部血流动力学变化也是一个不可忽视的重要因素。ISR尤其是在WSS值较低的区域中，对血管壁的过度破坏和带支架的血管中异常的血液动力学是造成ISR的原因。

7.1 兔颈动脉狭窄模型构建及支架植入实验

动物实验是PCI发展的最前沿技术，动物模型在支架技术的几乎每个技术环节和生物学发展的早期都具有实用性，有许多动物模型可供选择，它们提供了适合特定评估的各种属性。由于兔子具有脂蛋白代谢的独特特征并且对胆固醇饮食敏感，兔被广泛用于人类动脉粥样硬化的研究。目前用于兔动脉粥样硬化狭窄模型的构建方法主要有液氮冻伤，球囊损伤、内膜空气干燥损伤、显微缝合、化学烧灼等方法，其中前三种方法凭借其操作简单、成模块、斑块位点可控等优点应用较多。球囊损伤法则是通过充盈的球囊在血管内反复拖拽以破坏血管内皮结构，造成内皮细胞损伤和功能障碍，游离在血液中的单核细胞会侵入血管壁并转化成巨噬细胞，促进脂质和炎症细胞在损伤处聚集，配合喂养高脂饲料便能获得动脉粥样硬化模型。

7.1.1 实验动物模型

实验动物采用的是健康的雄性新西兰大白兔（质量约 2 kg），实验动物模型需经历两次手术获取，第 1 次手术为球囊损伤以获得颈动脉狭窄模型，第 2 次手术为支架置入颈动脉狭窄段相对位置。手术前 3 天和术后 7 天新西兰大白兔须随饲料喂服药物防止兔子出现感染或严重血栓死亡，氯吡格雷按 7.5mg/kg/d 的剂量喂服，阿司匹林按 10mg/kg/d 的剂量喂服。

（1）兔颈动脉狭窄模型的构建

实验所用球囊用超声彻底清洗干净，置于紫外灯下进行整夜照射，术前 30 min 用灭菌后的报纸包裹好备用。PLLA 血管内支架传输系统（2.0 支架传输系）保存在 4 ℃冰箱内，术前 30 min 取出恢复室温，手术过程中用到的手术器械、医用棉花等物品术前一天用灭菌锅高温高压灭菌并放烘箱烘干后使用。

手术前一天对手术间进行消毒并紫外照射过夜，确保实验环境无菌。实验前对动物进行禁食并称重，按 0.25 mL/kg 的剂量肌内注射陆眠宁，待兔子四肢肌肉完全松弛后，按 2.5 mL/kg 的剂量腹腔注射 10% 水合氯醛。待兔子完全麻醉后，剃毛器剃除颈部兔毛，将兔子仰卧固定在手术台上，医用碘酊对其颈部表皮消毒 3 min，75% 酒精脱碘，沿兔耳缘静脉注射肝素钠溶液。铺上无菌创巾后，沿颈部正中剪开皮肤和筋膜，组织镊钝性分离肌肉，暴露颈动脉。用无菌棉线阻断近远端血流，结扎区段长约 20 mm，在血管远心端距离结扎处约 3 mm 位置开小口，用干燥棉球吸除流出的血液，球囊导丝沿开口下行插入结扎血管段中，以每 5 秒 2 个大气压的速度均匀加压 10 个大气压至球囊完全扩张后，前后往复拖动球囊 3 ~ 5 次损伤内皮结构后缓慢收缩球囊至负压，随后抽离球囊。观察颈动脉是否正常搏动，缝合血管开口并去除结扎线，随后缝合肌肉筋膜和表皮，将动物撤离手术台并对其保温直至完全苏醒，观察动物状态并继续喂服药物 7 天，药物剂量和喂服方式同术前。

（2）支架植入实验

球囊损伤术后 5 周对兔子行支架植入手术，手术前一天对手术间进行消毒并紫外照射过夜，确保实验环境无菌。实验当天对动物进行禁食并称重，按 0.25 mL/kg 的剂量肌内注射陆眠宁，待兔子四肢肌肉完全松弛后，按 2.5 mL/kg 的剂量腹腔注射 10% 水合氯醛。对兔子做麻醉消毒后，铺上无菌创巾后，以球囊损伤术后留存于血管上的缝合位置为基准，用无菌棉线阻断近远端血流，结扎区段长约 25 mm，在血管远心端距离结扎处 5 mm 位置开小口，避开上次手术开口位置，用干燥棉球吸除流出的血液，支架输送系统沿开口下行插入结扎血管段中，肉眼观察使支架位于相对缝合线头近、中、远三个位置。待支架位置确定后抽离球囊，观察颈动脉是否正常搏动，缝合后将动物撤离手术台并对其保温直至完全苏醒，观察动物状态并继续喂服药物 7 天，药物剂量和喂服方式同术前。

（3）实验样品处理

球囊损伤术后 5 周随机取空白对照组 2 只兔子，9 周后取空白对照组剩余 4 只兔子处死取样做组织切片染色。将样品置于 30% 蔗糖饱和溶液中，在 4 ℃ 冰箱内放置 12 h 后，再将样品取出放入 50% 蔗糖饱和溶液中进行 4 ℃ 脱水 12 h。然后进行切片处理，将黏附有 OCT 包埋块的支承器夹在切片机的夹座上，调节切片厚度至 20 μm，转动手柄进行修片；当 OCT 包埋块上可以看到血管组织后，调整切片厚度至 8 μm，转动手柄开始切片，切下的血管组织用软刷展平放置在黏附载玻片上。制作好的切片放在切片盒内于 −20 ℃ 保存。采用科迪仪器设备的 KD-2950 型半自动冷冻切片机进行切片处理。

未植入支架血管段用 4% 多聚甲醛固定做冰冻切片，随后做 HE 染色和 MASSON 染色，观察血管重构情况。支架植入段血管用 4% 多聚甲醛固定，支架近段血管用于冰冻切片做 HE 染色和 MASSON 染色，观察血管壁内膜增厚的情况。

7.1.2　动物模型处理结果

使用 Image J 软件对图像数据分析处理；以平均数 ± 标准差表示实验结果，采用 GraphPad Prism v 7.04 软件分析实验数据，检测各组之间是否存在统计学差异。

（1）染色病理形态学观察

1）HE 染色：将冰冻切片取出，用 10% 甲醛固定 5 min，流水冲洗 2 min 后再用蒸馏水浸泡 3 min；在目标切片处滴加苏木精染料，染色 2 min 后用自来水快速冲洗；随后用 0.5% 盐酸乙醇脱色 2 s 后用蒸馏水快速冲洗；滴加 0.25% 氨水直至组织变蓝后用自来水冲洗 1 min。光镜下观察细胞核分色情况；用 1% 伊红染料染色 1 min 后用蒸馏水快速冲洗；分别用 80%、90%、95% 乙醇冲洗玻片 15 s。光镜下观察细胞核与细胞质的颜色；用 100% 乙醇脱色 2 次，每次 2 min；滴加二甲苯增强表本折光率，滴加 2 次，每次 2 min。HE 染色后的图片如图 7-1（a）所示，从图中可以观察到损伤段血管形态与正常组血管形态差异明显。对兔左侧颈总动脉进行球囊损伤术后 1 个月后，损伤段血管中膜平滑肌细胞大量增殖，出现较为明显的内膜增厚，而未做损伤处理的右侧颈总动脉，血管内细胞形态正常，中膜中的弹力板结构完整，排列整齐，血管内膜无增厚。根据 HE 染色图片，测量得到正常组和实验组颈总动脉血管内膜厚度统计结果（图 7-1（c））。可以看出，内膜损伤段血管内膜厚度与正常组相比出现显著性增厚（$p<0.01$）。

2）MASSON 染色：取适量的 Weigert 铁苏木素 A 液和 Weigert 铁苏木素 B 液等量混合为 Weigert 铁苏木素染色液。滴加染色液到切片的标本上，染色 2 min 后用流水稍微冲洗；用酸性乙醇分化液对样本进行分化 5 s，流水冲洗 2 min；滴加蓝化液对标本进行返蓝 5 s，流水冲洗 2 min；用丽春红品红染色液染色，2 min 后用流水冲洗 1 min；配制乙酸工作液，将蒸馏水和乙酸溶液按比例配制，用现配的乙酸工作液冲洗切片；滴加磷钼酸溶液，浸过标本后倾去；用苯胺蓝染色液复染，倾去染色液；再用乙酸工作液处理切片，光镜下观察；直到光镜下观察到样本无蓝色脱出后用乙醇脱水。95%乙醇迅速脱水，无水乙醇脱水 3 次。MASSON 染色后的图片如图 7-1（b）所示，同样可以观察到损伤段血管形态与正常组血管形态差异明显。对兔左侧颈总动脉进行球囊损伤术后 1 个月后，损伤段血管中膜弹力板间分布大量的胶原纤维，分析认为球囊损伤刺激血管中膜平滑肌细胞大量分泌胶原蛋白，而胶原蛋白的降解速度较慢，因此进一步促进了内膜增厚，而未做损伤处理的右侧颈总动脉，血管内细胞形态正常，中膜中的弹力板结构完整，排列整齐，血管内膜无增厚。

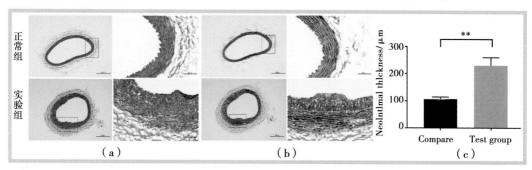

图 7-1 兔颈总动脉染色结果。（a）HE 染色。（b）MASSON 染色。（c）血管新生内膜厚度（$n=6$），**$p<0.01$。［引自：He S, et al. Effects of different positions of intravascular stent implantation in stenosed vessels on in-stent restenosis: An experimental and numerical simulation study［J］. J Biomech, 2020, 113: 110089.］

Figure 7-1 Staining results of carotid artery in rabbits.（a）HE staining.（b）MASSON staining.（c）Neointimal thickness（$n=6$），**$p<0.01$. [Adapted From: He S, et al. Effects of different positions of intravascular stent implantation in stenosed vessels on in-stent restenosis: An experimental and numerical simulation study［J］. J Biomech, 2020, 113: 110089.]

（2）动物模型影像数据

1）兔颈动脉 CTA 测量：兔子球囊损伤术后喂养高脂饲料 5 周，然后进行计算机断层造影（computed tomography angiography，CTA）检测以验证颈动脉狭窄模型。常规的计算机断层扫描（computed tomography，CT）对人体内高密度的组织具有较好的成像效果，但对密度较低的组织和器官如血管显像效果较差，通过配合血管造影，CTA 可以将血管的细节特征清晰地显示出来。实验前对动物禁食 1 天，实验当天首先对兔子进行称重，按 0.25 mL/kg 的剂量肌内注射陆眠宁，待兔子四肢肌肉完全松弛后，按 2.5 mL/kg 的剂量腹腔注射 10% 水合氯醛。待兔子完全麻醉后，将静脉留置针沿兔子耳缘静脉扎入，留置针连接 CT 机显影导管，并按 4 mL/kg 的剂量并保持 0.7 mL/s 的速度注射造影剂，随后便可进行 CT 扫描，本实验使用的 CT 机为联影公司生产的 64 排 128 层螺旋 CT 机，层扫厚度为 0.625 mm。兔子被放置在 CT 扫描通道上等待扫描的图像数据如图 7-2（a）所示。图 7-2（b）为经过球囊损伤处理的左侧颈动脉，蓝框内为血管损伤区域，可见该处组织有显著损伤，血管出现一定程度狭窄，结合切片染色数据可认为兔颈动脉狭窄模型构建成功。

2）兔颈动脉多普勒超声测量：多普勒超声简称 D 型超声诊断，具有安全无创，操作简便，费用较低等优势，并可对脏器的运动和功能进行连贯的观测，是临床上利用超声检测脏器的解剖结构和某一深度血流信息的重要检测手段。在对兔子采集完 CTA 影像数据后，需对兔子颈动脉进行多普勒超声扫描，以获取损伤血管区域血液流速数据。超声测量使用了 Vevo 2100 型彩色多普勒超声仪，测量结果如图 7-2（c）所示，超声影像反映了兔子颈动脉血液多个心动周期内的血流速度变化波形，红色区域为超声设备渲染的血液部分，从图中可以看出该实验动物心率较高，单个心动周期约为 0.24 s，心率约为 215 次，收缩期末峰值流速约为 400 mm/s。将超声获取的图片数据导入 Solidworks 软件，利用样条曲线拟合出 3 个心动周期内（约 0.84 s）的血流波形，将拟合的曲线以图片格式导入 Getdata 软件后，坐标值根据超声测量时选定点数值设定，横坐标增量设置为 0.002 s，区域化选区后原始曲线被离散成 420 个数据点，获取的入口流速数据作为计算模型入口血液流速值，如图 7-2（d）所示为 Matlab 根据入口流速数值绘制的血流波形。

3）兔颈动脉 OCT 测量：血管内光学相干断层造影（optical coherence tomography, OCT），是近些年继 CT，核磁共振成像（magnetic resonance imaging, MRI）之后发展起来的一种新型成像技术，该技术利用可见光的高分辨率，可以对生物组织表层形貌进行极高空间分辨率三维扫描，相较于 CT 对人体无任何辐射影响，且规避了 MRI 不能扫描金属类样品的弊端，但存在探测深度小的缺点。实验动物在植入支架 4 周后对其植入支架血管段进行 OCT 测量，实验中提前处死动物并取出支架植入段血管进行离体扫描。OCT 测量使用的设备为美国圣犹达医疗用品公司的产品 C7-XR，测量结果如图 7-2（e）所示，可以清晰地看到支架植入到血管后管腔内壁轮廓，高亮区域为血管壁，由于支架不透光，图中阴影区域为支架丝遮光造成的。该 OCT 设备的光纤传感器移动速度为 15 mm/s，系统采样频率为 150 Hz，对于长度为 30 mm 的单个血管样本，类似的横切图片约有 300 张，层切厚度约为 0.1 mm，可以很好地反映支架植入后血管局部的几何特征。对每个样本图像进行处理，选取了其中几何特征较为显著的 40 余张截面，首先将每张图像的血管管腔轮廓线提取出来，在 Solidworks 里将各个轮廓线沿中心点对齐并做空间阵列，随后通过放样操作完成几何模型重建，重建过程和几何模型如图 7-2（e）所示。

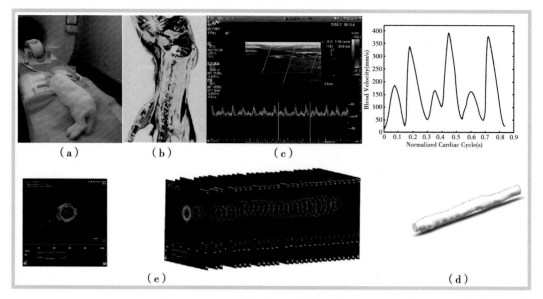

图 7-2 兔子颈部影像。（a）麻醉后准备进行 CT 扫描的兔子。（b）兔子左颈动脉的原始 CTA 数据。（c）多普勒超声测量。（d）超声得出的颈动脉流速波形。（e）基于 OCT 数据的三维模型重建。［引自：He S, et al. Effects of different positions of intravascular stent implantation in stenosed vessels on in-stent restenosis: An experimental and numerical simulation study［J］. J Biomech, 2020, 113: 110089.］

Figure 7-2 Neck images of rabbit.（a）a rabbit prepared to CT scanning after anesthesia.（b）raw CTA data of the rabbit's left carotid artery.（c）Doppler ultrasound measurement.（d）flow velocity waveform in the carotid artery derived from ultrasound.（e）Three-demensional model reconstruction on the basis of the OCT data.［Adapted from: He S, et al. Effects of different positions of intravascular stent implantation in stenosed vessels on in-stent restenosis: An experimental and numerical simulation study. J Biomech［J］, 2020（113）: 110089.］

7.2 血管支架扩张过程力学行为分析

血管支架介入术是目前治疗动脉粥样硬化在内的心血管狭窄闭塞的一种有效手段，据统计，全世界每年有超过 150 万人接受血管支架介入治疗。该手术的一般治疗过程是：通过数字减影血管造影（digital subtraction angiography，DSA）对病变狭窄血管进行准确定位；股／桡动脉穿刺并通过导丝引导将支架部署到狭窄区域；球囊扩张撑开血管支架；支架输送系统撤离人体。该过程通过对血管支架的物理性扩张，支架发生塑性形变从而对血管壁施加径向支撑力，使得原本堵塞的血管恢复通畅。显然，扩张过程中以及扩张后支架与血管壁间存在直接的接触，血管壁会发生较大的变形，因此探讨血管壁的力学环境对研究斑块破裂与新生的力学机制以及支架内再狭窄具有重要意义。

随着有限元方法和计算机技术的快速发展，有限元分析（finite element analysis，FEA）方法已经被广泛应用于模拟支架的植入过程和研究支架设计中的诸多特征，如更小的支架尺寸、球囊的卷曲特性、支架植入过程中的顺应性、支架扩张后的径向回缩以及更高的可靠性。FEA 方法不仅可以分析支架的力学行为，还可以分析支架和血管的相互作用，支架引起的血管损伤以及支架的疲劳寿命。研究人员试图从生物力学的角度揭示大动脉和周围血管的动脉粥样硬化的机制，并改善血管机械环境，以抑制PCI后ISR的发生。因此，了解支架植入后支架和血管的力学特性以及周围局部的血流动力学环境对于减少未来的医疗干预以及可能发生再狭窄或闭塞至关重要。

7.2.1　血管支架扩张有限元模型

（1）固体模型

1）几何模型构建：以北京美中双和医疗器械有限公司提供的316 L血管支架为研究对象，采用商用参数化建模软件Solidworks构建了支架、球囊、血管、斑块一体化模型。图7-3（a）为S环支架简化模型，为便于计算的收敛以直杆替代S环作为支架连接杆，支架为正弦环和直杆组合形成的闭环七单元结构，支架相关几何参数如图标注所示，支架总长度为12 mm，支架丝宽度为0.1 mm，厚度为0.09 mm，支架初始外径为2 mm。图7-3（b）为支架扩张结构模型，支架内构建一圆管状曲面作为球囊模型，其长度为18 mm，初始外径为1.5 mm，血管及斑块模型通过β样条曲线建立，斑块最大厚度为0.45 mm，斑块长度为6.5 mm，血管外径为3.2 mm，长度为25 mm，血管壁厚为0.2 mm。

2）材料属性：模型中的材料属性参考已有文献，支架选用316 L钢，模拟为线弹性材料，其弹性模量和泊松比分别为200 GPa和0.3，采用8节点六面体网格，共计生成195 862个网格单元；血管和斑块可近似看作线性、各向同性的不可压缩材料，血管弹性模量和泊松比分别为1.75 MPa和0.499，采用10节点四面体网格，共计生成68 654个网格单元；斑块的弹性模量和泊松比分别为2.19 MPa和0.499；球囊采用超弹性橡胶材料模拟，并用Mooney-Rivlin本构方程描述其材料属性，相关参数见表7-1，采用8节点六面体网格，共计生成7 328个网格单元。

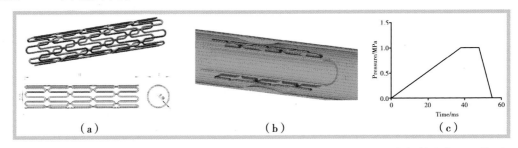

（a）　　　　　　　　（b）　　　　　　　　（c）

图7-3　支架扩张固体模型。（a）支架结构及几何尺寸（mm），（b）支架扩张有限元模型，（c）球囊内压力变化。［引自：何仕成.血管内支架植入狭窄血管段不同位置对支架内再狭窄的影响［D］.重庆：重庆大学, 2019.］

Figure 7-3　Structural model of stent expansion.（a）Structure and geometry of stent（mm）.（b）Finite element model of stent expansion.（c）Pressure curve in the balloon.［Adapted from: He SC. Effects of different position of intravascular stent implantation in stenosed vessels on in-stent restenosis［D］. Chongqing: Chongqing University, 2019.］

表 7-1　材料属性
Table 7-1　Material Properties

结构	血管	斑块	支架	球囊
材料	颈动脉	钙化斑块	316 L	橡胶
单元类型	10 节点四面体	10 节点四面体	8 节点六面体	8 节点六面体
材料模型	线性、各向同性	线性、各向同性	线弹性、各向同性	超弹性
密度 /（kg · mm^{-3}）	—	—	7.98×10^{-6}	1.07×10^{-6}
弹性模量 /GPa	0.001 75	0.002 19	200	C_{10}=0.001 0 C_{01}=0.000 7
泊松比	0.499	0.499	0.3	0.495

3）边界条件：为了真实还原支架扩张过程，要对支架两端特征节点的轴向位移和周向转动进行约束，在保证支架能够正常扩张的同时，防止其发生轴向移动和周向转动。对球囊两个端面所有方向上的自由度进行约束，使球囊在径向扩张的过程中不会出现空间位置的变化。对球囊内壁面均匀施加如图 7-3（c）所示的随时间变化的压力曲线，0 ~ 38 ms 的压力逐渐从 0 增至 1 MPa（约 10 个大气压），随后保持 10 ms，48 ~ 55 ms 时线性卸除球囊内压力。

4）计算过程：支架扩张过程中存在三组接触关系，即支架内表面 - 球囊，球囊 - 血管内壁面，血管内壁面 - 支架外表面的两两接触。在 ABAQUS 环境下，首先设置三组接触面，其中支架表面和血管壁面之间的接触采用罚函数算法进行计算，准确控制两模型接触面节点的运动，其余两组接触设置为无摩擦接触。采用商业有限元软件 Abaqus/Explicit v. 6.13 模拟支架扩张过程，由于该过程中模型存在大变形和接触复杂等问题，计算过程采用显示动力学求解，并通过减小时间增量步提高计算的收敛性，计算模拟过程在 DELL 图形工作站 PRECISION T7910 E5-2640 v4 上完成。

（2）流体模型

1）流体属性：将血液视为不可压缩牛顿流体，设定血液为均质连续流体，湍流模型设定为层流状态。可以用 Navier-Stokes（N-S）方程来描述血流的运动，其动量和质量的控制方程如下：

$$\rho \left[\frac{\partial u}{\partial t} + (u \cdot \nabla) u \right] + \nabla p - \mu \nabla^2 u = 0 \qquad （7-1）$$

$$\nabla \cdot u = 0 \qquad （7-2）$$

其中 u 为血液的流速，密度 ρ 为 1 060 kg/m^3，动力黏度 μ 为 3.5×10^{-3} m/s，相对压力为 0 个大气压，p 为压力。

2）模型构建：由于支架在扩张时变形较大，局部支架丝无法和血管壁紧密贴合，支架、斑块和血管间的接触面获取较为困难，假设支架和血管受血液冲击所产生的振动和形变基本可以忽略不计，因此采用了单向流固耦合的计算思想，将支架、血管与血液的接触面作为刚性壁面，只研究血液在该流体域内的血流动力学参数。因为对于接触面要求不高，因此通过参数化建模的方法。基于商用 CAD 软件 Solidworks 构建了简化的血管内血流动力学模型，即支架 - 血管耦合模型如图 7-4（a）所示，该模型中将血管和斑块内壁面作为均匀光滑的圆柱面，支架与血管内壁紧密贴合，再通过布尔操作去除血管内支架部分，血管内填充血液作为计算流体域。

3）模型网格划分：血流动力学模型采用 ICEM CFD v.15 生成非结构网格，支架扩张后血管几何模型以 STL 格式导入软件后。首先设定全局网格最大尺寸，模型中最小尺寸结构为支架丝厚度约为 0.1 mm，因此设置最大网格尺寸为 0.1 mm，如图 7-4（b）所示，生成的网格质量较高，可以很好地反映支架局部细节。由于我们研究的重点是血管近壁面的血流动力学特征，其计算精度较高，因此在生成了流体域体网格后，需要在近壁面生成边界层网格，在体网格基础上沿血管壁面对边界层生成棱柱层网格。设定边界层网格总高度为 0.25 mm，以 1.2 的增长率线性增长生成，总层数为 5 层，边界层网格如图 7-4（c）所示。网格生成完后对网格质量进行检查，ICEM 提供了多种网格质量检查的标准，选择 Quality 作为标准，设置最低标准为 0.3，平滑迭代次数为 5 次，最终生成数量为 3 868 515 的高质量非结构网格模型，网格数据用 CFX 求解器写出。

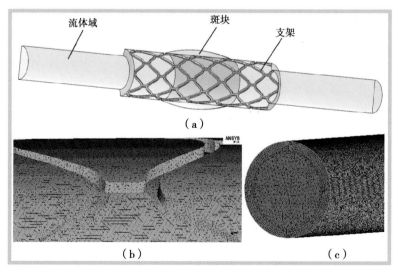

图 7-4　支架扩张流体模型。（a）血流动力学参数化简化模型。（b）支架附近网格模型。（c）边界层网格模型。［引自：何仕成. 血管内支架植入狭窄血管段不同位置对支架内再狭窄的影响［D］. 重庆：重庆大学，2019.］

Figure 7-4　Fluid model of stent expansion. （a）Simplified hemodynamic parameterized model.（b）Grid Model near stent.（c）Boundary layer mesh model.［Adapted from: He SC. Effects of different position of intravascular stent implantation in stenosed vessels on in-stent restenosis［D］. Chongqing: Chongqing University, 2019.］

4）边界条件和初始条件：对于血管壁面的边界条件，我们假定血管壁为刚性无滑移壁面，不考虑壁面速度。将实测的血流波形作为入口流速（图 7-2d），采集了三个周期内 420 个时间节点的速度样本点，因此采用瞬态分析进行计算。总时间、时间步长和初始时间与入口流速数据对应，分别设置为 0.84 s，0.002 s 和 0 s。入口边界条件设置为开放式入口，允许血液在入口端面正常流入和流出，流速设置为新建坐标系下各方向速度分量，z 轴分量与流速数据 0 时刻数值保持一致。出口设置为 0 压力开放式出口，假定出口流动已达到稳定状态。流动的初始条件，即血液流入的初始速度，设定笛卡尔坐标系下入口处三个速度分量，z 轴正方向视作血液流入方向，z 轴速度分量与流速数据 0 时刻的数值保持一致，x 轴和 y 轴速度分量设定为 0。

5）模型计算：CFX 瞬态分析是通过对 N-S 方程进行迭代计算，当流量和动量残差值低于预设值时，即认为流动已达到稳定状态计算收敛，计算前需设定残差值和最大迭代次数。选择残差类型为 RMS，残差值大小为 1×10^{-6}。根据该模型稳态计算时收敛的迭代次数，最终设置最大迭代次数为 50 次。为了更好保证计算的收敛性，对血管近壁面支架附近选取 3 个监测点，分别监测各点的流速和绝对压力，当残差曲线低于 RMS 预设值同时监测点流速、压力曲线均达到平稳状态时，可认为计算收敛。最后采用双精度并行计算的方式，计算模拟过程在 DELL 图形工作站 PRECISION T7910 E5-2640 v4 上完成。

6）血液动力学参数：根据计算前处理的参数设置，计算在第 3 个心动周期内收敛，我们选择第 3 个周期内的数据进行后处理分析，通过后处理操作，可以获得指定区域节点的血流动力学参数，如简单参数壁面切应力（wall shear stress，WSS）、流线、剪切率（shear strain rate，SSR）以及复杂参数如时间平均壁面切应力（time-averaged wall shear stress，TAWSS）、震荡剪切指数（oscillatory shear index，OSI）和相对滞留时间（relative residence time，RRT）。

WSS 是指血液流动时对内皮细胞产生的切线方向的张力，也是血流对细胞表面产生的摩擦力，血管壁切应力的变化，血流流态异常如非层流状态、湍流、边界层血流分离等血流动力学因素均可能与动脉粥样硬化有关。本计算中，壁面切应力的计算公式为：

$$\tau_w = n \cdot \vec{\tau}_{ij} \tag{7-3}$$

其中 n 为流场壁面的法向量，$\vec{\tau}_{ij}$ 为流体黏性应力张量。τ_w 是一个矢量，其大小等于表面上的黏性应力，其方向是作用在表面上的黏性应力的方向。

SSR 是指流体的流动速度相对于壁面距离的变化速度，其计算公式为：

$$SSR = \frac{dv}{dr} \tag{7-4}$$

其中 v 为血流轴向速度剖面，r 为取样点距离流体域壁面的距离，对于牛顿流体切应力与剪切速率的比值即为流体黏度，大量研究表明，血管近壁面低剪切率对于内皮功能会产生损伤，促进脂质沉积和斑块的形成。

TAWSS 是一段时间内切应力的积分均值，此处对单个心动周期内各个时间点的切应力进行积分计算时间平均切应力，计算公式为：

$$\text{TAWSS} = \frac{1}{T} \int_0^T |\tau_w| \, \mathrm{d}t \tag{7-5}$$

其中 T 为超声结果中第 3 个心动周期时长，通过 TAWSS 可以分析在单个心动周期内平均切应力在血管壁面的分布特征。

OSI 是一个时间参量，OSI 反映了单个心动周期内 WSS 的震荡程度，即切应力方向的变化，临床研究表明，高震荡剪切指数可以促进动脉粥样硬化斑块的新生，其计算公式为：

$$\text{OSI} = \frac{1}{2} \left(1 - \frac{\left| \int_0^T \tau_w \mathrm{d}t \right|}{\int_0^T |\tau_w| \mathrm{d}t} \right) \tag{7-6}$$

式（7-6）中可以看出震荡剪切指数的大小为 0 ~ 0.5，当震荡显著时 OSI 趋近于 0.5，当震荡程度较低时 OSI 趋近于 0。

RRT 是与动脉粥样硬化发生相关的重要参数，其计算公式为：

$$\text{RRT} = \frac{1}{(1 - 2\text{OSI}) \cdot \text{TAWSS}} \tag{7-7}$$

RRT 物理意义在于描述单个心动周期内粒子在血管壁面上的相对滞留时间，在研究低密度脂蛋白的分布对动脉粥样硬化的发生具有重要作用，从式中可以看出，RRT 的大小与 OSI 和 TAWSS 均有关，其分布一般与 OSI 计算结果相似。

7.2.2 数值计算结果分析

（1）固体模型结果分析

给球囊内施加如图 7-3（c）的压力后，支架和血管几何形态的变化情况如图 7-5（a）—（f）所示，0 ~ 38 ms 支架发生弹性形变，逐渐贴合血管并使其扩张，38 ~ 48 ms 内球囊内压保持不变，此阶段支架主要发生塑性形变，支架形态变化缓慢，血管也被扩张至最大形状，随后球囊压力撤除，支架由于塑性变形保持形状不变，维持血管扩张状态。从图中可以看出，支架表面的整体应力水平远大于血管壁面，由于我们关注的是支架扩张后血管内力学微环境的变化，尤其是斑块区域的力学特点，因此支架应力应变不做过多分析。图 7-6 所示为支架扩张过程中，血管壁面等效应力分布变化云图。当支架刚开始接触血管时，由于斑块位置血管管腔狭窄，斑块前后两侧应力较大，斑块表面应力较小，随着支架进一步扩张，斑块处应力逐渐增大，血管管腔也随之变大，当支架完全扩张后，斑块内应力处于较低水平，血管壁面高应力出现在斑块前后两侧，尤其是在支架近段与斑块接触位置应力值最高如图

7-6 红色圆圈所示，最高应力达到 2.4 MPa，同时，由于我们模型中使用的支架模型为闭环网状结构，从图中可以看出，血管壁面与支架丝直接接触位置的应力水平显著高于网格内血管壁面应力值。

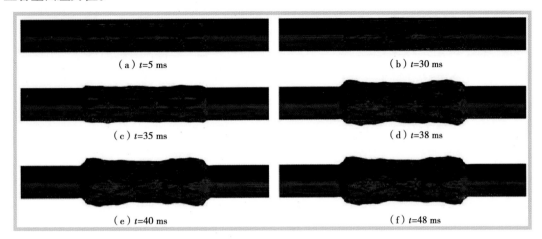

图 7-5　支架扩张过程。［引自：何仕成 . 血管内支架植入狭窄血管段不同位置对支架内再狭窄的影响［D］. 重庆：重庆大学 , 2019.］

Figure 7-5　Stent expansion process. ［Adapted from: He SC. Effects of different position of intravascular stent implantation in stenosed vessels on in-stent restenosis［D］. Chongqing: Chongqing university, 2019.］

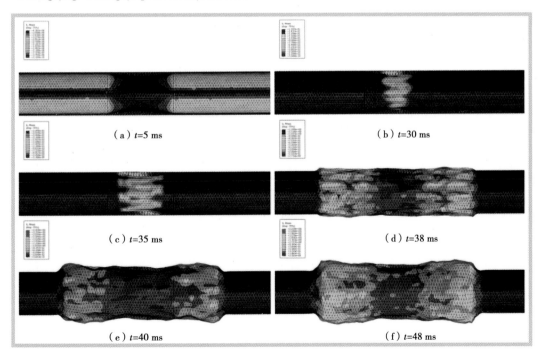

图 7-6　血管壁面等效应力分布（MPa）。［引自：何仕成 . 血管内支架植入狭窄血管段不同位置对支架内再狭窄的影响［D］. 重庆：重庆大学 , 2019.］

Figure 7-6　Equivalent stress distribution of the vessel wall（MPa）. ［Adapted from: He SC. Effects of different position of intravascular stent implantation in stenosed vessels on in-stent restenosis［D］. Chongqing: Chongqing University, 2019.］

（2）血液动力学分析

通过参数化建模和基于有限体积法瞬态计算后，我们分析了支架植入后血管内血流动力学特征，图7-7（a）—（d）显示了舒张期血液流速峰值时，血管内 WSS、流线、SSR 和涡流分布云图，血液从血管左侧入口流入，（e）—（f）给出了单个心动周期内管壁 TAWSS、OSI 和 RRT 分布云图。从图7-7（a）中可以看到支架段血管壁面血流动力学特征明显，整体上支架入口处 WSS 较低，沿血流方向逐渐升高并在距离出口第3个单元处达到峰值，随后 WSS 在出口处降低，即支架中段 WSS 整体水平较高。支架丝附近 WSS 较低，尤其是在连接杆附近，支架丝顶端近壁面 WSS 高于侧面 WSS 值，这是由于支架丝整体影响了血液的流动，血液在支架丝附近流速较慢，但在支架丝顶部流速升高，从而使得该区域 WSS 较高。图7-7（b）为拟合的流线云图，可以发现血管中心轴线区域血流速度符合圆管内牛顿流体的流动特点，在血管壁面尤其是支架丝附近流速很低，在支架入口处出现了显著的低速扰动流。

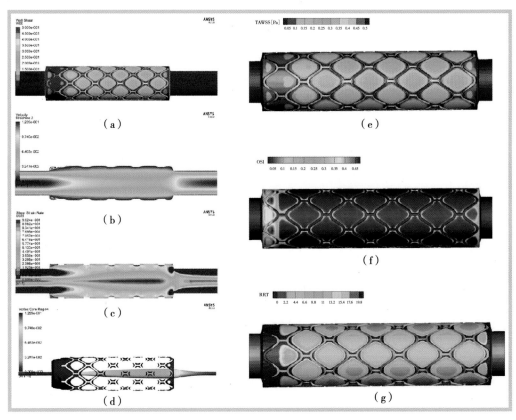

（a）　　（b）　　（c）　　（d）　　（e）　　（f）　　（g）

图7-7　血流动力学参数分布云图。（a）WSS。（b）流线。（c）SSR。（d）涡流。（e）TAWSS。（f）OSI。（g）RRT。［引自：何仕成.血管内支架植入狭窄血管段不同位置对支架内再狭窄的影响［D］.重庆：重庆大学,2019.］

Figure 7-7　Distribution map of hemodynamic parameters.（a）WSS.（b）streamline.（c）SSR.（d）vortex core.（e）TAWSS.（f）OSI.（g）RRT.［Adapted from: He SC. Effects of different position of intravascular stent implantation in stenosed vessels on in-stent restenosis［D］. Chongqing: Chongqing University, 2019.］

为了进一步揭示血管壁面低速扰流区域的分布，图 7-7（d）可以看到低速涡流区域主要出现在支架入口端，另外在出口区域和支架丝尤其是连接杆区域也出现了少量的低速涡流。图 7-7（c）可以看出近壁面区域低 SSR 主要出现在支架近前端，而高 SSR 主要出现在支架丝顶部和血管出入口壁面。7-7（e）图中 TAWSS 分布与图 7-7（a）中 WSS 分布特点基本一致。OSI 分布图 7-7（f）可以看出在支架丝附近血流出现较明显的震荡，而在支架入口端 OSI 显著高于其他区域，说明血液流入支架段血管时出现显著震荡，与图 7-7（d）中涡流分布保持一致。前文已说明 RRT 分布与 OSI 基本保持一致，从图 7-7（g）中可以发现，OSI 较高的区域，RRT 相应也保持较高水平，对于整个支架段，高 RRT 主要出现在支架入口段血管和支架丝附近，同时支架出口端面也存在较高 RRT 区域。

为了更好地分析支架段血管不同区域的血流动力学特征，我们提取了支架区域若干个横切面如图 7-8（a）所示，并统计分析了各横切面 TAWSS 和 SSR 的大小。由于前面的结果反映出支架近远端和支架丝附近血流动力学特征明显，因此在近远端设置了较多的横切面，而在支架中段区域，相邻横切面分别位于支架支撑杆和连接杆处，横切面从血管入口处开始分别计数为 1 至 25。图 7-8（b）和（c）分别是各个横切面上 TAWSS 和 SSR 均值的大小，可以发现它们在支架入口附近数值整体水平都要显著低于其他区域。在支架中段区域，TAWSS 和 RRT 都表现出均匀波动的特点，支撑杆上数值较大而连接杆处数值较小，在支架出口处 TAWSS 急速下降而 RRT 显著升高，这与前面分析一致。

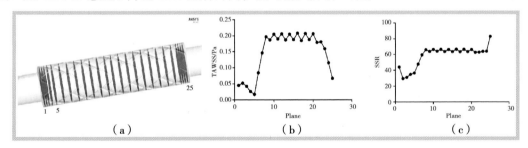

图 7-8　采集不同横切面血流动力学参数。（a）横切面位置。（b）各截面上 TAWSS 数值大小。（c）各截面上 RRT 数值大小。［引自：何仕成 . 血管内支架植入狭窄血管段不同位置对支架内再狭窄的影响［D］. 重庆：重庆大学，2019.］

Figure 7-8　Acquisition of hemodynamic parameters at different cross sections.（a）Cross sections position.（b）The numerical values of TAWSS on each cross section.（c）The numerical values of RRT on each cross section.［Adapted from: He SC. Effects of different position of intravascular stent implantation in stenosed vessels on in-stent restenosis［D］. Chongqing: Chongqing University, 2019.］

7.3　基于 OCT 影像的血流动力学分析

随着计算机的发展，医学成像技术被广泛应用于心血管疾病的诊断中。医学影像技术通过分析病因的影像学表现进行心脑血管疾病的诊断，是客观评估易损斑块的形态、结构、成分以及病例生物标记物，进行早期预防、治疗的重要基础。OCT 作为目前应用于血管内最新的影像技术，其突出特点是分辨率高、成像清晰度高、图像易识别，满足了目前临床医生对观察血管内各种组织特征的要求。由于 OCT 对富脂质斑块表征的敏感性高于血管内超声，故 OCT 常用于对易损斑块的检测。通过评估钙厚度和弧度，OCT 可以是确定支架植入前钙化病变的旋切术的适应证和终点的理想方法。OCT 已通过立即和半自动量化支架并置和扩张来实现支架植入的最优化，以实现潜在的更好的临床效果。

7.3.1 三维模型重建

三维逆向重建是基于影像数据，利用二维投影实现对实体三维信息的重建，主要包括数据获取、点云处理、特征识别与分析、几何修复等步骤。对于临床影像学资料，采用美国 Materialise 公司开发的软件 Mimics（Materialise's interactive medical image control system）进行重建，该软件是一种通用的灰度值图像分割可视化工具，可以对 CT 图像和 MRI 图像自动识别冠状面和矢状面，通过阈值分割、区域增长等操作实现快速分割、3D 渲染以及有限元分析等过程，该软件目前已经广泛用于临床解剖学实践中，包括心血管系统建模仿真、骨组织重建等。

（1）模型构建

如果利用 316 L 金属支架进行实验，在临床常规高分辨率 CT 机下会出现严重的金属伪影，给几何重建产生严重的干扰，支架结构单元尺寸很小，而常规 CT 的层切厚度一般为 0.625 mm，采用 CT 获取影像还会使得模型出现严重的几何信息丢失，同时支架在植入一段时间后其几何形态已经发生了明显的变化，尤其是支架与血液的耦合面不再是连续完整的面，CT 很难获取该耦合面，考虑到上述因素，因此采用 OCT 获取目标血管内轮廓，再利用 Solidworks 软件对轮廓进行参数化处理，最终获取支架植入段血管较为真实的几何模型。对 8 只植入支架血管段进行 OCT 扫描，对每个样本图像进行处理，选取了其中几何特征较为显著的 40 余张截面，首先将每张图像的血管管腔轮廓线提取出来，在 Solidworks 里将各个轮廓线沿中心点对齐并做空间阵列，随后通过放样操作完成几何模型重建，重建过程和几何模型如图 7-3（e）所示。

（2）模型设置

对模型的网格划分、边界条件和计算设置如第 7.2 节所述，血管内部选择四面体非结构网格，近壁面边界层选择棱柱形网格，计算类型选择瞬态计算，入口边界条件设置为 8 只兔子颈动脉超声获取的血液流速数据，由于计算模型较为简单，稳态条件计算的收敛性较好，因此设置迭代次数为 30 次，减少计算时间。将支架植入位置（近心端、中心端、远心端）作为等级自变量，且由近到远等级升高，对血管前、中、后段区域血流动力学参数进行相关性分析，以探究支架植入的不同位置对血管内血流动力学参数分布的影响。图 7-9 给出支架植入的位置和每个血管段前端、中端和后端区域。

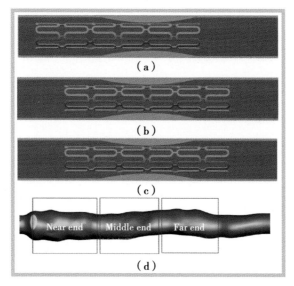

图 7-9　支架不同植入位置和血管段的不同区域。（a）近心端模型。（b）中心端模型。（c）远心端模型。（d）每个血管段的前段、中段和后段区域。［引自：He S, et al. Effects of different positions of intravascular stent implantation in stenosed vessels on in-stent restenosis: An experimental and numerical simulation study［J］. J Biomech, 2020, 113: 110089.］

Figure 7-9　The different positions of the stent implantation and blood vessel segment. （a）Proximal model. （b）Middle model. （c）Distal model. （d）The near-end, middle-end and far-end regions for each blood vessel segment. ［Adapted from: He S, et al. Effects of different positions of intravascular stent implantation in stenosed vessels on in-stent restenosis: An experimental and numerical simulation study［J］. J Biomech, 2020, 113: 110089.］

7.3.2　血流动力学分析

（1）血流动力学参数

对三组模型的血流动力学参数进行了比较分析，统计了血管不同区域参数数值大小的差异（表 7-2），尤其是前文提到的支架近远端动脉粥样硬化斑块原发和易损高风险区域的血流动力学特征。

表 7-2　三组模型在不同区域的血流动力学参数
Table 7-2　The hemodynamic descriptors for three models in different regions

参数	模型	前段	中段	后段
TAWSS	近心端模型	0.63 ± 0.11	0.79 ± 0.24	0.93 ± 0.37
	中心端模型	0.32 ± 0.09	0.51 ± 0.18	0.40 ± 0.07
	远心端模型	0.12 ± 0.27	0.33 ± 0.069	0.43 ± 0.03
	p	0.0026	0.062	0.081

续表

参数	模型	前段	中段	后段
OSI	近心端模型	0.000 58 ± 0.000 75	0.000 16 ± 0.000 06	0.000 37 ± 0.000 45
	中心端模型	0.021 ± 0.022	0.000 13 ± 0.000 04	0.000 25 ± 0.000 04
	远心端模型	0.09 ± 0.014	0.000 21 ± 0.000 01	0.000 93 ± 0.001 2
	p	0.004	0.298	0.6
RRT	近心端模型	3.432 ± 0.651	1.912 ± 0.491	1.961 ± 0.595
	中心端模型	5.429 ± 0.275	2.196 ± 0.385	4.500 ± 0.701
	远心端模型	6.771 ± 1.317	3.384 ± 0.164	3.200 ± 0.283
	p	0.026	0.037	0.020

1）TAWSS：图 7-10 为三组模型血管壁面 TAWSS 的分布云图。可以看出对于近心端模型，血管壁面切应力整体水平最高，低剪切力区域较小，主要分布在血管入口部分位置，且血管中后段剪切力较大分布较为均匀。对于中心端血管模型，壁面剪切力分布较为特殊，血管中段即斑块的中心区域切应力较高，而在血管进出口存在较为明显的低切应力区域，血管入口对应的区域为支架近端低切扰流区域，该位置存在较高的新生斑块和支架内再狭窄的风险。对于远心端模型，血管入口存在较为明显的低切应力区域，该区域对应斑块中心区域，较低的剪切力可能会对斑块破裂以及支架内再狭窄产生不利影响，血管中后段壁面剪切力分布较为均匀，在 4 号血管出口处存在明显的低切应力区域。

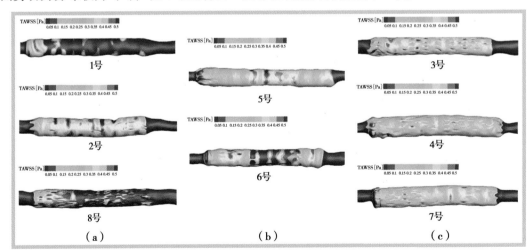

图 7-10　血管模型 TAWSS 分布。（a）3 个近心端模型。（b）2 个中心端模型。（c）3 个远心端模型。［引自：He S, et al. Effects of different positions of intravascular stent implantation in stenosed vessels on in-stent restenosis: An experimental and numerical simulation study ［J］. J Biomech, 2020, 113: 110089.］

Figure 7-10　Distribution of TAWSS in vascular model.（a）three Proximal models.（b）two Middle models.（c）three Distal models.［Adapted from: He S, et al. Effects of different positions of intravascular stent implantation in stenosed vessels on in-stent restenosis: An experimental and numerical simulation study ［J］. J Biomech, 2020, 113: 110089.］

2）OSI：图 7-11 为三组模型血管壁面的 OSI 分布云图。从图中可以看出，OSI 的分布具有明显的区域特征，高 OSI 存在于中心端和远心端模型上。对于近心端模型，OSI 保持较低的水平，只在 1 号血管入口处存在少量高 OSI 区域，而在 2、3 号血管内几乎没有高 OSI 的区域。对于中心端模型，在血管进出口均存在明显的高 OSI，而在血管进口处，对应低切应力的区域出现了显著的高 OSI。对于远心端模型，3 号血管 OSI 较为正常，只在血管进口处出现偏高的 OSI，4 号血管进出口区域 OSI 较高，与低切应力区域保持一致，7 号血管进口 OSI 非常高，其他区域 OSI 保持较低水平。

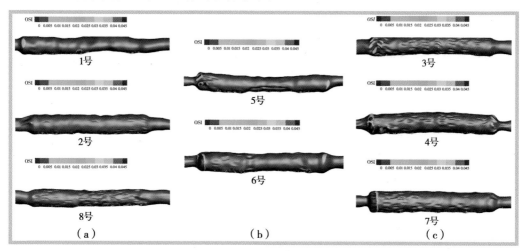

图 7-11 血管模型 OSI 分布。（a）3 个近心端模型。（b）2 个中端模型。（c）3 个远心端模型。［引自：何仕成 . 血管内支架植入狭窄血管段不同位置对支架内再狭窄的影响［D］. 重庆：重庆大学，2019.］

Figure 7-11 Distribution of OSI in vascular model.（a）three Proximal models.（b）two Middle models.（c）three Distal models.［Adapted from: He SC. Effects of different position of intravascular stent implantation in stenosed vessels on in-stent restenosis［D］. Chongqing: Chongqing University, 2019.］

3）RRT：图 7-12 为三组模型血管壁面 RRT 的分布云图。从图中可以看出，血管壁面 RRT 的分布与 TAWSS 分布较为相似，在低切应力和高 OSI 区域通常出现较高的 RRT，对于整体 RRT 水平，远心端模型水平最高。近心端模型 RRT 水平最低，存在高 RRT 区域面积小，极值小等特点，且较高 RRT 出现在血管进口区域。中心端模型中高 RRT 主要出现在血管入口处，该位置同样出现高 OSI 和较低的切应力。远心端模型中高 RRT 出现在血管入口处和支架丝附近，4 号血管在出口高 OSI 区域同样出现了较高的 RRT。

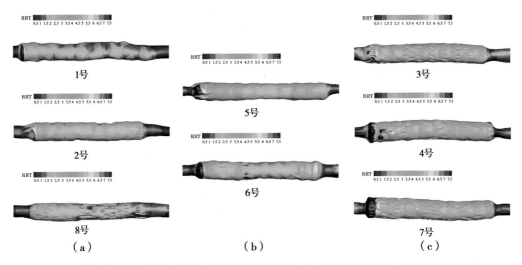

图7-12　血管模型RRT分布。（a）3个近心端模型。（b）2个中端模型。（c）3个远心端模型。[引自：何仕成.血管内支架植入狭窄血管段不同位置对支架内再狭窄的影响[D].重庆：重庆大学，2019.]

Figure 7-12　Distribution of RRT in vascular model.（a）three Proximal models.（b）two Middle models.（c）three Distal models.[Adapted from: He SC. Effects of different position of intravascular stent implantation in stenosed vessels on in-stent restenosis [D]. Chongqing: Chongqing University, 2019.]

（2）血流动力学参数与支架位置的相关性

为了更好地分析支架植入位置的不同对血管入口段区域血流动力学参数大小的影响，对血管入口段区域随机采集了多个样本点TAWSS、OSI和RRT的数值，近、远心端模型选取20个样本点，中端模型选取30个样本点，最终构成了样本容量为180的样本数据。根据支架植入位置由近到远设置为1，2，3三个等级，斯皮尔曼相关性分析结果见表7-3。近心端模型血流动力学参数相关性结果，可以看到TAWSS、OSI、RRT与支架植入距离的相关系数较高，分别达到–0.718、0.898和0.818，相关性很好，并且在置信区间内显著性较好。即随着支架植入位置的变远，血管近段TAWSS会逐渐降低，而OSI和RRT则会随之升高。对于中心端血管模型区域，3个血流动力学参数与支架植入位置间的相关系数较小，相关性较低。对于远心端模型，3个血流动力学参数与支架植入位置的相关系数较小，尤其是OSI与植入位置的相关系数只有0.055，可见3个参数与支架植入位置间无极显著相关性。

表 7-3 血管模型血流动力学参数与支架植入位置相关性

Table 7-3 The Spearman rank correlation analysis between the hemodynamic descriptors in different regions of the stenting segment and stent implantation positions

模型	血流动力学参数	斯皮尔曼等级相关系数
	TAWSS	−0.718**
近心端	OSI	0.898**
	RRT	0.818**
	TAWSS	−0.206*
中心端	OSI	0.190*
	RRT	0.231*
	TAWSS	−0.213**
远心端	OSI	0.055
	RRT	0.265**

* 从近端到远端排列位置，从 1 到 3，每次计算样本量为 180，*$p < 0.05$；**$p < 0.01$。

7.3.3 支架段血管病理形态学观察分析

对支架近段血管进行取样并做染色处理，如图 7-13 所示。HE 染色结果表明，支架植入后一个月，三组模型支架近段处血管均会出现内膜增厚，但支架近心端模型（A）相较于支架中远心端模型，内膜增厚的程度较低。MASSON 染色结果显示，在支架中远心端模型（B、C）中，血管中膜内形成大量的胶原纤维，弹力板结构破坏，内膜增厚严重，支架近心端模型弹力板排列较为整齐，进一步说明支架植入位置的变化对于支架近段会对血管结构产生影响。根据 HE 染色图片，测量得到三组模型支架近段血管内膜厚度统计结果（图 7-13（c））。可以看出，中心端和远心端模型支架近段内膜增厚与近心端模型相比呈极显著增加（$p<0.01$）；中心端模型和近心端模型相比内膜增厚同样出现增加（$p<0.01$）；远心端模型与中心端模型相比内膜增厚呈现显著性增加（$p<0.05$）。由此可见，支架近段血管术后内膜随支架植入位置的变远，其增厚的程度会显著增加。

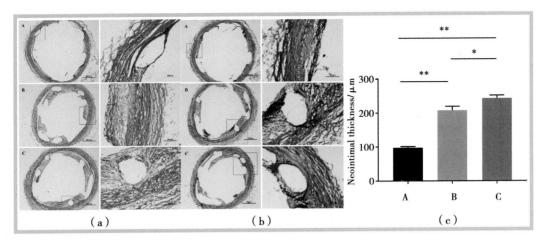

图 7-13　支架段血管病理分析。（a）HE 染色。（b）MASSON 染色。（c）新生内膜厚度。A、B、C 分别代表近心端、中心端和远心端血管模型。**$p<0.01$；*$p<0.05$。[引自：何仕成 . 血管内支架植入狭窄血管段不同位置对支架内再狭窄的影响 [D] . 重庆：重庆大学，2019.]

Figure 7-13　Pathological analysis of stent segment blood vessel. (a) HE staining. (b) MASSON staining. (c) Neointimal thickness. A: proximal cardiac model; B: middle cardiac model; C: distal cardiac model. **$p<0.01$；*$p<0.05$. [Adapted from: He SC. Effects of different position of intravascular stent implantation in stenosed vessels on in-stent restenosis [D] . Chongqing: Chongqing University, 2019.]

7.4　研究进展与展望

PCI 已被广泛用于动脉粥样硬化的治疗，支架植入引起再狭窄是介入治疗的主要缺点之一，可能导致血管损伤和新生内膜形成，随后导致支架植入失败，需要重复干预。根据临床统计，20%～30%的患者在植入裸支架后的 12 个月内患有 ISR。尽管与裸金属支架相比，新一代药物洗脱支架可帮助抑制 ISR，但术后 ISR 的发生率仍高达 10%。因此寻找 ISR 的成因至关重要，并且与取得更好的治疗效果相关。介入手术中的血管造影和冠状动脉影像，患者的全身状态，药物和 ISR 部位的冠状动脉内成像都被认为可能找到 ISR 的机制。当前的医学方法不能充分地改变 ISR 的生物学和遗传因素。需要关注植入支架后动脉粥样硬化的力学机制和手术技术因素的量身定制的治疗方法，以减少 ISR 发生。

7.4.1　支架植入动物模型

支架植入的动物模型为部署新设备的可行性和安全性以及它们的功效提供了实用的测试平台，动物模型有小型（小鼠、大鼠），中型（兔子）和大型（猪、绵羊、狗、灵长类）物种。目前支架的安全性、毒性、技术可行性和功效已得到解决，但是疗效始终受到缺乏现实的动脉粥样硬化模型的限制。现在可以通过使用具有代谢综合征或基因改造动物模型来解决，监管机构提供了有关动物测试作用的明确信息，并有专家发布的指南。研究人员使用哪种动物取决于实验目的，但是在选择动物时，需要考虑一些一般性的基本原则：

①动物应易于获取并以合理的价格进行养护，易于处理，并具有适当的尺寸以允许进行所有预期的实验操作。

②动物应在实验室环境中繁殖并具有明确的遗传背景。

③选取的动物模型应与人类的脂质代谢及病理生理学特征具有较高的相似性。

兔子是用于生物医学研究的最常用的实验动物之一，它们的寿命短、妊娠期短、后代数量多、成本低以及基因组学和蛋白质组学的可用性，兔子的许多独特特征也使其成为检查人类疾病（如动脉粥样硬化）许多方面的优秀物种。猪冠状动脉支架置入模型是评估安全性的金标准，猪模型在 PCI 的发展中具有广泛的历史，尤其是了解血管介入，修复和新介入设备的生物学特性。由于动物和人类之间的物种差异，这些模型在血脂水平、病变形态以及人类动脉粥样硬化，发育过程和病变形态等方面仍具有一定差异。另外，考虑到经济成本和操作困难，在数字减影血管造影下没有进行支架植入的过程。将来，我们将探索更可靠，更具代表性和可再现性的动物模型，该模型更接近人类动脉粥样硬化的性质。

7.4.2 支架植入医学影像评估

先进的医学影像技术如 CA 可以了解血管有无狭窄病灶存在，对病变部位、范围、严重程度、血管壁的情况等做出明确诊断，决定治疗方案（介入、手术或内科治疗），还可用来判断疗效。这是一种较为安全可靠的有创诊断技术，现已广泛应用于临床，被认为是诊断冠心病的"金标准"。但它仅限于冠状动脉解剖特征的二维投影。冠脉 CTA（coronary CTA，CCTA）在观察冠状动脉的软硬斑块、血管通畅程度、冠脉支架、冠脉搭桥术后评估方面占有独特的优势，成为评价冠状动脉病变的重要诊断及筛选方式。术中 CCTA 引导下的 PCI 与相似的支架尺寸选择和更频繁的支架后扩张相关，与单独进行血管造影指导下的 PCI 相比，可产生可比的即时血管造影和安全性结果。多血管内超声（intravascular ultrasound，IVUS）可实时显示血管的截面图像，能清晰显示管壁结构的厚度、管腔大小和形状等，精确地测量血管腔径及截面积，甚至可以辨认钙化、纤维化和脂质池等病变，发现冠脉造影不能显示的血管早期病变，对冠脉 PCI 的策略、支架选择和效果评价有着重要的指导意义。一些随机对照试验和检查支架植入期间和之后冠状动脉内成像的观察性研究表明，IVUS 引导支架植入与复杂冠脉病变（包括长病变、严重钙化、分叉、慢性总闭塞和左侧主要疾病）患者的主要心脏不良事件和靶血管血运重建减少相关。OCT 作为一种新兴的利用近红外光反射率的血管内成像模式，OCT 的轴向分辨率约是 IVUS 的 10 倍，从而能够精确地描述斑块形态和管腔几何形状。前瞻性随机多中心试验最近显示了 OCT 引导 PCI 和 IVUS 引导的 PCI 对急性和长期临床结果的非劣效性。

7.4.3　支架植入有限元模型

血流动力学异常是心血管不同区域再狭窄的重要因素。支架植入可以恢复狭窄动脉的正常血流，但不可避免地会导致与 ISR 密切相关的内腔发生不利的血液动力学变化。近年来，数值模拟已成为研究血流与动脉壁之间相互作用的一种广泛使用的方法。尽管对支架植入的血流动力学的研究取得了良好的结果，但大多数结果都是基于理想模型的计算，例如 Chen 等人模拟了在支架扩张过程中血管壁的机械响应以及尺寸和位置的错误。

在数值模拟中使用了一些假设，包括先前研究中经常使用的牛顿血液。虽然一些结果得出结论，在某些血流动力学研究中，血液的非牛顿行为被忽略，但血液动力学测量的准确性可能会降低。因此，应该为单个动物模型测量血液的黏度，以执行更准确模拟。动脉被认为是刚性的，在血流过程中没有变形，但是在脉动流中动脉可能会经历各种结构变化，以后可以通过使用流固耦合模型分析来克服，或者建立损伤诱导生长模型来进行研究。Fereidoonnezhad 等提出了一个基于微结构的损伤诱导生长模型来模拟支架内再狭窄，为新内膜的大量生长建立了一个演化方程，其中考虑了由于支架诱导的损伤引起的平滑肌细胞迁移和增殖。力学生物学生长模型提供了支架内再狭窄与支架部署后的细胞水平之间的联系。

OCT 在介入过程中被广泛使用，因为它可以在 PCI 期间提供空前的斑块和支架结构的高清可视化。通常，OCT 和 CTA 的组合一直被用于血管模型的 3D 重建，它精确地再现了动脉壁的几何形状。比如 Chiastra 等使用 OCT 和 CTA 重建患者的冠状动脉分叉血管，并模拟不同支架植入后血流微环境的变化。这些研究表明，支架植入物的位置不当会显著改变血管的机械环境，因此对 ISR 的发生具有重要影响。但是，上述研究都没有通过将数值模拟与真实动物病理模型进行比较来验证数值模型。

近年来，已经多个课题组进行了将数值模拟和动物实验相结合的研究，以探究影响支架植入后 ISR 产生的因素。Caputo 等人研究了从支架处理过的真实猪动脉重建的几何模型中，WSS 和降低氧气浓度的作用。他们的结果证明，血管曲率的扰动可以诱发刺激 ISR 的血液动力学条件。Zun 等报告了一种用于验证猪冠状动脉支架内再狭窄的计算机 3D 模型的方法，该多尺度模型包括用于从显微计算机断层扫描（micro-CT）获得的支架结构，血流和支架血管中组织生长的单尺度模型，包括平滑肌细胞增殖和细胞外基质产生，最后通过将建模结果与对猪植入支架后 14 天和 28 天的体内数据进行比较验证模型方法有效性。He 等结合数值模拟和动物实验来研究血流动力学参数与狭窄血管中支架位置之间的关系及其对兔颈动脉 ISR 的影响，研究发现 TAWSS 与支架植入位置相关，而 TWASS 最低的血管段新生内膜最高。

通过结合医学影像进行数值模拟和动物模型，可以进一步探讨将来支架植入对狭窄血管重建的影响，并且可以为异常血液动力学下微血管内皮细胞吞噬对血管纤维化的影响提供一种手段。

7.4.4　支架植入后动脉粥样硬化力学微环境

动脉粥样硬化通常发生在血管中几何复杂的部位，如动脉血管分叉的外部部分和血管内的特定位置。一方面血管支架的植入会导致动脉血管发生变形，动脉血管不再处于自然弯曲状态。另一方面支架会对动脉血管施加长期的径向力，从而导致血管和较硬的支架之间存在较大的适应性不匹配，支架末端的适应性差异会引起压力波的反射，从而在包含支架的血管中产生流动紊乱。如今存在许多不同类型的支架，具有非常不同的机械和生化特性，这些特性会影响支架与血管组织的相互作用，比如支架内增生可能在低内皮切应力区域发展。Gori 等重点阐述了支架植入后的生物反应，以及这些生化反应如何导致不同代支架的支架失效。Wang 等回顾了有关支架在动脉力学环境中发生变化问题的研究，并从 3 个方面探讨了它们在支架再狭窄和晚期血栓形成中的作用：

①支架与宿主血管的相互作用，涉及反应血管壁，力学信号传导机制，再内皮化和晚期血栓形成过程。

②由于支架植入，血管节段内腔的血流动力学变化以及血管节段壁内的机械微环境变化。

PCI 治疗不仅引起机械损伤和血管炎症，还伴随异物的存在和支架排出的药物触发的生化过程，在内皮细胞、平滑肌细胞、血小板和包括中性粒细胞、单核细胞和淋巴细胞的炎症细胞之间发生复杂的相互作用。Suna 等利用蛋白质组学来表征具有 BMS 和 DES 支架的猪冠状动脉的细胞外基质（extracellular matrix，ECM）重构，研究发现在裸金属支架和药物洗脱支架植入后，冠状动脉的 ECM 中发现了显著差异，最显著的是聚集蛋白聚糖的上调，聚集蛋白聚糖的积累与 ADAMTS（具有血小板反应蛋白基序的整合素和金属蛋白酶）基因表达的变化相吻合，也表明在支架植入后，聚集蛋白聚糖和聚集蛋白聚糖酶参与了血管损伤反应。Escuer 等使用了一种新颖的二维连续数学模型来描述将支架插入冠状动脉后的复杂再狭窄过程。他们认为再狭窄发展中起关键作用的生物物种是生长因子，基质金属蛋白酶，细胞外基质，平滑肌细胞和内皮细胞。结果表明，该计算模型定性地捕获了遭受非生理机械力的动脉内病变生长和愈合过程的关键特征。

由于再狭窄与支架植入后的炎症反应、细胞因子以及疾病本身的关系非常密切，将来借助遗传学、分子生物学的方法从基因层面减少再狭窄的发生或将成为主流。

生物医学、材料科学及工程技术学的发展为冠心病的治疗拓展了广阔的前景，冠脉支架尤其是药物支架和可降解支架的应用便是其光辉的一页。尽管再狭窄发病率还很高，远期生存率目前还没有明显的改善，但对冠心病急性期的治疗提供了强有力的手段。相信随着医学科学的发展、临床实践的不断进步，在不久的将来完全可以发现新方法、新手段进一步减少再狭窄，为冠心病的治疗再添新的里程碑意义。

参考文献

陈臻毅, 徐强, 梁自豪, 等. 动脉粥样硬化发病机制及其动物模型研究进展[J]. 实验动物科学, 2015, 32(4): 54-58.

樊瑜波, 邓小燕. 生物力学建模仿真与应用[M]. 上海: 上海交通大学出版社, 2017.

何仕成. 血管内支架植入狭窄血管段不同位置对支架内再狭窄的影响[D]. 重庆: 重庆大学, 2019.

刘五州, 妥海燕, 吴国泰, 等. 家兔高脂血症和动脉粥样硬化模型研究进展[J]. 甘肃中医药大学学报, 2016, 33(1): 79-82.

王勖成, 邵敏. 有限单元法基本原理和数值方法[M]. 2版. 北京: 清华大学出版社, 1997.

AbuRahma A F. Predictors of perioperative stroke/death after carotid artery stenting: a review article[J]. Ann Vasc Dis, 2018, 11(1): 15-24.

Ali Z A, Maehara A, Généreux P, et al. Optical coherence tomography compared with intravascular ultrasound and with angiography to guide coronary stent implantation (ILUMIEN III: OPTIMIZE PCI): a randomised controlled trial[J]. Lancet, 2016, 388(10060): 2618-2628.

Amatruda C M, Bona C C, Keller B K, et al. From histology and imaging data to models for in-stent restenosis[J]. Int J Artif Organs, 2014, 37(10): 786-800.

Aoki J, Tanabe K. Mechanisms of drug-eluting stent restenosis[J]. Cardiovasc Interv Ther, 2021, 36(1): 23-29.

Borhani S, Hassanajili S, Ahmadi Ti S H, et al. Cardiovascular stents: overview, evolution, and next generation[J]. Prog Biomater, 2018, 7(3): 175-205.

Buccheri S, Franchina G, Romano S, et al. Clinical outcomes following intravascular imaging-guided versus coronary angiography-guided percutaneous coronary intervention with stent implantation: a systematic review and bayesian network meta-analysis of 31 studies and 17,882 patients[J]. JACC Cardiovasc Interv, 2017, 10(24): 2488-2498.

Caputo M, Chiastra C, Cianciolo C, et al. Simulation of oxygen transfer in stented arteries and correlation with in-stent restenosis[J]. Int J Numer Method Biomed Eng, 2013, 29(12): 1373-1387.

Chaabane C, Otsuka F, Virmani R, et al. Biological responses in stented arteries[J]. Cardiovasc Res, 2013, 99(2): 353-263.

Cheng J, Zhang L T. Simulation of vessel tissue remodeling with residual stress: an application to in-stent restenosis[J]. Int J Smart Nano Mat, 2019, 10: 11-27.

Chiastra C, Morlacchi S, Gallo D, et al. Computational fluid dynamic simulations of image-based stented coronary bifurcation models[J]. J R Soc Interface, 2013, 10(84): 20130193.

Curcio A, Torella D, Indolfi C. Mechanisms of smooth muscle cell proliferation and endothelial regeneration after vascular injury and stenting: approach to therapy[J]. Circ J, 2011, 75(6): 1287-1296.

Dangas G D, Claessen B E, Caixeta A, et al. In-stent restenosis in the drug-eluting stent era[J]. J Am Coll Cardiol,

2010, 56（23）: 1897-1907.

Darmoch F, Alraies M C, Al-Khadra Y, et al. Intravascular ultrasound imaging-guided versus coronary angiography-guided percutaneous coronary intervention: a systematic review and meta-analysis［J］. J Am Heart Assoc, 2020, 9（5）: e013678.

Escuer J, Martínez M A, McGinty S, et al. Mathematical modelling of the restenosis process after stent implantation［J］. J R Soc Interface, 2019, 16（157）: 20190313.

Fan J, Chen Y, Yan H, et al. Principles and applications of rabbit models for atherosclerosis research［J］. J Atheroscler Thromb, 2018, 25（3）: 213-220.

Fan J, Kitajima S, Watanabe T, et al. Rabbit models for the study of human atherosclerosis: from pathophysiological mechanisms to translational medicine［J］. Pharmacol Ther, 2015, 146: 104-119.

Fereidoonnezhad B, Naghdabadi R, Sohrabpour S, et al. A mechanogical model for damage-induced growth in arterial tissue with application to in-stent restenosis［J］. J Mech Phys Solid, 2017, 101: 311-327.

Gao X F, Wang Z M, Wang F, et al. Intravascular ultrasound guidance reduces cardiac death and coronary revascularization in patients undergoing drug-eluting stent implantation: results from a meta-analysis of 9 randomized trials and 4 724 patients［J］. Int J Cardiovasc Imaging, 2019, 35（2）: 239-247.

Garg S, Serruys P W. Coronary stents: current status［J］. J Am Coll Cardiol, 2010, 56（10 Suppl）: S1-42.

Gastaldi D, Morlacchi S, Nichetti R, et al. Modelling of the provisional side-branch stenting approach for the treatment of atherosclerotic coronary bifurcations: effects of stent positioning［J］. Biomech Model Mechan, 2010, 9（5）: 551-561.

Ge S, Xi Y, Du R, et al. Inhibition of in-stent restenosis after graphene oxide double-layer drug coating with good biocompatibility［J］. Regen Biomater, 2019, 6（5）: 299-309.

Gori T. Vascular wall reactions to coronary stents-clinical implications for stent failure［J］. Life（Basel）, 2021, 11（1）: 63.

He S, Liu W, Qu K, et al. Effects of different positions of intravascular stent implantation in stenosed vessels on in-stent restenosis: An experimental and numerical simulation study［J］. J Biomech, 2020, 113: 110089.

Hung O Y, Molony D, Corban M T, et al. Comprehensive assessment of coronary plaque progression with advanced intravascular imaging, physiological measures, and wall shear stress: a pilot double-blinded randomized controlled clinical trial of nebivolol versus atenolol in nonobstructive coronary artery disease［J］. J Am Heart Assoc, 2016, 5（1）: e002764.

Iqbal J, Chamberlain J, Francis S E, et al. Role of animal models in coronary stenting［J］. Ann Biomed Eng, 2016, 44（2）: 453-465.

Jang T S, Lee J H, Kim S, et al. Ta ion implanted nanoridge-platform for enhanced vascular responses［J］. Biomaterials, 2019, 223: 119461.

Jones D A, Rathod K S, Koganti S, et al. Angiography alone versus angiography plus optical coherence tomography to guide percutaneous coronary Intervention: outcomes from the pan-london PCI cohort [J]. JACC Cardiovasc Interv, 2018, 11 (14): 1313-1321.

Khosravi A, Akbari A, Bahreinizad H, et al. Optimizing through computational modeling to reduce dogboning of functionally graded coronary stent material [J]. J Mater Sci Mater Med, 2017, 28 (9): 142.

Koskinas K C, Chatzizisis Y S, Antoniadis A P, et al. Role of endothelial shear stress in stent restenosis and thrombosis: pathophysiologic mechanisms and implications for clinical translation [J]. J Am Coll Cardiol, 2012, 59 (15): 1337-1349.

Kurogi K, Ishii M, Yamamoto N, et al. Optical coherence tomography-guided percutaneous coronary intervention: a review of current clinical applications [J]. Cardiovasc Interv Ther, 2021, 36 (2): 169-177.

Li H, Liu T, Wang M, et al. Design optimization of stent and its dilatation balloon using kriging surrogate model [J]. Biomed Eng Online, 2017, 16 (1): 13.

Li X, Zhang W, Lin W, et al. Long-term efficacy of biodegradable metal-polymer composite stents after the first and the second implantations into porcine coronary arteries [J]. ACS Appl Mater Interfaces, 2020, 12 (13): 15703-15715.

Migliori S, Chiastra C, Bologna M, et al. A framework for computational fluid dynamic analyses of patient-specific stented coronary arteries from optical coherence tomography images [J]. Med Eng Phys, 2017, 47: 105-116.

Morlacchi S, Keller B, Arcangeli P, et al. Hemodynamics and in-stent restenosis: micro-CT images, histology, and computer simulations [J]. Ann Biomed Eng, 2011, 39 (10): 2615-2626.

Nakajima A, Araki M, Kurihara O, et al. Predictors for rapid progression of coronary calcification: an optical coherence tomography study [J]. J Am Heart Assoc, 2021, 10 (3): e019235.

Nicolais C, Lakhter V, Virk H U H, et al. Therapeutic options for in-stent restenosis [J]. Curr Cardiol Rep, 2018, 20 (2): 7.

Olinic D M, Spinu M, Homorodean C, et al. Real-life benefit of OCT imaging for optimizing PCI indications, strategy, and results [J]. J Clin Med, 2019, 8 (4): 437.

Opolski M P, Schumacher S P, Verouden N J W, et al. On-site computed tomography versus angiography alone to guide coronary stent implantation: a prospective randomized study [J]. J Invasive Cardiol, 2020, 32 (11): E268-276.

Prati F, Romagnoli E, Burzotta F, et al. Clinical impact of OCT findings during PCI: the CLI-OPCI II study [J]. JACC Cardiovasc Imaging, 2015, 8 (11): 1297-1305.

Rykowska I, Nowak I, Nowak R. Drug-eluting stents and balloons-materials, structure designs, and coating techniques: a review [J]. Molecules, 2020, 25 (20): 4624.

Samady H, Eshtehardi P, McDaniel M C, et al. Coronary artery wall shear stress is associated with progression and transformation of atherosclerotic plaque and arterial remodeling in patients with coronary artery disease [J]. Circulation, 2011, 124 (7): 779-788.

Shishido K, Antoniadis A P, Takahashi S, et al. Effects of low endothelial shear stress after stent implantation on subsequent neointimal hyperplasia and clinical outcomes in humans［J］. J Am Heart Assoc, 2016, 5（9）: e002949.

Stefanini G G, Taniwaki M, Windecker S. Coronary stents: novel developments［J］. Heart. 2014, 100（13）: 1051-1061.

Suna G, Wojakowski W, Lynch M, et al. Extracellular matrix proteomics reveals interplay of aggrecan and aggrecanases in vascular remodeling of stented coronary arteries［J］. Circulation, 2018, 137（2）: 166-183.

Sun C K, Shao P L, Wang C J, et al. Study of vascular injuries using endothelial denudation model and the therapeutic application of shock wave: a review［J］. Am J Transl Res, 2011, 3（3）: 259-268.

Tearney G J, Regar E, Akasaka T, et al. Consensus standards for acquisition, measurement, and reporting of intravascular optical coherence tomography studies: a report from the international working group for intravascular optical coherence tomography standardization and validation［J］. J Am Coll Cardiol, 2012, 59（12）: 1058-1072.

Thondapu V, Tenekecioglu E, Poon E K W, et al. Endothelial shear stress 5 years after implantation of a coronary bioresorbable scaffold［J］. Eur Heart J, 2018, 39（18）: 1602-1609.

Tonino P A, Bruyne B, Pijls N H, et al. Fractional flow reserve versus angiography for guiding percutaneous coronary intervention［J］. N Engl J Med, 2009, 360（3）: 213-224.

Ullrich H, Münzel T, Gori T. Coronary stent thrombosis-predictors and prevention［J］. Dtsch Arztebl Int, 2020, 117（18）: 320-326.

Wang J, Jin X, Huang Y, et al. Endovascular stent-induced alterations in host artery mechanical environments and their roles in stent restenosis and late thrombosis［J］. Regen Biomater, 2018, 5（3）: 177-187.

Wei L, Leo H L, Chen Q, et al. Structural and hemodynamic analyses of different stent structures in curved and stenotic coronary artery［J］. Front Bioeng Biotechnol, 2019, 7: 366.

Wiesent L, Schultheiß U, Schmid C, et al. Experimentally validated simulation of coronary stents considering different dogboning ratios and asymmetric stent positioning［J］. PLoS One, 2019, 14（10）: e0224026.

World health statistics 2020: monitoring health for the SDGs, sustainable development goals. Geneva: World Health Organization, 2020. Licence: CC BY-NC-SA 3.0 IGO.

Wu W, Wang W Q, Yang D Z, et al. Stent expansion in curved vessel and their interactions: a finite element analysis［J］. J Biomech, 2007, 40（11）: 2580-2585.

Yang H, Wang C, Liu C, et al. Evolution of the degradation mechanism of pure zinc stent in the one-year study of rabbit abdominal aorta model［J］. Biomaterials, 2017, 145: 92-105.

Yang X, Yang Y, Guo J, et al. Targeting the epigenome in in-stent restenosis: from mechanisms to therapy［J］. Mol Ther Nucleic Acids, 2021, 23: 1136-1160.

Yelamanchili V S, Hajouli S. Coronary Artery Stents. 2020. In: StatPearls［M］. Treasure Island（FL）: StatPearls Publishing, 2021.

Zhao Y, Du R, Zhou T, et al. Arsenic trioxide-coated stent is an endothelium-friendly drug eluting stent［J］. Adv Healthc Mater, 2018, 7（15）: e1800207.

Zhou T, Zheng Y, Sun L, et al. Microvascular endothelial cells engulf myelin debris and promote macrophage recruitment and fibrosis after neural injury［J］. Nat Neurosci, 2019, 22（3）: 421-435.

Zhou Y, Tong J, Li X, et al. Numerical simulation of haemodynamics of the descending aorta in the non-diabetic and diabetic rabbits［J］. J Biomech, 2019, 91: 140-150.

Zun P S, Narracott A J, Chiastra C, et al. Location-specific comparison between a 3D in-stent restenosis model and micro-CT and histology data from porcine in vivo experiments［J］. Cardiovasc Eng Technol, 2019, 10（4）: 568-582.

第8章　药物调控细胞活力抑制血管再狭窄的力学生物学机制

AS 是世界范围内发病率和死亡率均居前列的临床常见病之一，是不稳定心绞痛、心肌梗死及中风等多种心血管疾病发生和发展的病理学基础，其严重危害人类健康。VSMCs 表型改变是 AS 发病的关键环节，抑制 VSMCs 向合成表型转化可以有效改善其发展病程。三氧化二砷（arsenic trioxide, ATO）是中药砒霜的主要活性成分，具有广谱的抗肿瘤作用。ATO 治疗急性早幼粒细胞白血病（acute promyelocytic leukemia, APL）的高缓解率奠定了其药理学地位，目前已逐渐被用来防治 VSMCs 的"良性肿瘤"——VSMCs 的过度增殖。然而，ATO 在 VSMCs 表型转化中的作用机制方面鲜有报道。本章主要通过构建体内 AS 病变、体外 VSMCs 表型等动物和细胞模型，利用细胞骨架调节剂、YAP 的抑制剂等手段，以细胞力学性质为考察重点，深入研究 F-actin 和 YAP 参与 ATO 调节 VSMCs 表型及 AS 的逆转机制。结果发现：ATO 可通过 F-actin/YAP 途径调节 VSCMs 的表型转化，进而实现弹性模量、迁移力和收缩力等力学性质与生物学调节机制的有机统一。研究结果对深入了解了 ATO 的药理学基础、完善了 VSMCs 表型调节机制并为 AS 的逆转提供新的用药基础。

8.1　ATO 是一种内皮友好型的抗支架内再狭窄药物

心血管疾病是当前全球发病率和死亡率最高的一类疾病。目前，DES 是治疗狭窄性心血管疾病的主要手段，可大大降低支架内再狭窄的发生。然而，DES 所携带的药物（雷帕霉素、紫杉醇等）在发挥上述功能的同时也在一定程度上抑制支架植入损伤部位的再内皮化，从而造成支架内血栓及晚期血栓等灾难性后果。DES 引发血栓形成涉及多种机制，其中最重要的原因就是血管内皮化延迟。因此，研发"内皮友好型"的 DES—抑制支架内再狭窄的同时促进血管内皮修复，将成为解决该问题的有效策略之一。

对于雷帕霉素和紫杉醇等有不良作用的支架用药而言，ATO 的潜在应用不容忽视。ATO 是中药砒霜的主要成分，我国将其应用于药剂长达 2 400 年，目前其已被认定为 APL 标准的治疗用药。除此之外，ATO 在治疗胃癌及子宫颈癌等恶性肿瘤上也有确切疗效。VSMCs 的过度增生与肿瘤细胞增生有相似的分子生物学机制。研究人员通过这些成功治疗肿瘤细胞过度增生的经验及该药明确的抑制细胞增殖的作用，想到用 ATO 来治疗 VSMCs 的过度增殖—VSMCs 的"良性肿瘤"。

利用 ATO 的高效性和低水溶性的特点，复旦大学附属中山医院葛均波院士团队及美中双和医疗器械有限公司合作自主研发了 ATO 药物洗脱支架（arsenic trioxide-eluting stents, AES），体外细胞、动物实验和临床观察均证实了其安全性和有效性（图 8-1）。临床评估显示：该型支架兼具显著抑制支架内再狭窄与有效降低晚期血栓形成的功能，但其作用机制尚未明确。支架内晚期血栓形成在很大程度上与内皮的修复水平相关，因此，AES 很可能具有促进支架植入处血管再内皮化的作用。由此，可以提出"ATO 或许是一种内皮友好型的抗再狭窄药物"的猜想。

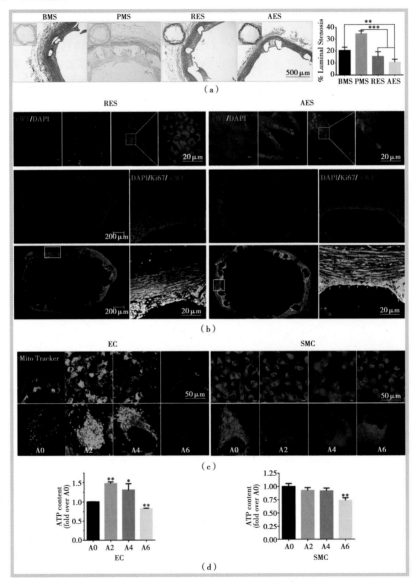

图 8-1　ATO 药物洗脱支架为内皮友好型血管支架。 A0、A2、A4 和 A6 分别表示 ATO 的 浓 度 为 2、4、6 和 8 µmol/L。［引 自：Zhao Y, et al. Arsenic trioxide-coated stent is an endothelium-friendly drug eluting stent［J］. Adv Healthc Mater, 2018, 7（15）：e1800207.］

Figure 8-1　ATO drug-eluting stent is an endothelium-friendly drug eluting stent. A0, A2, A4, and A6 represent ATO concentrations of 2, 4, 6, and 8 µmol/L, respectively. ［Adapted from: Zhao Y, et al. Arsenic trioxide-coated stent is an endothelium-friendly drug eluting stent［J］. Adv Healthc Mater, 2018, 7（15）：e1800207.］

为了验证上述论点，将 AES 与 BMS、PMS、雷帕霉素药物洗脱支架（rapamycin-eluting stents, RES）等具有代表性的各类主流支架植入新西兰大白兔体内并进行对比分析，从而研究 AES 支架的安全性及有效性。病理切片染色实验结果表明：AES 支架能明显抑制支架内再狭窄的发生，并且其性能甚至优于常用药物洗脱支架 –RES 支架。利用 ECs 表面特异性标记物 –vWF 及标记细胞核增殖的 Ki67 对植入颈动脉 1 周的 RES 和 AES（连带血管）纵向切开进行 en face 染色。结果表明：相比 RES，AES 可以显著促进支架处血管再内皮化进程。进一步机制研究揭示：ATO 可能是通过增强线粒体的结构完整性并促进 ATP 的产生进而发挥其内皮友好作用。总之证实了 ATO 是一种内皮友好型的抗支架内再狭窄药物，并筛选出了 ATO 对 ECs 和 VSMCs 差异影响浓度（2 ~ 6 μmol/L），为本章节进一步深入探究 ATO 抑制支架内再狭窄的机制提供坚实的基础。

8.2　ATO 抑制 VSMCs 增殖，并在其表型转化过程初显作用

临床上，再狭窄的发生在动脉粥样硬化斑块介入术中起着"消音器"的作用，对预后有不良影响。VSMCs 通过收缩和放松调节血液流向靶标组织，在再狭窄过程中表现出非凡的表型可塑性，被认为是再狭窄治疗的重要目标。

VSMCs 是无横纹且受自主神经支配的不随意肌，有收缩性能，主要分布于血管、气管、虹膜、膀胱和消化道等壁内。VSMCs 对于血管的功能至关重要，主要是通过收缩和放松来维持血压。VSMCs 在维持和重建血管 ECM 方面也起着非常重要的作用。与其他肌细胞不同，VSMCs 并非是终末端分化细胞，具有表型可塑性。在病理因素诱导下，VSMCs 可由收缩型（分化型）向合成型（去分化型）进行转化，其特征在于增殖、迁移与细胞外基质蛋白合成能力增强以及平滑肌细胞收缩表型基因 / 蛋白表达水平下降。从形态学进行分类，人们又将 VSMCs 分为从正常动脉中膜获得的梭形 VSMCs 和从动脉内皮损伤后的增生内膜中获得的上皮形 VSMCs 两种亚群。前者按照典型的高山 - 峡谷模式生长，而后者按单层方式生长。上皮形 VSMCs 在动脉内膜增生中可能起着重要作用。

近期，张力团队在研究血管损伤后内膜异常增生的形成机制中发现：异位病毒整合位点 1（ecotropic viral integration site 1, EVI1）能直接引起 VSMCs 的表型改变；另有研究表明，EVI1 是 ATO 的特异性下游靶点，这暗示着 ATO 具有诱导 VSMCs 表型分化的作用，然而却鲜少见到 ATO 调节 VSMCs 表型转化的直接证据。课题组在 AES 抑制支架内再狭窄形成的机制研究过程中发现：新生内膜处 VSMCs 在 ATO 的作用下较早地完成了向成熟 VSMC 的纺锤形表型改变，加速了血管损伤修复速度。体外细胞实验进一步筛选出合适浓度的 ATO 可以促进平滑肌细胞由去分化的合成型向分化成熟的收缩型转化，主要表现在收缩表型特异性标志物 α -SMA（alpha-smooth muscle actin）和 SM22 α（smooth muscle 22 alpha）的高表达，细胞纵横比变长，呈纺锤形等。

8.2.1 体内 ATO 促进 VSMCs 从合成型向收缩型转化

不同种类血管支架（BMS、PMS、AES）植入新西兰大白兔颈动脉 1 个月和 3 个月后，对支架处血管的平滑肌表型因子（α-SMA）进行 HE 染色及免疫荧光染色（绿色），如图 8-2 所示。通过荧光强度评估其表达量；统计分析新生内膜处 VSMCs 的纵横比以表征其细胞的形状。结果发现 ATO 药物洗脱支架可以明显促进 α-SMA 的表达，并使 VSMCs 较早地完成了向成熟 VSMCs 的纺锤形表型改变。

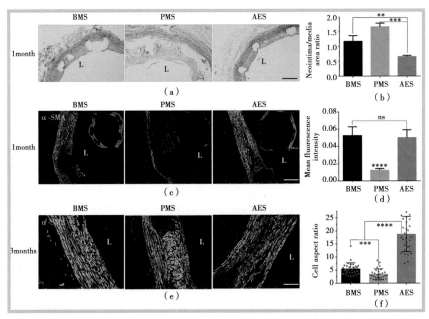

图 8-2　AES 在体内抑制支架内再狭窄及诱导新内膜处平滑肌细胞的表型分化。（a）支架植入血管 1 个月时的 HE 染色。（b）支架植入血管 1 个月时内膜增生统计图（n=3）。（c）支架植入 1 个月时行 α-SMA 的免疫荧光染色（绿色）。（d）荧光强度统计图（n=6）。（e）支架植入 3 个月时行 α-SMA 的免疫荧光染色（绿色）。（f）细胞纵横比统计图（n=30）。"L"代表血管腔；BMS：裸金属支架；PMS：聚合物涂层金属支架；AES：ATO 药物洗脱支架；标尺长度分别为 200 μm（a）、100 μm（c）和 50 μm（e）；"ns"表示无显著性差异，p 值 <0.01（**），0.001（***），<0.000 1（****）。[引自：Zhao Y, et al. A novel mechanism of inhibiting in-stent restenosis with arsenic trioxide drug-eluting stent: enhancing contractile phenotype of vascular smooth muscle cells via YAP pathway [J]. Bioact Mater, 2021, 6（2）: 375-385.]

Figure 8-2　In vivo, AES inhibits in-stent restenosis and induces differentiation of smooth muscle cells in neointima. (a) Hematoxylin and eosin (HE) staining of vascular after stent implantation for 1 month, scar bar = 200 μm. (b) The statistical results of neointima/media area ratio for HE staining after stent implantation for 1 month, n=3. (c) Immunofluorescent staining with α-SMA (green) after stent implantation for 1 mo, scar bar = 100 μm. (d) The statistical results of mean fluorescence intensity of α-SMA after stent implantation for 1 mo in neointima, n=6. (e) Immunofluorescent staining with α-SMA (green) after stent implantation for and 3 months, scar bar = 50 μm. (f) The statistical results of cell aspect ratio (cell long/short axis ratio) of VSMCs after stent implantation for 3 months in neointima, n=30. "L" for the lumen. BMS (bare metal stent), PMS (polymer coating-metal stent), and AES (arsenic trioxide-drug eluting stent); "ns" means no significance, and p values<0.01 (**),<0.001 (***) and<0.000 1 (****). [Adapted from: Zhao Y, et al. A novel mechanism of inhibiting in-stent restenosis with arsenic trioxide drug-eluting stent: enhancing contractile phenotype of vascular smooth muscle cells via YAP pathway [J]. Bioact Mater, 2021, 6（2）: 375-385.]

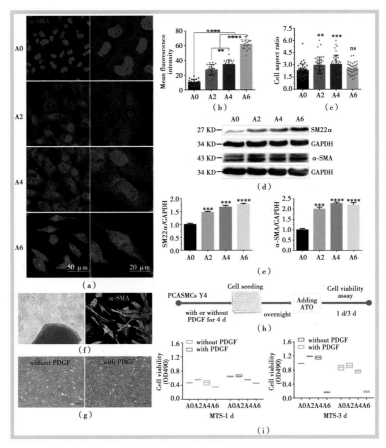

图 8-3　在体外，三氧化二砷诱导表型调节，并抑制合成型 VSMC 的细胞活力。（a）为 A7r5 血管平滑肌细胞行 α-SMA 免疫荧光染色图。（b）为图（a）中免疫荧光强度统计图。（c）为 ATO 处理 A7r5 后细胞的纵横比统计图。（d）和（e）分别为蛋白免疫印迹及蛋白表达量统计图。（f）为猪原代冠状动脉平滑肌细胞（PCASMCs）的提取及鉴定。（g）为 PCASMCs 在有无 PDGF 刺激下细胞的增殖特性。（h）和（i）分别为收缩型 PCASMCs 及合成型 PCASMCs 的诱导示意图及细胞活力测定。其中，A0、A2、A4 和 A6 代表 ATO 的浓度分别为 0、2、4 和 6 μmol/L。"ns"表示无显著性差异，P 值 <0.01（**），0.001（***），<0.000 1（****）。[引自：Zhao Y, et al. A novel mechanism of inhibiting in-stent restenosis with arsenic trioxide drug-eluting stent: enhancing contractile phenotype of vascular smooth muscle cells via YAP pathway [J] . Bioact Mater, 2021, 6（2）: 375-385.]

Figure 8-3　In vitro, arsenic trioxide induces phenotype modulation, and inhibits cell viability of synthetic phenotype VSMCs. （a）α-SMA immunostaining of A7r5 with or without ATO treating for 1 d. （b）The statistical results of mean fluorescence intensity of α-SMA in（a）. （c）The statistical results of cell aspect ratio（cell long/short axis ratio）of A7r5 with or without ATO treating for 1 d.（d）and（e）, Protein levels of SM22α and α-SMA were determined by WB after ATO treating for 1 d. （f）The extraction and identification of primary porcine coronary artery smooth muscle cells（PCASMCs）, scar bar =100 μm. （g）The proliferation profile of PCASMCs, scar bar =100 μm. （h）The schematic diagram for the phenotype induction of PCASMCs. （i）The viability of contractile- and synthetic- phenotype PCASMCs on different concentration of ATO for 1 and 3 d. A0, A2, A4 and A6 represent 0, 2, 4 and 6 μmol/L of ATO, respectively. "ns" means no significance, p values<0.01（**）,<0.001（***）and<0.000 1（****）. [Adapted from: Zhao Y, et al. A novel mechanism of inhibiting in-stent restenosis with arsenic trioxide drug-eluting stent: enhancing contractile phenotype of vascular smooth muscle cells via YAP pathway [J] . Bioact Mater, 2021, 6（2）: 375-385.]

8.2.2 ATO 促进 VSMCs 从合成型向收缩型转化的细胞实验

选择合成型大鼠平滑肌细胞系 A7r5 为研究对象。细胞经过 ATO 处理后,平滑肌收缩表型蛋白的免疫荧光染色和蛋白免疫印迹的实验结果均表明:ATO 可以提高 A7r5 收缩型标记蛋白的表达。

然后,利用提取的猪原代冠状动脉平滑肌细胞(PCASMCs)进行上述实验。利用原代 PCASMCs(3—5 代)作为研究对象,将 PDGF(20 ng/mL)处理 4 天的 PCASMCs 在高血清条件下培养,得到具有高增殖能力的合成型 PCASMCs;而未经 PDGF 处理的 PCASMCs,在低血清条件下培养,视为具有低增殖能力的收缩型。由图 8-3 可以看出,同来源同浓度的 PCASMCs 在上述 2 种不同的条件下培养,其细胞增殖速度有差异。除此之外,利用 MTS 方法对合成型及收缩型 PCASMCs 进行活力测定,发现收缩型(没有 PDGF 处理组)和合成型(有 PDGF 处理组)对 ATO 的响应浓度及方式有差异,收缩型 PCASMCs 对 ATO 耐受性高于合成型的,即 ATO 更倾向于抑制合成型 PCASMCs 的增殖。并且我们筛选出低浓度 ATO(2 和 4 μmol/L)对合成型及收缩型 PCASMC 的活力具有差异性的影响作用。

8.3 F-actin 增强 VSMCs 收缩形态并增加细胞弹性模量

细胞自身机械力学特性(生物物理特性)与细胞骨架动态重排密切相关,影响着细胞形态、黏附、迁移、分化等功能行为。其中,F-actin 可以产生与细胞形态变化和细胞弹性模量有关的力。VSMCs 表型转化过程中,其细胞形态和细胞骨架系统会发生改变。一般而言,合成型 VSMCs 细胞呈扁平状,肌丝含量少,F-actin 呈短小的束状;而收缩型 VSMCs 细胞形态呈纺锤形或长梭形,肌丝丰富,F-actin 纵向平行排列,形成整齐的应力纤维。

最新研究发现肌动蛋白细胞骨架结构调节细胞死亡和肿瘤发生等,成为一种非常有吸引力的治疗靶点。对于 ATO 而言,富含半胱氨酸和巯基基团的蛋白质是其主要的作用对象。其中,细胞骨架因由很多具有高含量巯基的蛋白质组成而成为 ATO 在细胞内的靶点,例如细胞骨架重构参与了 ATO 诱导 p53 缺失的中国仓鼠卵巢细胞系(CHO AA8)的细胞凋亡过程。但 ATO 与 VSMCs 细胞骨架重构及表型调节有何种联系,尚未见文献报道。选择合成型大鼠平滑肌细胞系 A7r5 为研究对象,将细胞经过 ATO 处理后,研究 F-actin 细胞骨架聚集、细胞大小和弹性模量变化等。结果显示,ATO(2 和 4 μmol/L)在诱导 VSMCs 由合成型向收缩型转化过程中,其细胞形态逐渐向梭形改变,细胞骨架纹理更为清晰,F-actin 形成密集而整齐的应力纤维束,细胞弹性模量增强。但 6 μmol/L ATO 处理组其细胞皱缩,肌动蛋白丝荧光强度和杨氏模量均有降低。由上,可以认为 ATO 促进骨架肌动蛋白聚集和收缩表型蛋白表达的同时,增加了 VSMCs 的弹性模量(图 8-4)。

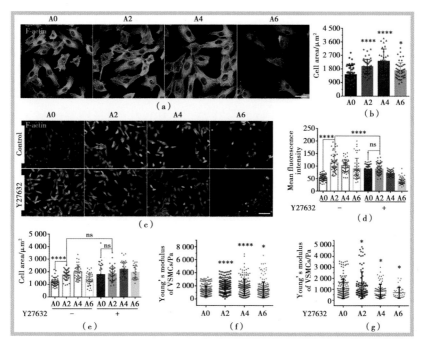

图 8-4 ATO 体外诱导 VSMC 肌动蛋白细胞骨架组织和力学特性的变化。（a）细胞骨架 F-actin 免疫荧光染色，标尺长度为 50 μm。（b）细胞大小统计图。（c）Y27632（ROCK 抑制剂）处理 4 h 后的细胞骨架 F-actin 免疫荧光染色，标尺长度为 200 μm。（d）和（e）分别是对图 c 的荧光强度及细胞大小的统计图。（f）和（g）为原子力显微镜测定 VSMCs 的弹性模量统计图。其中，A0、A2、A4 和 A6 代表 ATO 的浓度分别为 0、2、4 和 6 μmol/L。p 值 <0.05（*）、<0.000 1（****）。［引自：Zhao Y, et al. A novel mechanism of inhibiting in-stent restenosis with arsenic trioxide drug-eluting stent: enhancing contractile phenotype of vascular smooth muscle cells via YAP pathway［J］. Bioact Mater. 2021, 6（2）: 375-385.］

Figure 8-4 ATO induces actin cytoskeleton organization and mechanical changes in VSMCs in vitro.（a）Immunostaining for cytoskeleton F-actin of A7r5 with or without ATO treating for 1 d, scar bar=50 μm.（b）The statistical analysis of cell area.（c）Immunostaining for F-actin of A7r5 with or without Y27632 treating for 4 h, then treating ATO for 1 d, scar bar=200 μm. The statistical analysis of fluorescence intensity（d）and cell area（e）.（f）Young's modulus determined by atomic force microscope for A7r5 treating ATO for 1 d.（g）Young's modulus determined by atomic force microscope for A7r5 with Y27632 treating for 4 h, then treating ATO for 1 d. A0, A2, A4 and A6 represent 0, 2, 4 and 6 μmol/L of ATO respectively; "ns" means no significance, p values<0.05（*）and<0.000 1（****）.［Adapted from: Zhao Y, et al. A novel mechanism of inhibiting in-stent restenosis with arsenic trioxide drug-eluting stent: enhancing contractile phenotype of vascular smooth muscle cells via YAP pathway［J］. Bioact Mater, 2021, 6（2）: 375-385.］

8.4 Hippo-YAP 通路介导 ATO 调节 VSMCs 表型转化

Yes 激酶相关蛋白（Yes-associated protein, YAP）在体内广泛存在，是典型 Hippo 信号级联反应（图 8-5）的核心下游效应因子，能够调控器官大小、维持干细胞自我更新、调节细胞表型、诱导上皮间质转化、促进细胞增殖以及促进肿瘤发展等。YAP 和具有 PDZ 结合域的转录辅助激活蛋白（transcriptional coactivator with PDZ-binding motif, TAZ）在哺乳动物中是同源染色体。磷酸化的 YAP/TAZ 或与细胞质中 14-3-3 蛋白结合滞留于胞浆中，抑制 YAP 的活性，导致促增殖和抗凋亡作用受抑制，从而促进细胞凋亡；或继续被 CK1δ/ε 磷酸化，募集 E3 泛素连接酶使 YAP 因泛素化而降解。当 YAP 和 TAZ 去磷酸后就可进入细胞核与 SMAD（mothers against decapentaplegic protein）家族成员、ErB4、Runt 相关转录因子（Runt-related transcription factor, RUNX2）、P73、P53BP-2、转录增强区域（transcriptional enhancer domain, TEAD）家族等转录因子相结合，诱导如结缔组织生长因子（connective tissue growth factor, CTGF）和半胱氨酸丰富血管生成诱导因子（Cyr61）等靶基因表达，促进细胞增殖和生存。Hippo 途径可以被细胞密度或机械信号激活，从而使 YAP/TAZ 发生磷酸化而失活和泛素化后被降解。反之，Hippo 信号的降低导致 YAP 和 TAZ 激活并进入细胞核，诱导相关基因表达，从而促进细胞存活和增殖。YAP 转位入核是该通路激活的核心过程，研究发现细胞极性以及机械力学如细胞外基质硬度、膜拉伸、剪应力与低渗透冲击等因素都可以调控该通路活性。

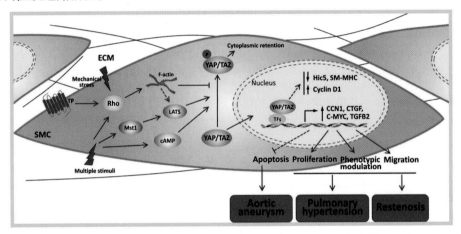

图 8-5　平滑肌细胞中 Hippo 通路调控图。 外界刺激如机械应力、胞外基质硬度和 TP 受体等通过调节 Rho GTP 酶的活性或肌动蛋白细胞骨架的重塑来调节 YAP/TAZ 的核定位。YAP/TAZ 能够调节平滑肌细胞的增殖、表型、迁移和凋亡等相关基因表达。［引自：赵银瓶.三氧化二砷促血管内皮化和抑制支架内再狭窄的生物学机制［D］.重庆：重庆大学, 2018.］

Figure 8-5　Regulation of the Hippo pathway in smooth muscle cells. Several stimuli, such as mechanical stress, ECM stiffness and TP receptors regulate the nuclear translocation of YAP/TAZ by modulating the activity of Rho GTPases or remodelling the actin cytoskeleton. The target genes of proliferation, phenotypic modulation, migration and apoptosis in smooth muscle cells are regulated by YAP/TAZ. ［Adapted from: Zhao Y. Biological Mechanism of Arsenic Trioxide for Promoting Vascular Endothelialization and Inhibiting In-stent Restenosis [D]. Chongqing: Chongqing University, 2018.］

　　近期研究证明 Hippo/YAP 信号参与啮齿类动物模型再狭窄的发展过程，但调节机制复杂。MST1 能够使 YAP/TAZ 蛋白磷酸化并抑制其活性，但 MST1 在大鼠颈动脉损伤处却被诱导激活；然而在大鼠颈动脉球囊损伤 14 天后，过表达 MST1 又能抑制新生内膜的形成，此为矛盾一。如果按上述假设推论，MST1 的激活可以抑制 YAP/TAZ 的活性，但在大鼠颈动脉球囊损伤模型以及体外培养的增殖型 SMCs 中，YAP 的表达却也大大增加，此为矛盾二。

而 YAP 表达及活性增强介导调节 SMCs 表型向合成型转变，促进新生内膜的形成。YAP 和 MST1 水平在新生内膜处的 SMCs 中同时增加，表明 YAP 及 MST1 调节新生内膜的作用机制尚不明确且错综复杂。但明确的是，激活 Hippo 或抑制 YAP 活性将是降低新生内膜形成的一种潜在的治疗方法。

8.4.1　转录组测序预测 Hippo/YAP 可能参与 ATO 调节 VSMCs 的表型

Hippo/YAP 途径在已知的诸多调节 VSMCs 表型开关相关因子等信号通路中有重要作用。近期研究报道，PI3Kγ 可通过 3′5′- 环腺苷酸（cyclic adenosine monophosphate, cAMP）反应元件结合蛋白 CREB/YAP 来调控 VSMCs 表型转化和新生内膜形成。其中，cAMP 又可以通过诱导细胞骨架重构促使 YAP 出核、活性降低等从而抑制 VSMCs 相关促分裂基因的表达。

本课题组提取原代猪冠状动脉平滑肌细胞（PCASMCs），利用第 3 代 PCASMCs 作为研究对象进行 RNA 转录组测序。未做处理的为收缩型平滑肌细胞（SS），经 PDGF（10 ng/mL）处理后的为合成型平滑肌细胞（SH）。用 ATO（2 μM）分别处理合成型和收缩型 VSMCs 8 h 后，收集总 RNA 样本，送交公司行转录组测序分析（图 8-6（a））。使用维恩图分析两种类型平滑肌细胞受到 ATO 刺激后的差异基因，其结果表明，除 2 916 个基因属于相同的变化基因外，还有 4 837 个基因是两种表型 SMCs 对 ATO 响应的差异基因（图 8-6（b））。利用基因本体论（Gene Ontology, GO）富集分析，发现 ATO 处理后，收缩型和合成型 PCASMCs 在细胞代谢、细胞周期等细胞过程的基因具有显著差异（图 8-6（c））。

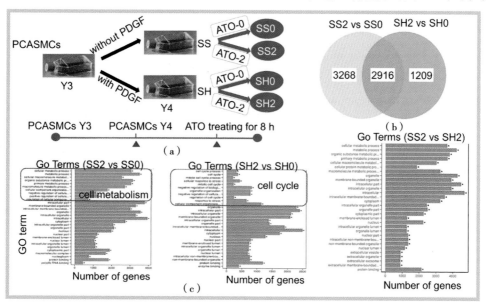

SH2 vs SH0	Up				Down		
Pathway	Apoptosis	Hippo signaling	Actin cytoskeleton	Vascular contraction	Cell cycle	DNA replication	TCA cycle
Gene#	18	22	30	18	55	27	13
P value	0.054	0.17	0.18	0.23	6.95E-9	2.76E-7	0.02

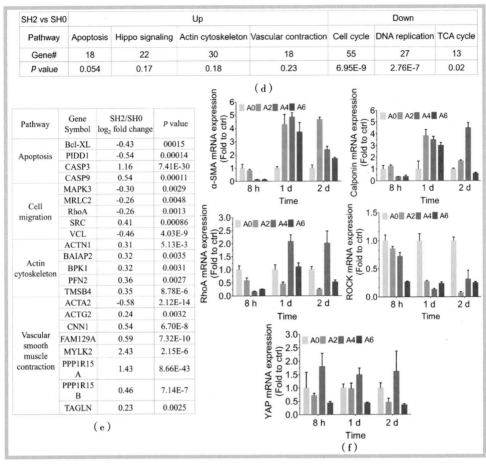

Pathway	Gene Symbol	SH2/SH0 $\log_2$ fold change	P value
Apoptosis	Bcl-XL	-0.43	00015
	PIDD1	-0.54	0.00014
	CASP3	1.16	7.41E-30
	CASP9	0.54	0.00011
Cell migration	MAPK3	-0.30	0.0029
	MRLC2	-0.26	0.0048
	RhoA	-0.26	0.0013
	SRC	0.41	0.00086
	VCL	-0.46	4.03E-9
Actin cytoskeleton	ACTN1	0.31	5.13E-3
	BAIAP2	0.32	0.0035
	BPK1	0.32	0.0031
	PFN2	0.36	0.0027
	TMSB4	0.35	8.78E-6
Vascular smooth muscle contraction	ACTA2	-0.58	2.12E-14
	ACTG2	0.24	0.0032
	CNN1	0.54	6.70E-8
	FAM129A	0.59	7.32E-10
	MYLK2	2.43	2.15E-6
	PPP1R15A	1.43	8.66E-43
	PPP1R15B	0.46	7.14E-7
	TAGLN	0.23	0.0025

（e）

图 8-6　转录组测序分析及 qPCR 实验（对有或没有 ATO 处理 8 小时的收缩型和合成型平滑肌细胞进行 RNA 基因组测序分析，并对基因和信号进行 qPCR 验证）。（a）PCASMCs 的表型诱导和 ATO 处理的示意图。（b）维恩图。（c）基因本体论（GO）富集分析。（d）和（e）分别为 ATO 处理后的相关细胞过程（d）和主要表达基因（e）的变化统计表。（f）利用 qPCR 检测 A7r5 细胞中 α-SMA、Calponin、RhoA、ROCK 及 YAP 的表达情况。SS0：未经 ATO 处理的收缩型 PCASMCs；SS2：收缩型 PCASMCs 经 2 μmol/L ATO 处理 8 h；SH0：未经 ATO 处理的合成型 PCASMCs；SH2：合成型 PCASMCs 经 2 μmol/L ATO 处理 8 h。[引自：Zhao Y, et al. A novel mechanism of inhibiting in-stent restenosis with arsenic trioxide drug-eluting stent: enhancing contractile phenotype of vascular smooth muscle cells via YAP pathway [J]. Bioact Mater, 2021, 6（2）: 375-385.]

Figure 8-6　Transcriptome sequencing analysis and qPCR experiments（RNA genome sequencing analysis of contractile and synthetic PCASMCs with or without ATO treating for 8 h, and qPCR validation of genes and signals）.（a）The schematic diagram for the phenotype induction and ATO treating of PCSMCs.（b）Venn diagram.（c）Gene Ontology（GO）enrichment analysis.（d）and（e）are the statistical tables of changes in ATO treatment, related cell processes（d）and main gene expression（e）of synthetic PCASMCs（SH2 vs SH0）.（f）qPCR of α-SMA, Calponin, RhoA, ROCK and YAP for A7r5. SS0: contractile PCASMCs without ATO treatment; SS2: contractile PCASMCs treated with 2 μmol/L ATO for 8 h; SH0: synthetic PCASMCs without ATO treatment; and SH2: synthetic PCASMCs treated with 2 μmol/L ATO for 8 h. A0, A2, A4 and A6 represent 0, 2, 4 and 6 μmol/L of ATO, respectively. [Adapted from: Zhao Y, et al. A novel mechanism of inhibiting in-stent restenosis with arsenic trioxide drug-eluting stent: enhancing contractile phenotype of vascular smooth muscle cells via YAP pathway [J]. Bioact Mater, 2021, 6（2）: 375-385.]

随后，我们以合成型 PCASMCs 为研究对象，进一步将 ATO 处理前后，SH0 和 SH2 具有差异表达的细胞过程进行分析，发现 ATO 对合成型 PCASMCs 中细胞凋亡、Hippo 信号、肌动蛋白细胞骨架和血管收缩等细胞过程有上调作用；而对细胞周期、DNA 复制和 TCA 循环等细胞过程有下调影响（图 8-6（d））。相比 SH0 来说，SH2 组中的凋亡相关基因、肌动蛋白骨架相关基因、血管平滑肌收缩相关基因等多数表达上调，但细胞迁移相关基因却有表达下调趋势。换言之，ATO 处理可促进合成型 PCASMCs 的细胞凋亡、抑制细胞迁移；另外，促进部分肌动蛋白骨架基因和平滑肌细胞收缩表型基因的表达。正反两方面均暗示：ATO 可以诱导 PCASMCs 由合成型向收缩型的转化。

由 RNA 测序得出：两种表型的 VSMCs 在 ATO 处理后基因表达有显著差异；且 ATO 可以上调合成型 VSMCs 中的 Hippo 信号、促进肌动蛋白细胞骨架聚集和诱导血管收缩等与 YAP 信号密切相关的细胞过程。然后利用 A7r5 平滑肌细胞进行了 qPCR 实验，检测与细胞收缩、细胞骨架及 Hippo 信号通路相关基因（α-SMA、Calponin、RhoA、ROCK 和 YAP）的表达情况，数据证实了 RNA 测序的预测结果。

8.4.2 YAP 介导 ATO 调节 VSMC 的表型转化

体外利用不同浓度的 ATO（0、2、4 和 6 μmol/L）处理 A7r5 大鼠平滑肌细胞 24 h 后，进行 YAP 免疫荧光染色。图 8-7（a）的结果表明：随着药物浓度的增加，YAP 总量以及进入细胞核的 YAP 量逐渐减少。同样，体内实验（支架植入 1 周）进一步证实：ATO（AES 组：ATO 药物洗脱支架）在抑制 VSMC 增生时减少了 YAP 的入核反应（图 8-7（b））。WB 分析结果可知（图 8-7（c）），ATO 抑制 YAP 表达时促进了收缩表型因子 SM22α 的表达，其合成表型因子骨桥蛋白（osteopontin, OPN）的表达随之降低。结果表明：ATO 在调节细胞表型向收缩型转化的过程中，YAP 进入细胞核的量以及蛋白表达量有所降低。从而暗示：Hippo/YAP 信号通路很可能响应了细胞的机械力学改变并介导 ATO 诱导 VSMCs 由合成型向收缩型的转化。

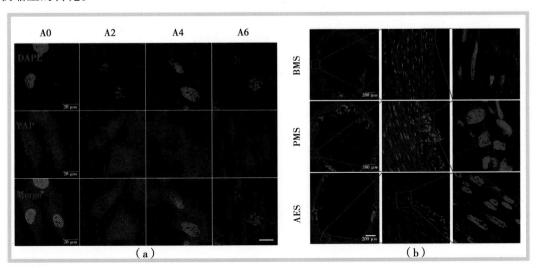

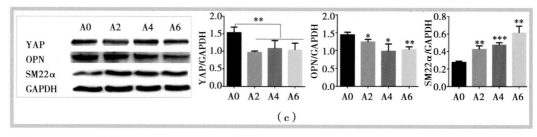

图 8-7 YAP 参与 ATO 诱导 VSMC 表型调节。（a）ATO 处理 A7r5 1 d 后 YAP 免疫荧光染色，标尺为 20 μm。（b）颈动脉支架植入 1 周后横断面行 YAP 免疫荧光染色。（c）WB 检测 ATO 作用 1 d 后 YAP、SM22α 和骨桥蛋白（OPN）的表达水平。A0, A2, A4 和 A6 代表 ATO 的浓度分别为 0、2、4 和 6 μmol/L；BMS（裸金属支架）、PMS（聚合物涂层金属支架）、AES（三氧化二砷药物洗脱支架）；p 值 <0.05（*），<0.01（**），<0.001（***）。[引自：Zhao Y, et al. A novel mechanism of inhibiting in-stent restenosis with arsenic trioxide drug-eluting stent: enhancing contractile phenotype of vascular smooth muscle cells via YAP pathway [J]. Bioact Mater, 2021, 6（2）: 375-385.]

Figure 8-7 YAP is involved in ATO-induced VSMC phenotype modulation. （a）Immunostaining of YAP after ATO treating A7r5 for 1 d, scar bar =20 μm.（b）Immunostaining for YAP in cross-sections of carotid arteries post-implanting stent for 1 week.（c）Protein expression levels of YAP, SM22α and Osteopontin（OPN）were determined by WB after ATO treating for 1 d. A0, A2, A4 and A6 represent 0, 2, 4 and 6 μmol/L of ATO respectively; BMS（bare metal stent）, PMS（polymer coating-metal stent）, and AES（arsenic trioxide-drug eluting stent）; p values<0.05（*）,<0.01（**）and<0.001（***）. [Adapted from: Zhao Y, et al. A novel mechanism of inhibiting in-stent restenosis with arsenic trioxide drug-eluting stent: enhancing contractile phenotype of vascular smooth muscle cells via YAP pathway [J]. Bioact Mater, 2021, 6（2）: 375-385.]

  有趣的是，由图 8-8 可以看出磷酸化的 YAPp-YAP 与细胞骨架 F-actin 有共定位现象，两者在细胞内的分布有很大的相关性，且细胞骨架聚合程度与 p-YAP 的分布与排列一致。总之，ATO 处理 A7r5 平滑肌细胞随药物浓度的增加、p-YAP 的表达增强，且 p-YAP 的分布与细胞骨架排列密切相关。进一步利用 WB 实验验证 p-YAP 与 ROCK 和细胞表型相关因子的相关性，结果表明 YAP 介导 VSMCs 表型转化是通过或部分受到 ROCK 通路的调节。

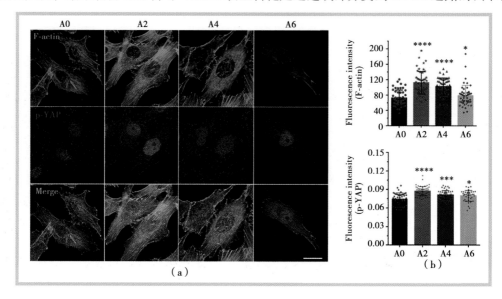

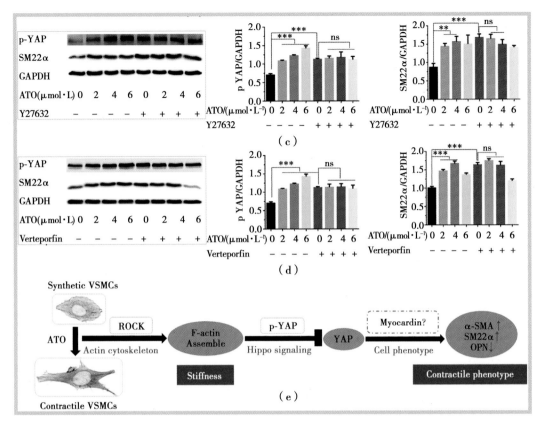

图 8-8　体外 YAP 活性（p-YAP）介导 ATO 调节 VSMCs 的表型转化。（a）ATO 作用于 A7r5 24 h 后 F-actin 与 p-YAP 免疫荧光共染色，标尺长度均为 20 μm。（b）F-actin 和 p-YAP 免疫荧光强度统计图。（c）为 WB 实验验证 ROCK 抑制剂处理后对 YAP 活性及 VSMCs 表型因子的调节作用。（d）为 WB 实验炎症 YAP 抑制剂处理后 YAP 活性及 VSMCs 表型因子的调节作用。（e）YAP 和 ROCK 在 ATO 调节 VSMCs 分化中的作用。其中，A0、A2、A4 和 A6 代表 ATO 的浓度分别为 0、2、4 和 6 μmol/L。p 值 <0.05（*）、<0.01（**）、<0.001（***）、<0.000 1（****）。[引自：Zhao Y, et al. A novel mechanism of inhibiting in-stent restenosis with arsenic trioxide drug-eluting stent: enhancing contractile phenotype of vascular smooth muscle cells via YAP pathway [J]. Bioact Mater, 2021, 6（2）: 375-385.]

Figure 8-8　The activity of YAP is associated with ATO regulating the phenotype transformation of VSMCs in vitro.（a）Immunofluorescence co-staining of F-actin and p-YAP after ATO treating A7r5 for 1 d, scar bar =20 μm.（b）The fluorescence intensity of F-actin and p-YAP.（c）VSMCs（A7r5 cell lines）were treated with control or ATO for 1 d with or without ROCK inhibitor Y27632 and WB experiments for indicated the protein levels of p-YAP and SM22α were performed.（d）VSMCs（A7r5 cell lines）were treated with control or ATO for 1 d with or without YAP inactivator verteporfin and WB experiments for indicated the protein levels of p-YAP and SM22α were performed.（e）Working hypothesis which elaborates role of YAP and ROCK in ATO modulation the differentiation of VSMC. A0, A2, A4 and A6 represent 0, 2, 4 and 6 μmol/L of ATO respectively; "ns" means no significance, p values<0.05（*）,<0.01（**）,<0.001（***）and<0.000 1（****）.[Adapted from: Zhao Y, et al. A novel mechanism of inhibiting in-stent restenosis with arsenic trioxide drug-eluting stent: enhancing contractile phenotype of vascular smooth muscle cells via YAP pathway [J]. Bioact Mater, 2021, 6（2）: 375-385.]

8.5 研究进展与展望

收缩型 VSMCs 转变成合成型是 VSMCs 增生的前提，有效控制这种表型的转变是预防心血管疾病产生的关键之一。但目前通过抑制相关因子来治疗动脉粥样硬化类血管疾病仍然存在一些困难，而研究 VSMCs 表性转换的机制对于逆转血管重塑和临床预防都有潜在的指导价值。

SM22α 是一种重要的细胞骨架相关蛋白，也是一种经典的 VSMCs 标志蛋白，在分化型 VSMCs 中大量表达，是平滑肌细胞早期分化的标志物之一。SM22α 可通过与肌动蛋白相互作用，参与血管平滑肌细胞微丝聚合和骨架重构进而调节平滑肌细胞表型。本章研究主要利用平滑肌细胞的收缩型标志蛋白 α-SMA 和 SM22α 的表达来研究 ATO 对 VSMCs 表型变化的影响。结果表明，在血管 VSMCs 的免疫荧光染色中，SM22α 的表达情况更能表征 SMCs 表型变化的过程。

PDGF-BB（血小板衍生生长因子）是一种有丝分裂原，在动物发育和维持体内平衡起重要作用。PDGF 能够与细胞膜上 PDGF 受体（酪氨激酶受体，PTK）结合，通过抑制平滑肌细胞特异基因的表达，提高 VSMCs 增殖及迁移能力，从而促进平滑肌细胞表型由收缩型向合成型转化。因此，我们的研究利用 PDGF 刺激原代 PCASMCs 转变成合成型，进一步比较了收缩型和合成型 PCASMCs 在响应 ATO 作用中的不同表现。ATO 具有选择性抑制合成型 PCASMCs 细胞的活力、增殖及迁移的作用。这些结果直接证明 ATO 具有抑制血管新生内膜增生的作用。

另外，浙江大学医学院附属第一医院心内科张力教授团队近期在研究血管损伤后内膜异常增生的形成机制中发现，miR-22 作为血管异常重构性疾病治疗靶点，能够通过调控 MECP-2 和 EVI-1 改变平滑肌细胞表型从而减轻血管损伤后的病理性内膜增生，从而减轻血管狭窄。这个结果一方面进一步确定平滑肌细胞表型在内膜增生、血管狭窄中的正反作用；另一方面因为 EVI-1 是 ATO 的特异性下游靶点，因此我们推测 ATO 同样具有调节 VSMCs 表型的作用。因此，VSMCs 表型的调控是一个复杂的、多因素的过程。除了 ATO/EVI-1 是调控 VSMCs 表型的可能调控轴外，ATO 在调节 VSMCs 表型并抑制支架内再狭窄发生的其他可能机制，是我们研究的另外一个问题。

YAP 是 Hippo 信号级联反应的下游核心效应分子，具有调控器官大小、促进细胞增殖、抑制细胞凋亡、维持干细胞自我更新及细胞表型等作用。有报道显示，当发生动脉损伤等疾病时，SMCs 会由收缩型向合成型转变，在此过程中 YAP 表达增高。研究表明，动脉损伤后或动脉粥样硬化过程中的内膜增生与肿瘤发生具有一些共同的生物机制，即血管平滑肌细胞会过度增殖、迁移并且分化标志物的表达丢失。研究证实，Hippo/YAP 途径在已知的诸多调节 SMC 表型开关相关因子等信号通路中有重要作用。YAP 信号通路近年来受到广泛关注，可能成为有效的治疗或药物作用的靶点。我们研究发现，YAP 的失活与 SMCs 的表型变化有一定关系。然而 YAP 总量的变化不是决定 SMCs 表型的主要影响因素，YAP 经过磷酸化失活的变化过程决定了 SMCs 的收缩表型。进一步推测 p-YAP 与 SMCs 的细胞骨架及细胞硬度也是呈正相关。研究证实 ATO 可以通过 F-actin 聚集增加 SMCs 的弹性模量，并诱导其由合成型向收缩表型的转变。ATO 调节 SMCs 细胞表型的改变部分依赖于 YAP 的磷酸化程度。

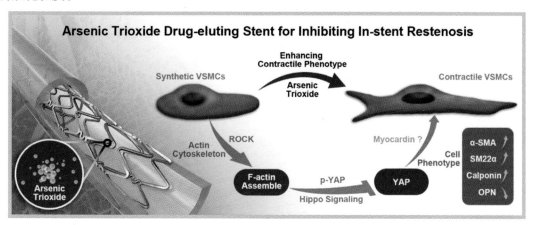

图 8-9　**ATO 通过调节 VSMCs 表型转化抑制支架内再狭窄的示意图。**［引自：Zhao Y P, Zang G C, Yin T Y, et al. A novel mechanism of inhibiting in-stent restenosis with arsenic trioxide drug-eluting stent: enhancing contractile phenotype of vascular smooth muscle cells via YAP pathway［J］. Bioact Mater, 2021, 6（2）: 375-385.］

Figure 8-9　Schematic diagram of ATO inhibiting in-stent restenosis by regulating phenotypic transformation of VSMCs.［Adapted from: Zhao Y P, Zang G C, Yin T Y, et al. A novel mechanism of inhibiting in-stent restenosis with arsenic trioxide drug-eluting stent: enhancing contractile phenotype of vascular smooth muscle cells via YAP pathway［J］. Bioact Mater, 2021, 6（2）: 375-385.］

AS 是内膜增生性心血管疾病，VSMCs 表型转化是其发生的主要病理基础。抗增殖中药 ATO 已被用作血管支架涂层的替代药物，对 AS 的防治有重要意义。本章内容主要针对"Hippo/YAP 通路是否介导 ATO 对 VSMCs 表型转化的影响进而抑制内膜增生的发生？"这一关键科学问题。以 VSMCs 表型调节为主线或监测指标，通过大白兔血管内支架植入及体外构建 VSMCs 不同表型模型，系统探究在血管内膜增生发生过程中具有关键指示作用的 YAP 与 Hippo 通路在中药 ATO 诱导 VSMCs 表型转化过程中的介导作用。结果发现：ATO 可以促进 VSMCs 表型分化，在此过程中细胞骨架发生重构、弹性模量增加，且 Yes 相关蛋白（YAP）及 ROCK 通路部分介导了上述过程的发生。由上可知，ATO 在调节 VSMCs 表型转化中受到 "F-actin 与 YAP" 的交互作用，且细胞自身的力学性质随之发生改变。该部分的研究结果，可望丰富 ATO 的医药范畴，延展 VSMC 表型转化调节机制，深化 ATO 抑制支架内再狭窄等血管重构性疾病的作用机制，为临床防治内膜增生（血管狭窄及再狭窄发生）提供新的思路和策略。

参考文献

赵银瓶 . 三氧化二砷促血管内皮化和抑制支架内再狭窄的生物学机制 [D]. 重庆：重庆大学 , 2018.

Benjamin E J, Muntner P, Alonso A, et al. Heart disease and stroke statistics-2019 update: a report from the american heart association ［J］. Circulation, 2019, 139（10）: e56-528.

Bennett M R, Sinha S, Owens G K. Vascular smooth muscle cells in atherosclerosis ［J］. Circ Res, 2016, 118（4）: 692-702.

Dupont S, Morsut L, Aragona M, et al. Role of YAP/TAZ in mechanotransduction ［J］. Nature, 2011, 474（7350）: 179-183.

Fletcher D A, Mullins R D. Cell mechanics and the cytoskeleton ［J］. Nature, 2010, 463（7280）: 485-492.

Gomez D, Owens G K. Smooth muscle cell phenotypic switching in atherosclerosis［J］. Cardiovasc Res, 2012, 95（2）: 156-164.

Gong F, Cheng X, Wang S, et al. Heparin-immobilized polymers as non-inflammatory and non-thrombogenic coating materials for arsenic trioxide eluting stents ［J］. Acta Biomater, 2010, 6（2）: 534-546.

Iaconetti C, Rosa S D, Polimeni A, et al. Down-regulation of miR-23b induces phenotypic switching of vascular smooth muscle cells in vitro and in vivo ［J］. Cardiovasc Res, 2015, 107（4）: 522-533.

Izdebska M, Klimaszewska-Wiśniewska A, Lewandowski D, et al. Arsenic trioxide preferentially induces nonapoptotic cell deaths as well as actin cytoskeleton rearrangement in the CHO AA8 cell line. Postep Hig Med Dosw, 2014, 68: 1492-1500.

Kimura T E, Duggirala A, Smith M C, et al. The hippo pathway mediates inhibition of vascular smooth muscle cell proliferation by cAMP ［J］. J Mol Cell Cardiol, 2016, 90: 1-10.

Libby P, Buring J E, Badimon L, et al. Atherosclerosis ［J］. Nat Rev Dis Primers, 2019, 5（1）: 56.

Libby P, Ridker P M, Hansson G K. Progress and challenges in translating the biology of atherosclerosis ［J］. Nature, 2011, 473（7347）: 317-325.

Ma X, Zhang H, Xue X, et al. Hypoxia-inducible factor 2alpha（HIF-2alpha）promotes colon cancer growth by potentiating Yes-associated protein 1（YAP1）activity ［J］. J Biol Chem, 2017, 292（41）: 17046-17056.

Metallo C M, Heiden M G V. Understanding metabolic regulation and its influence on cell physiology ［J］. Mol Cell, 2013, 49（3）: 388-398.

Milutinović A, Šuput D, Zorc-Plesković R. Pathogenesis of atherosclerosis in the tunica intima, media, and adventitia of coronary arteries: an updated review ［J］. Bosn J Basic Med Sci, 2020, 20（1）: 21-30.

Ni F, Yu W M, Wang X, et al. Ptpn21 controls hematopoietic stem cell homeostasis and biomechanics ［J］. Cell Stem Cell, 2019, 24（4）: 608-620.

Niu N, Xu S, Xu Y, et al. Targeting mechanosensitive transcription factors in atherosclerosis ［J］. Trends Pharmacol Sci, 2019, 40（4）: 253-266.

Park J S, Burckhardt C J, Lazcano R, et al. Mechanical regulation of glycolysis via cytoskeleton architecture［J］. Nature, 2020, 578（7796）: 621-626.

Piccolo S, Dupont S, Cordenonsi M. The biology of YAP/TAZ: hippo signaling and beyond［J］. Physiol Rev, 2014, 94（4）: 1287-1312.

Rotsch C, Radmacher M. Drug-induced changes of cytoskeletal structure and mechanics in fibroblasts: an atomic force microscopy study［J］. Biophys J, 2000, 78（1）: 520-535.

Wang Y, Cao W, Cui J, et al. Arterial wall stress induces phenotypic switching of arterial smooth muscle cells in vascular remodeling by activating the YAP/TAZ signaling pathway［J］. Cell Physiol Biochem, 2018, 51（2）: 842-853.

Wu Q, Chen X, Wang P, et al. Delivery of arsenic trioxide by multifunction nanoparticles to improve the treatment of hepatocellular carcinoma［J］. ACS Appl Mater Interfaces, 2020, 12（7）: 8016-8029.

Yang F, Chen Q, He S, et al. MiR-22 is a novel mediator of vascular smooth muscle cell phenotypic modulation and neointima formation［J］. Circulation, 2018, 137（17）: 1824-1841.

Yang W, Ge J, Liu H, et al. Arsenic trioxide eluting stent reduces neointima formation in a aabbit iliac artery injury model［J］. Cardiovasc Res, 2006, 72（3）: 483-493.

Yu Q, Li W, Jin R, et al. PI3K γ（Phosphoinositide 3-Kinase γ）regulates vascular smooth muscle cell phenotypic modulation and neointimal formation through CREB（Cyclic AMP-Response element binding brotein）/YAP（Yes-associated protein）signaling［J］. Arterioscler Thromb Vasc Biol, 2019, 39（3）: e91-e105.

Zhao Y, Du R, Zhou T, et al. Arsenic trioxide-coated stent is an endothelium-friendly drug eluting stent［J］. Adv Healthc Mater, 2018, 7（15）: e1800207.

Zhao Y, Zang G, Yin T, et al. A novel mechanism of inhibiting in-stent restenosis with arsenic trioxide drug-eluting stent: enhancing contractile phenotype of vascular smooth muscle cells via YAP pathway［J］. Bioact Mater, 2021, 6（2）: 375-385.

名词术语汇总

白细胞介素 -8（Interleukin-8, IL-8）

胞外基质（Extracellular matrix, ECM）

胞外信号调控激酶（Extracellular signal-regulated kinase, ERK）

胆固醇调节元件结合蛋白 -1（Sterol-regulatory element binding protein-1, SREBP1）

单核细胞趋化蛋白 -1（Monocyte chemoattractant protein-1, MCP-1）

低密度脂蛋白受体（Low density lipoprotein receptor, LDLR）

动脉粥样硬化（Atherosclerosis, AS）

DNA 结合抑制因子 / 分化抑制因子（Inhibitors of DNA binding/differentiation, Id）

骨桥蛋白（Osteopontin, OPN）

核因子 - κ B（Nuclear factor kappa-B, NF- κ B）

局部黏着斑激酶（Focal adhesion kinase, FAK）

肌动蛋白丝（Actin filament, AF）

激光扫描共聚焦显微镜（Laser scanning confocal microscpe, LSCM）

经皮冠脉成形术（Percutaneous transluminal coronary angioplasty, PTCA）

经皮冠状动脉介入治疗（Percutaneous coronary intervention, PCI）

计算机断层造影（Computed tomography angiography, CTA）

基质金属蛋白酶（Matrix metalloproteinase, MMP）

绿色荧光蛋白转基因斑马鱼 flk1（Green fluorescent protein transgenic zebrafish flk 1, Tg（flk1:GFP））

裸金属支架（Bare metal stent, BMS）

磷酸盐缓冲液（Phosphate buffer saline, PBS）

吗啉代寡核苷酸（Morpholino oligonucleotides, MO）

内皮素 -1（Endothelin-1, ET-1）

脑小血管病（Cerebral small vessel disease, CSVD）

内皮型一氧化氮合酶（Endothelial nitric oxide synthase, eNOS）

内皮祖细胞（Endothelial progenitor cells, EPCs）

黏着斑（Focal adhesion, FA）

粒子图像测速技术（Particle image velocimetry, PIV 技术）

PI3K（phosphatidylinositol 3 kinase, 磷酯酰肌醇 -3- 激酶）-Akt（Protein kinase B, 蛋白激酶 B）
　　信号通路

平行平板流动装置（Parallel plated flow chamber, PPFC）

前列环素（Prostacyclin I2, PGI2）

切应力反应元件（Shear stress response element, SSRE）

人大脑微血管内皮细胞（Human brain microvascular endothelial cells, HBMECs）

趋化因子受体 4（CXC motif chemokine receptor type 4, CXCR4）

受精后小时（Hours post-fertilization, h.p.f.）

三氧化二砷（Arsenic trioxide, ATO）

三氧化二砷药物洗脱支架（Arsenic trioxide-eluting stents, AES）

数字减影血管造影（Digital subtraction angiography, DSA）

生长调节癌基因（Growth regulatory oncogene, GRO）

同位素标记定量（Isobaric tags for relative and absolute quantification, ITRAQ）

尾部静脉丛（Caudal vein plexus, CVP）

细胞膜张力累积（Cell membrane tension accumulation, CMTA）

细胞间黏附分子 -1（Intercellular adhesion molecule-1, ICAM-1）

血管内皮生长因子（Vascular endothelial growth factor, VEGF）

血管内皮细胞（Vascular endothelial cells, VECs）

血管内弹力板（Internal elastic lamina, IEL）

血管平滑肌细胞（Vascular smooth muscle cells, VSMCs）

血管生成（Angiogenesis）

血管生成素 -2（Angiopoietin-2, ANG2）

血管新生（Vasculogenesis）

血红素加氧酶（Heme oxygenase, HO）

血脑屏障（Blood-brain barrier, BBB）

血小板内皮细胞黏附分子 -1（Platelet-endothelial cell adhesion molecule-1, PECAM-1）

心血管疾病（Cardiovascular diseases, CVDs）

锌指 Kruppel 样转录因子（Zinc finger Kruppel-like transcription factor）

右颈总动脉（Right carotid artery, RCA）

药物洗脱支架（Drug eluting stent, DES）

震荡切应力（Oscillatory shear stress, OSS）

脂多糖（Lipopolysaccharides, LPS）

支架内再狭窄（In-stent restenosis, ISR）

左颈总动脉（Left carotid artery, LCA）

肿瘤坏死因子-α（Tumor necrosis factor-α, TNF-α）